여기서부터 시작하는 의료화상

# 열려라! 의료용 디지털 화상의 世界

디지털 화상을 보다 알기쉽게

五所川原市立西北中央病院
船水 憲一 著

고려대학교보건과학대학
김 정 민 옮김





도서출판 대학서림

# 머 리 말

의학과 공학의 양쪽의 지식을 모두 흡수해야만 하는 방사선사들로서는 디지털화상에 대한 새로운 도전이 어렵기 짝이 없습니다. 특히 컴퓨터 세대가 아닌 방사선사들에게는 어떻게 시작해야 하는가가 가장 어려운 문제가 될 것입니다. 저자 후나미즈씨는 방사선사로서, 실무에 있으면서 디지털화상에 관하여 많은 시행착오와 공부를 하였습니다. 그래서 방사선사가 모르고 있는 디지털지식이 무엇인지, 방사선사가 알아야 할 디지털지식이 무엇인지를 누구보다도 잘 알고 있습니다. 이 책에서는 공부를 어떻게 시작하는가에 초점을 맞추었습니다. 그러나 시작이라고해서 결코 쉬운 것은 아닙니다. 이 책의 내용을 모두 이해했다고 해서 디지털화상을 아는 것은 아니지만 이 책의 내용을 모르고는 디지털화상을 절대 정복할 수 없다는 것은 확실합니다.

현재 의용화상포맷은 DICOM포맷이 상식으로 되어 있습니다. 네트워크의 보급도 눈에 띄게 증가하고 있고, DICOM 화상의 생성, 표시, 처리를 쉽게 할 수 있는 환경도 더 이상 신기한 일이 아닙니다. 이 책에서는 우선 이러한 문제를 집어보고 오픈된 프리소프트웨어를 이용하여 의료용 디지털화상의 표시, 처리를 할 수 있는 방법에 대하여 논하였습니다.

한편으로 병원에서 디지털화상을 취급하는 중에 예측하지 못한 문제들이 발생하고 있는 경우도 있습니다. 그 문제들 중, 디지털화상의 기본을 확실히 이해함으로 해결 가능한 문제가 있으리라 생각합니다. 본서에서는 디지털화상을 이해함에 있어서 최소한의 필요한 지식과 충분한 아이템을 담았습니다.

이 책을 읽는 방사선사를 비롯하여 의공학계종사자, 디지털화상에 대한 공부를 하고 있는 대학의 학생들에게 조금이라도 도움이 되었으면 하는 바람입니다.

그리고 소프트웨어를 소개하고 수록할 수 있게 해주신 벨, 後藤和重, Hard-boiled_Egg, Wayne Rasband, University Hospital of Geneva에게 진심으로 깊은 감사를 드립니다.

2006년 8월 5일 저 자 船水 憲一

역 자 김 정 민

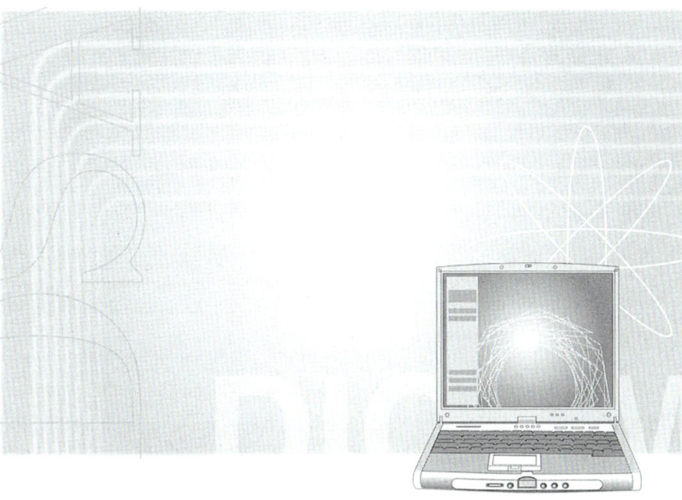

# 이 책의 활용방법

## - 이 책의 구성 -

이 책은 「기초편」과 「응용편」의 2부구성으로 되어 있습니다. 「기초편」은 디지털화상의 기초지식인 디지털화상의 성립부터 필터처리, 디지털화상의 데이터의 활용에 관하여 기술하였습니다. 「응용편」은 시스템에서부터의 화상데이터, DICOM 화상데이터부터 1차원적, 2차원적인 데이터를 취득해서 표계산소프트로의 전개, 혹은 화상처리에 관해서는 대표적인 공간 필터와 공간주파수필터의 효과와 사용방법에 대해서 논하였습니다. 그리고 노이즈 제거나 그리드선의 제거 등을 예제로서 첨가해 실었습니다. 이것들은 프리소프트를 사용한 연습형식으로 되어 있습니다. 사용한 프리소프트와 연습에서 사용한 화상데이터는 모두 부록의 CD-ROM에 수록되어 있습니다. 자세한 사항은 「CD-ROM의 사용에 관하여」를 참고하여 주십시오.

## - CD-ROM의 사용에 관하여 -

이 책에는 응용편에서 사용하는 프리소프트와 연습에 사용한 화상데이터를 모두 부록CD-ROM에 수록하고 있습니다. Mac, Windows 두 OS에 사용이 가능하지만 Mac의 OS는 9.0이상 Windows는 Windows 98SE 이상에서 작동을 권합니다. (그 이하에서의 작동도 가능한 경우도 있으나 동작을 멈추거나 하는 경우도 있으니 주의해 주십시오. 또한 이 환경에 있어서 반드시 동작한다고 보장할 수도 없습니다. 독자여러분의 하드웨어, 소프트웨어의 구성에 따라서 정상적으로 작동되지 않는 경우도 있습니다.) 프리소프트는 외국제도 있기 때문에 컴퓨터상에서의 폴더, 디렉토리, 파일명은 알파벳문자로 해주십시오. (파일이 보이더라도 열리지 않는 경우가 있습니다.) 또한 응용편에서는 Microsoft사의 표계산 소프트웨어인 엑셀(EXCEL)도 사용하기 때문에 이것도 준비해 주시기 바랍니다.

연습편에서는 폴더의 제작이나 화상데이터의 보존을 실행하기 위해, 각 파일들을 보존하는 경우(작업용 폴더, 작업용 디렉토리)를 제작할 필요가 있습니다. 가능한 한 알기쉬운 장소(루트디렉토리 등)에 알파벳문자로 「Digitalgazou」라고 이름을 붙여 디렉토리 혹은 폴더를 만들어 주십시오. 이 이름은 소프트제작에는 관계없기 때문에, 독자여러분이 알기 쉬운 것이면 어느것이든 상관없습니다. 단, 본문에서는 편리상 「Digitalgazou」라고 하겠습니다.

CD-ROM을 사용하기 전에는 반드시 CD-ROM에 수록되어 있는 READ ME를 읽어주십시오. 각 소프트의 저작권은 모두 각 소프트의 작자 혹은 저작권자에게 있습니다. 각 소프트의 배포조건 등에 관해서는 각각의 저작권자의 의향에 준하는 것으로 합니다. 또한 수록된 화상데이터는 판매목적으로의 사용, 배포를 금합니다.

각 소프트, 수록데이터 이용시에 발생하는 문제나 장해에 관해서는 당사는 일절 책임을 지지 않습니다. 여러분들의 판단 하에 이용해 주십시오.

## - 수록 프리소트트웨어의 소개 -

1. 큰 파일도 3.5인치의 플로피디스크로 받아 낼 수 있는 파일분할, 재결합용의 소프트
   Binary Cutter Ver2.50 for WindowsNT/98/95(작자 벨 : Win)
   http://www.c-able.ne.jp/~bellchi/

2. 파일 내용의 표시가 가능한 바이널리 에디터
   Binary Editor Stirling(작자 後藤和重 : Win)
   http://www2c.airnet.ne.jp/dds2/

3. 화상데이터의 표시와 측정용
   Medical Imagin Software OSIRIS(University Hospital of Geneva : Win & Mac)
   http://www.sim.hcuge.ch/03_Projects_EN.htm

4. 16비트화상 데이터의 2차원 Text변환이 가능
   Image J (Wayne Rasband,National Institues of Health : Win & Mac)
   http://rsb.info.nih.gov/ij/

5. 각종 화상처리가 가능한 Scion
   Scion Image(Wayne Rasband,National Institues of Health : Win & Mac)
   http://www.scioncorp.com/index htm

*여기에 소개된 ULR의 주소나 사이트의 내용은 변경되는 경우가 있습니다.

# 목 차

## 기초편

## 응용편

# 기 초 편

# 1 Computer에서의 화상표시

## 1a Computer에서의 화상표시

컴퓨터는 계산기이다. 수치만을 취급하게 되어있다.

이 수치를 그림으로 표시하는 데에는 일정의 약속이 있고 수치를 색으로 표시하는 것도 가능하다.

X선 사진은 X선량을 필름농도로 변환 하지만 Computer는 계산한 수치를 전기신호로 바꿔 디스플레이에서 색이나 빛의 세기로 바꾼다.

1개, 1개의 데이터를 정해진 약속대로 늘어놓으면 수치를 그림으로 표시할 수가 있는 것이다.

### Computer의 화상표시 (그림 1-a)

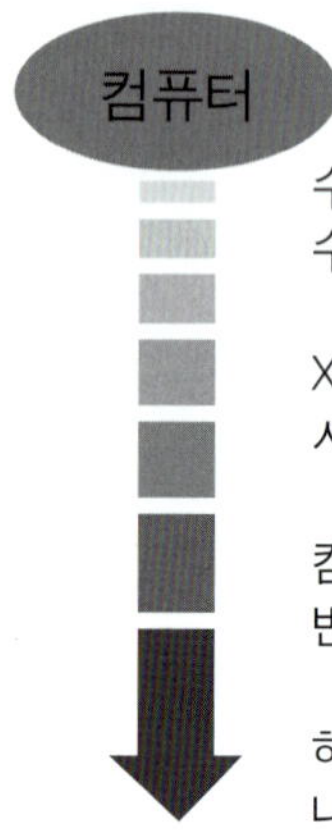


= 계산기 → 수치의 취급

수치를 그림으로 나타내기 위해서는 수치를 색에 대응시킨다.

X선 사진은 X선량을 필름 농도로 변화시킨다.

컴퓨터는 수치를 디스플레이에 색으로 변환시킨다,

하나하나의 데이터를 정해진 약속대로 나열하면 수치가 색으로 표현된다.

## 1b 화상의 구성

컴퓨터에 의한 화상은 픽셀, 매트릭스, dot라고 하는 최소구성단위로 만들어지고 이들의 집합이 화상이 되는 것이다. **그림 1-b**와 같이 언뜻 보기에는 매끄럽게 보이는 그림도 확대해 나가다 보면 매트릭스의 집합이라는 것을 알 수 있다.

### 화상의 구성 (그림 1-b)

- 화상을 구성하는 최소구성단위■ ➡ • 픽셀 • 매트릭스 • dot
- 화소값, 픽셀값

(CT값, MRI값, CR값 등 모달리티에 의해 취급될 수 있는 범위, 매트릭스가 다르다)

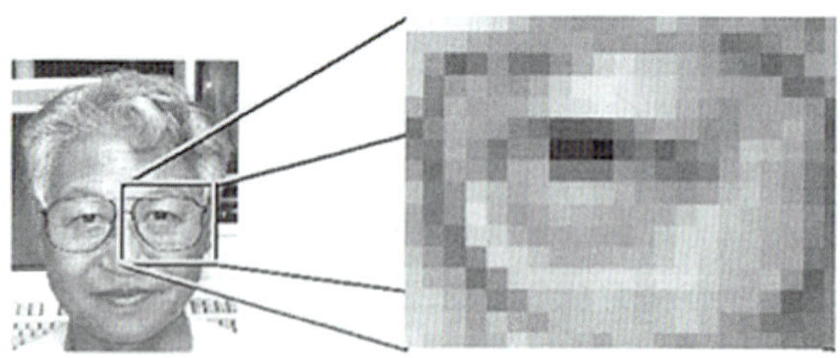

## 1c 수치를 그림으로

수치를 그림으로 만드는 데는 수치를 색에 대응시키는 작업이 필요하다. **그림 1-c**에서와 같이 수치를 색에 대응시켜서 수치의 크기를 색의 농담(濃淡)으로 나타내고 시각화하는 것이 가능하게 되는 것이다.

### 수치를 그림으로 표시 (그림 1-c)

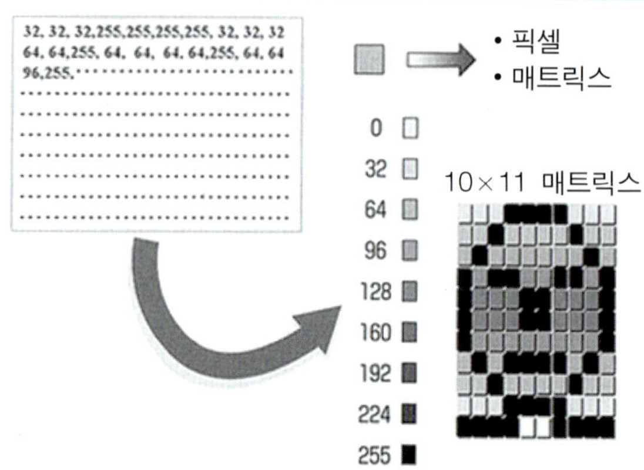

## 1d 양자화 레벨

화상의 농담(濃淡 : 진하고 연함)을 계조(階調) 또는 회색조라고 한다. 흑과 백 사이를 몇 등분으로 표시하는가 하는 의미를 갖는다. 계조의 수가 많을수록 매끄러운 농담의 변화를 표현할 수가 있다.

컴퓨터의 경우 일반적인 계조수는 1계조, 2, 4, 8, 16, 32계조....로 2의 지수배로 늘어난다.

그 계조수를 bit라고 하는 단위로 나타낸다. 예를 들어 256계조는 2의 8승이므로 8 bit가 된다. 결국 흑에서부터 백까지의 농담을 256등분해서 각각에 숫자를 나눠 대응시킨 것이다. 이때 수치 데이터는 1~ 256이 아니고 0~255의 256개의 값이 된다. 이와 같이 계조수를 양자화 레벨 또는 농도 분해능이라고도 한다. 일반적으로 퍼스널 컴퓨터에서 사용되는 화상의 농도 분해능은 흑백의 경우 256계조 밖에 갖지 못한다.

### 계조란 무엇인가 (그림 1-d)

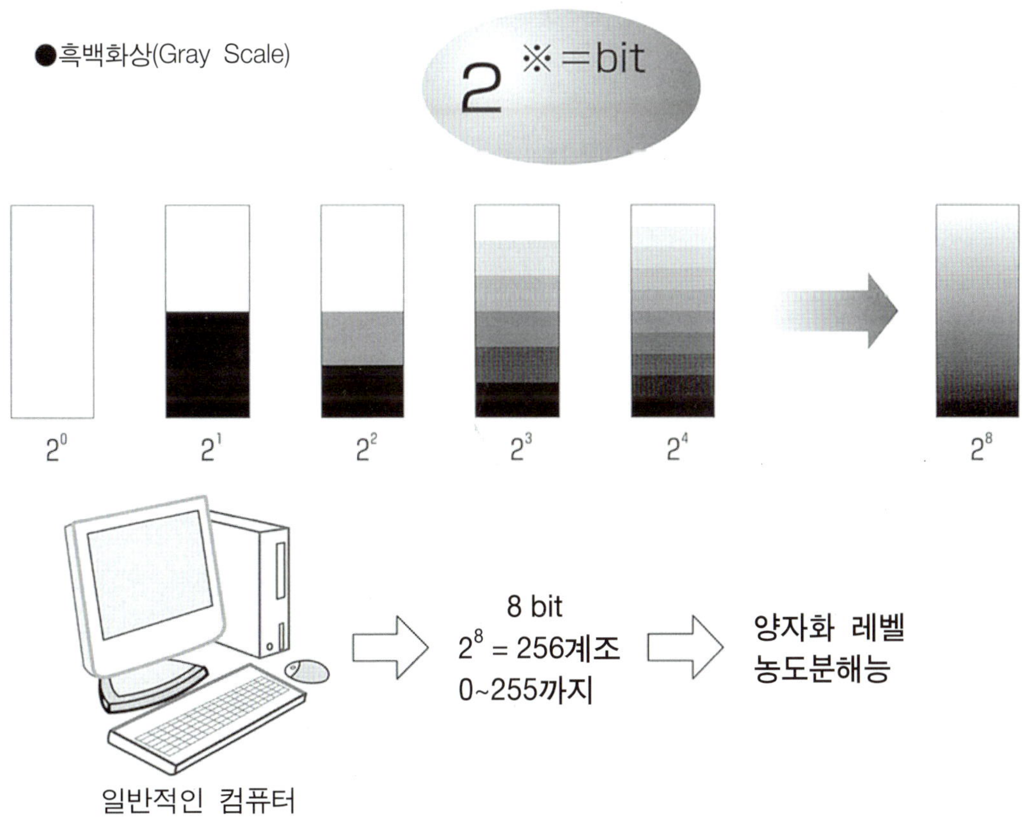


**퍼스널 컴퓨터의 화상 파일은 256계조를 가진다**

## 1e 표본화(sampting)

양자화와 마찬가지로 화상형성의 중요한 인자가 표본화이다.

의료용 화상은 생체정보를 반영하기 위하여 아날로그 데이터를 디지털 데이터로 변환하고 있다.

이렇게 변환할 때 얼마나 세밀하게 변환하는가 하는 것이 표본화이다. 이 세밀함이 매트릭스 수와 크기를 결정한다.

**표본화(sampting) : 공간적 이산화(그림 1-e)**

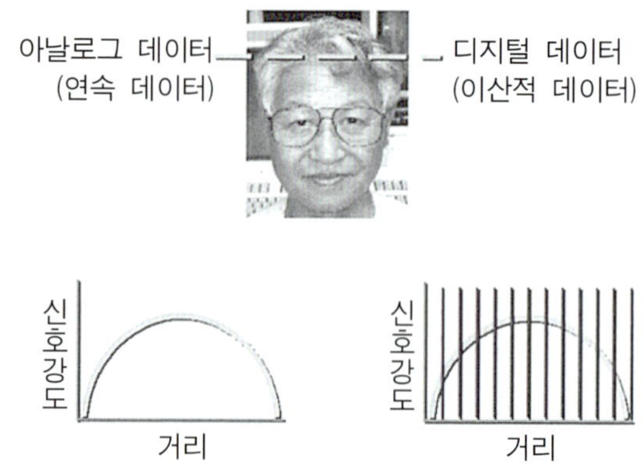


## 1f 매트릭스 수

매트릭스 수는 많으면 많을수록 원 화상 즉 원래의 신호에 가까워진다. 매트릭스 수는 컴퓨터의 처리속도, 저장용량에 크게 영향을 미친다. **그림 1-f**와 같이 매트릭스 수가 적어지면 매트릭스 1개의 구성단위가 커져서 화상이 흐려지게 되며, 파일 용량은 적어진다. 이 선택은 사용자의 요구와 하드웨어의 성능, 가격 등에 의하여 좌우된다.

**매트릭스의 차이와 파일사이즈** **(그림 1-f)**

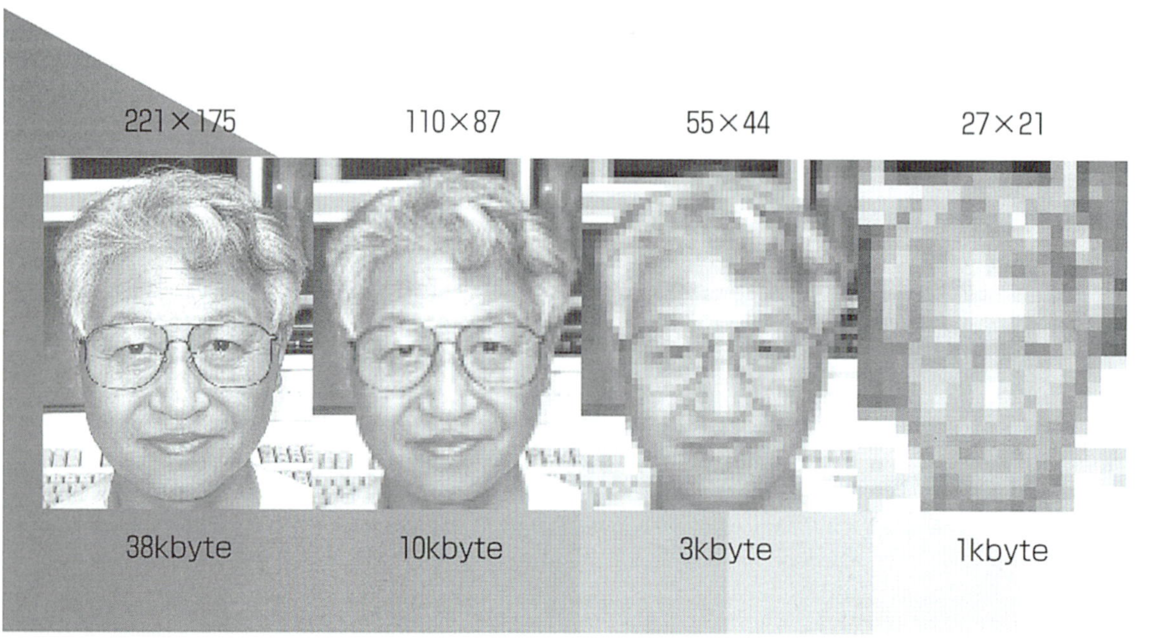

## 1g 표본화 정리

원 화상을 손상 없이 재현하기 위한 샘플링(Sampling)을 생각해 보자. **그림 1-g-I** ②의 흑과 백의 선으로 된 화상을 샘플링 한다고 할 때 두 가지로 해 보자.

하나는 ①과 같이 세밀하게 샘플링을 하고 또 한 가지는 그림 ③과 같이 흑과 백의 크기에 맞추어 샘플링을 했다고 하면 이 경우에는 어떻게 해도 원화상이 완전하게 재현된다. 이것은 원화상이 포함하는 최대 주파수의 1/2로 샘플링을 하였기 때문에 큰 매트릭스라 할지라도 원 화상을 완전히 재현할 수 있게 된 것이다. 이 정리를 셰넌(Shannon)의 표본화 정리라고 한다. 또한 원화상이 가지고 있는 최대 주파수의 1/2을 "나이키스트 주파수(Nyquist Frequency)"라고 한다.

1

**표본화 (Sampling) : 표본화 정리** (그림 1-g-I)

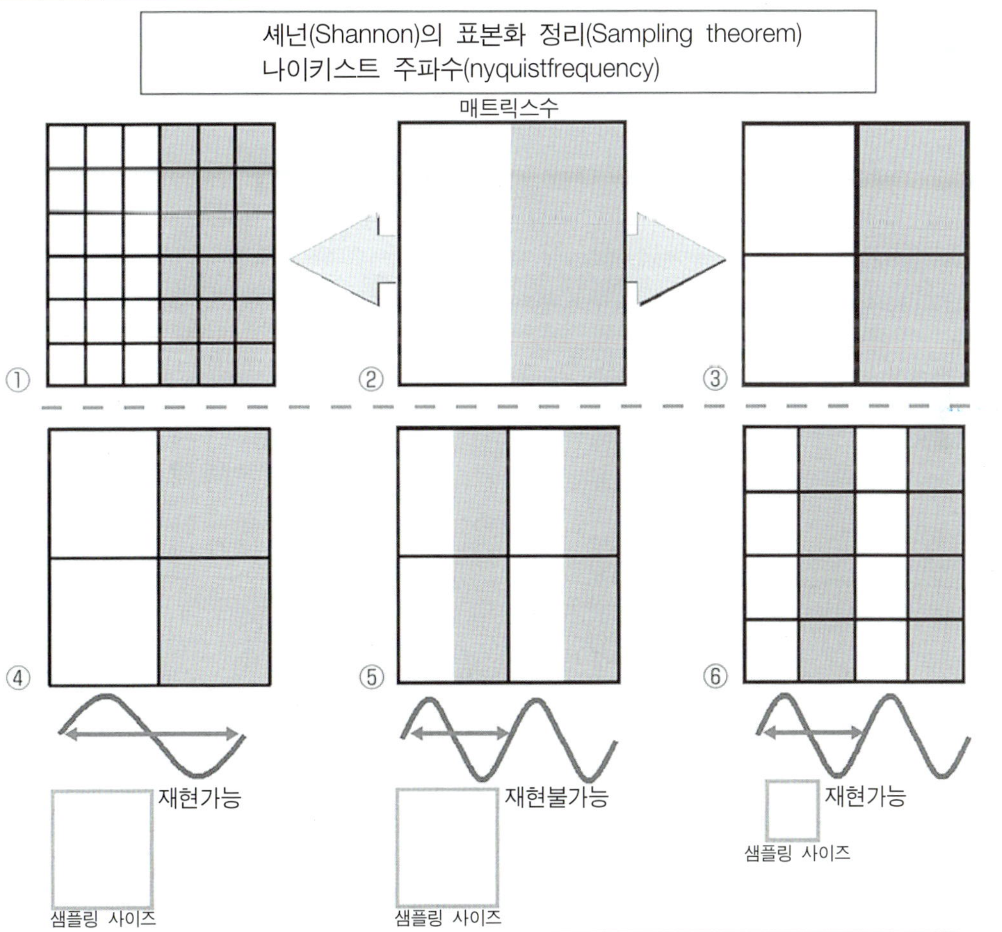


**셰넌의 표본화 정리 :** 화상이 가지고 있는 최고 주파수의 1/2의 간격보다 작은 간격으로 표본화하면 원화상을 재현할 수 있다.

또한 표본간격(매트릭스의 크기)의 2배를 "나이키스트 간격"이라고 한다. 이 나이키스트 간격이 원 화상의 최고 주파수라면 원 화상을 완전히 재현할 수 있다.

이 표본화 정리를 지키지 않으면 **그림 1-g-Ⅲ**와 같이 세밀한 스트립은 재현할 수가 없다. 이 경우 원 화상에 들어 있는 나이키스트 주파수보다도 큰 간격의 표본화에 의해 원화상이 충실히 재현되지 않는다. 이것을 엘리어싱(Aliashing)이라고 한다.

### 표본간격

(그림 1-g-Ⅱ)

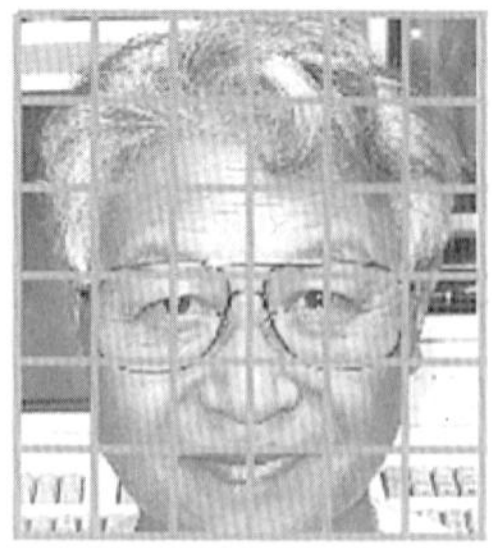

표본 간격

나이키스트 간격

$$\frac{1}{\text{표본간격}} = \text{표본화 주파수 (Sampling 주파수)}$$

$$\frac{\text{표본화 주파수}}{2} = \text{나이키스트 주파수}$$

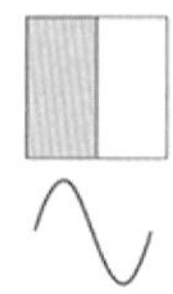

$$= \frac{1}{\text{표본간격} \times 2}$$

### 엘리어싱

(그림 1-g-Ⅲ)

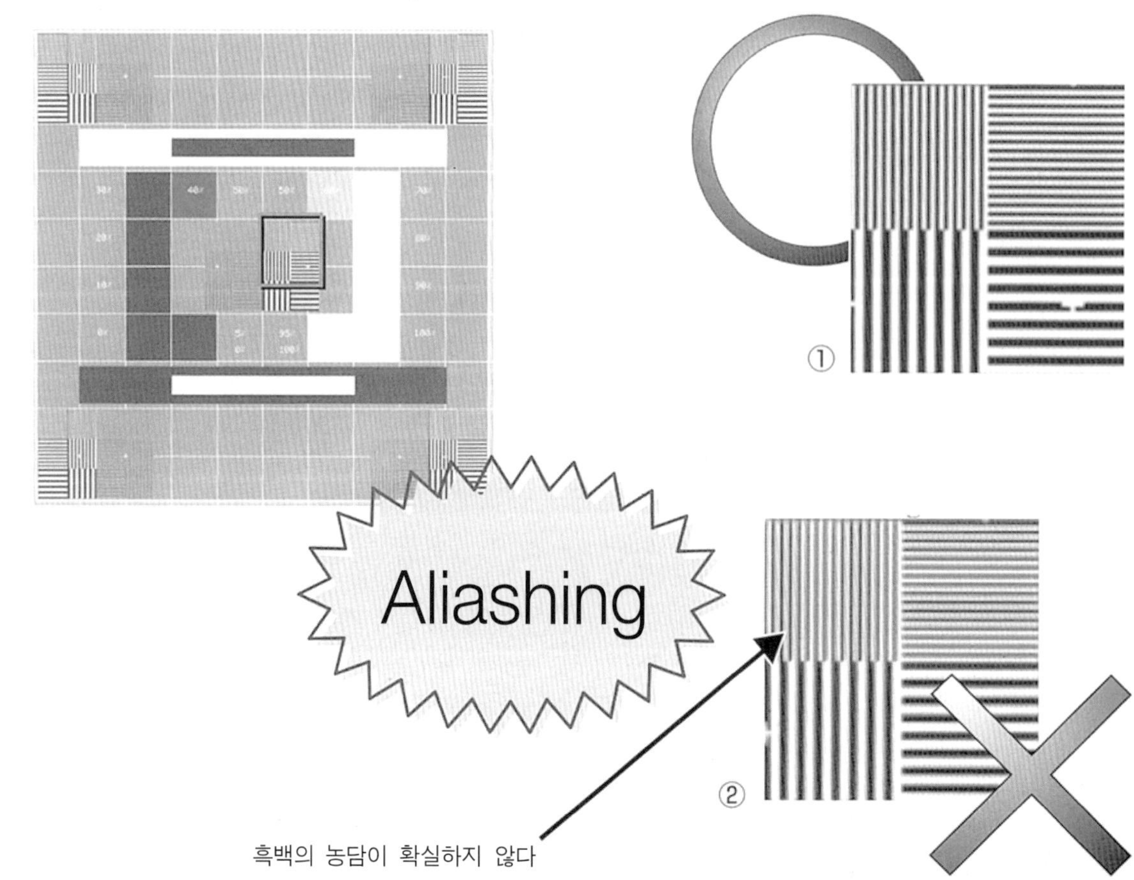

## 1h 양자화의 선택

계조수, 농도분해능의 선택에 의해서도 원 화상의 재현성에 문제가 발생할 수 있다. 세밀한 농담을 가진 화상을 거친 농담으로 표현하면 원화상과 같아지지 않는다. 역으로 아무리 높은 농도 분해능으로 양자화해도 원 화상이 그 이상의 농담수로 구성되어 있다면 차이가 생긴다. 원래의 데이터와 양자화 된 데이터 차이를 "양자화 오차" 라고 하고, 양자화 잡음(극단의 계조수의 증감에 의해 발생하는 노이즈)이나 의사윤곽의 발생(윤곽이 없는데 윤곽선이 생기는 현상) 원인이 된다. 계조수가 낮게 되면 당연히 원 화상과 차이가 생긴다. **그림 1-h-Ⅱ**에서는 8계조 영상에서부터 이마의 중앙부, 아래턱의 윤곽선 등에 잡음이 발생하고 있다.

### 양자화(quantization) : 신호 강도의 이산화 (그림 1-h-I)

*양자화 오차(quantization error) : 원래의 데이터와 양자화된 데이터와의 차이.

*양자화 오차에 의한 양자화 잡음(quantization noise) 의사윤곽(false contour)의 발생

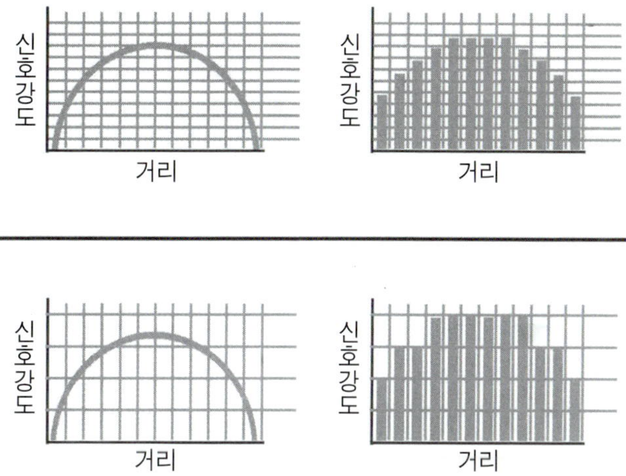


### 양자화 레벨, 농도 분해능 (그림 1-h-Ⅱ)

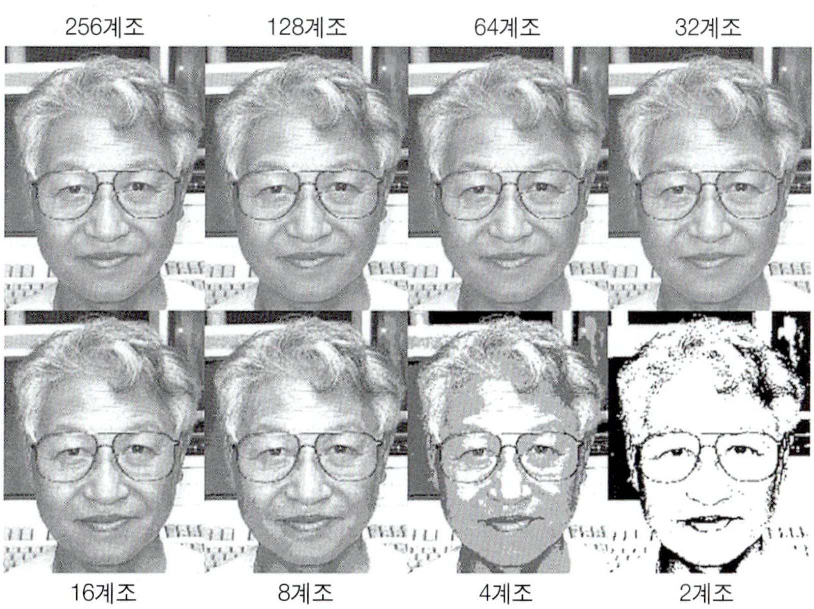

## 1-i 의료용 화상의 획득

일반적으로 퍼스컴에 의료용 화상을 읽어 들이는 방법은 하드카피(필름)를 이미지스캔이나 디지털 스캔해서 읽어들이지만, 하드카피 이상의 정보를 얻을 수는 없다. 예를 들어 흉부 CT의 하드카피를 이미지스캐너로 읽어들인다고 하면 그것이 종격 부분일 때 아무리 컴퓨터로 조정해도 폐야의 조건으로 관찰할 수는 없는 것이다. 반대로 폐야의 화상을 종격조건으로 관찰해도 종격의 콘트라스트를 얻을 수는 없을 것이다. 이것이 하드카피로 부터 컴퓨터에 화상을 읽어들이는 작업의 한계이다.

### 퍼스컴의 화상 표시 (그림 1-j-I)

일반적으로는

이미지스캐너 }
디지털카메라 } ⬅ 필름으로부터 입력

· 입력 데이터 이상의 정보가 얻어지지 않는다.
· 퍼스컴의 계조범위는 256계조이다.

### 화상조정의 한계 (그림 1-i-Ⅱ)

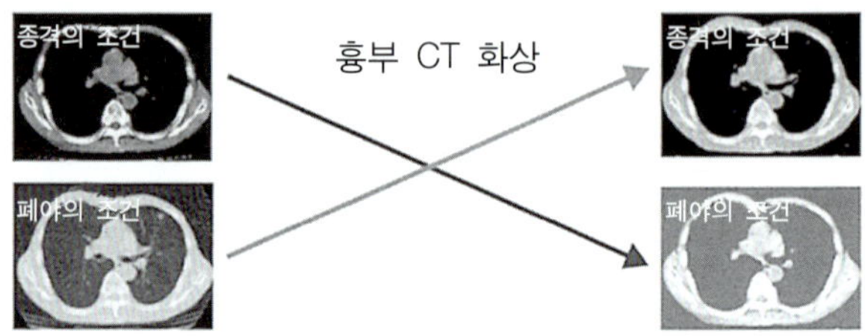


아무리 조정해도 각각의 조건에서는 다른 부위를 볼 수가 없다.

## 1-j CT 값

일반적으로 CT값은 -1500~4000정도의 범위이다. 그 사이에 5500이라는 폭이 있어 이것을 "다이나믹 레인지"라고 한다. 이 모든 5500계조의 농담을 컴퓨터 화면 위에 표시해도 인간의 눈으로 전부 분해해서 볼 수가 없다. CT의 디스플레이 표시는 256계조 이지만 다이나믹 레인지 중의 필요한 부분은 "윈도우잉 처리"를 해서 256계조 표시하고 다시 보기 좋은 상태로 조정하는 것이다.

### CT값의 범위 (그림 1-j)

● CT값의 최대치와 최소치
-1500~4000……폭　　4000-(-1500) = 5500
5500폭이 있다…… 다이나믹 레인지(입력과 출력의 폭)

- 퍼스컴에서는 256계조 만을 표현할 수 밖에 없다.(일반적인 CT모니터도 같다) -

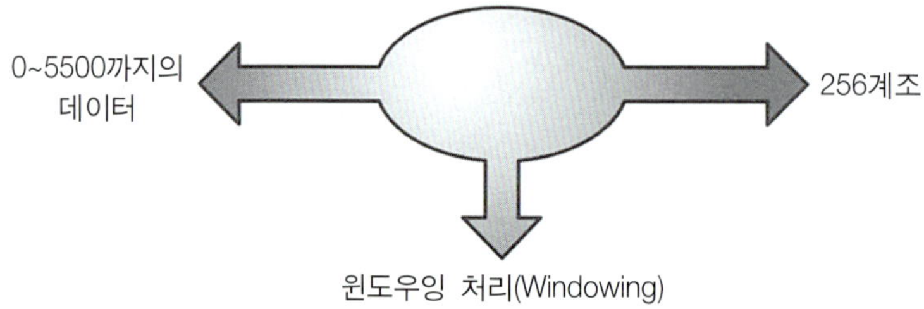

## 1k 윈도우잉(Windowing) 처리

윈도우잉 처리라는 것은 윈도우 폭과 윈도우 레벨을 조정하는 것이다. "윈도우 폭"이라는 것은 디스플레이에 표시하는 화상 데이터 값의 범위이다. "윈도우 레벨"이라고 하는 것은 그 데이터 값의 중심이다 . 예를 들어 CT장치에서 윈도우 폭 80, 위도우 레벨 30이라는 것은 CT값(치), 30을 중심으로 해서 ± 40의 범위를 표시한다. 결국 CT -10~70의 범위를 256 계조로 표시하는 것을 의미한다. 여기에서 CT치 70을 넘는 것은 모두 "백"으로 표시되고, -10 보다 낮은 값은 모두 "흑"으로 표시된다. 관찰 범위를 윈도우 폭으로 선택하고, 윈도우 레벨을 관찰 대상에 맞춘다. 따라서 CT 화상데이터는 윈도우잉 처리에 의해서 관찰 대상이나 관찰범위가 변하게 되는 것이다.

하드 카피를 스캐너 등으로 읽어 들인 화상 데이터는 어떤 윈도우 폭, 윈도우 레벨의 화상으로 고정되어 있다. 그것으로부터 얻어진 화상데이터를 화상처리 소프트웨어에 의해 다소의 콘트라스트나 밝기 등을 조절할 수 있으나 읽어들인 때의 조건 보다 좋은 화상으로 표시하는 것은 기본적으로 불가능하다. 분명한 것은 하드카피로부터 스캔해서 얻어진 데이터는 하드카피 이상의 정보를 얻을 수 없다는 것이다.



### CT장치의 화상표시

(그림 1-k)

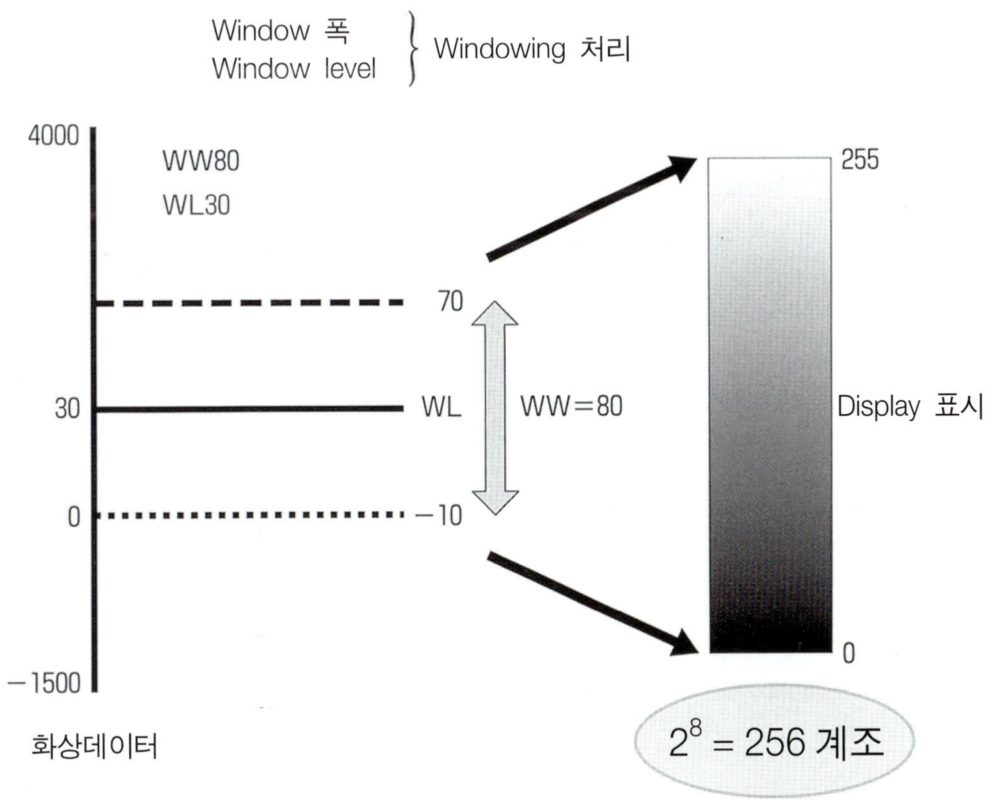

## 1 퍼스컴의 화상표시 의미

의료화상을 퍼스널 컴퓨터로 표시할 때, 화상표시라고 하는 용어를 생각해 보자. **그림 1-I**과 같이 2개의 컴퓨터가 화면에 주사위의 같은 면을 표시하고 있다. 화상을 읽어들인 것은 두 컴퓨터 다 비디오카메라로부터 받은 것이다. 한 조는 주사위를 그대로 촬영한 것이고 한 조는 주사위 사진을 촬영한 것이라고 할 때 다른 면을 보고 싶다고 하면 실물을 촬영한 컴퓨터는 주사위를 돌려서 다른 숫자 면을 볼 수 있지만 사진을 읽어들인 컴퓨터는 다른 숫자면을 표시하지 못한다. 이것을 CT화상에 적용 하면 CT화상 데이터를 읽어들인 경우 윈도우 처리에 의하여 폐야나 종격의 조건으로 관찰이 가능하지만, 하드카피를 읽어들인 경우에는 관찰조건을 조절해도 목적부위를 묘출할 수가 없게 된다.

주사위를 CT화상으로 바꾸어 생각해 본다. 결국 진정한 의미에서의 의료용 화상 데이터라고 하면 각 모달리티에서 발생하는 화상의 하드카피(필름)를 읽어들인 데이터가 아니고, 각 모달리티에서 발생한 화상형성을 위한 수치 데이터를 의미한다.

**퍼스컴의 화상 표시** (그림 1-I)

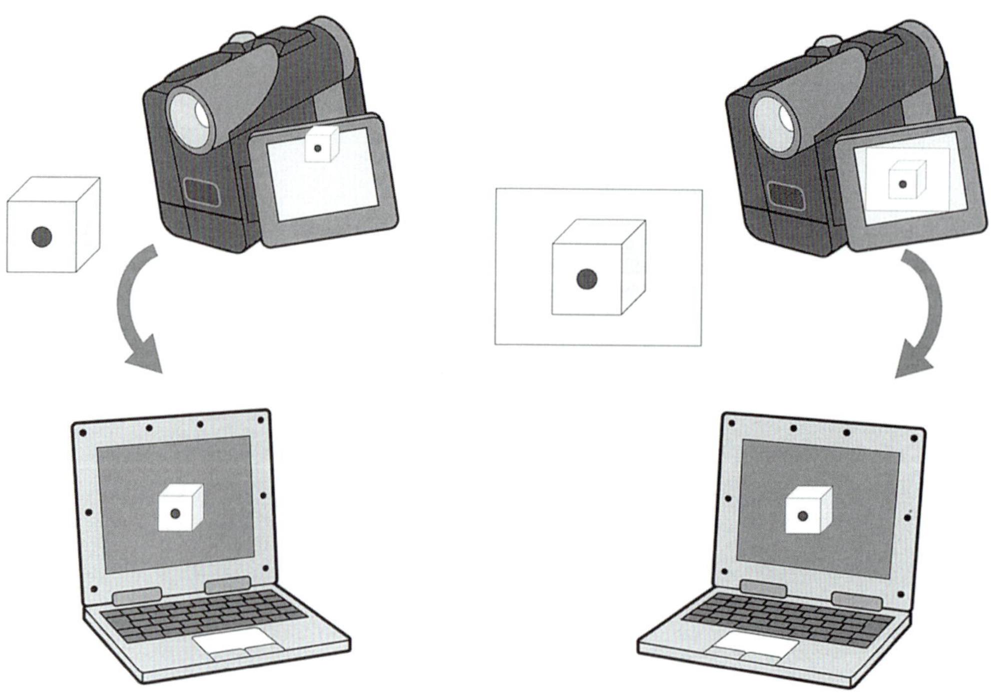

주사위를 CT화상으로 바꾸어 생각해 본다

## 1m 의료용 화상의 특징

퍼스널 컴퓨터의 화상 데이터는 256계조가 최대로서 플러스(+)값 밖에 없으나, 의료용 화상데이터는 256계조 이상인 것도 있다. 모달리티에 따라서는 마이너스 값도 얻어진다. 이러한 넓은 범위의 데이터를 윈도우 처리에 의해 관찰이 가능하다고 하는 것이 특징이다.

1

### 화상데이터 포맷

(그림 1-m)

| 퍼스컴의 화상 데이터 특징 | 의료용 화상 데이터의 특징 |
|---|---|
| • 8 bit $2^8$ = 256계조 | • 8 bit ~ 16 bit |
| • 0~255까지 + 값 | • 마이너스(−) 값도 있음 |
| • 주로 밝기, contrast 조정 | • WW, WL 조정가능 |

## 1n 정리

컴퓨터는 수치를 농담(회색조)으로 바꾸어 표시하고 있다. 일반적으로는 256계조만을 가지고 있다. 의료 화상은 윈도우잉 처리를 함으로서 여러 가지 조건에서 관찰이 가능하다. 모니터에 같은 화면이 보이더라도 의료 화상데이터(예 CT, MR등)의 화상 데이터와는 다른 것이다. 또한 모달리티 마다의 매트릭스 수나 농도 분해능이 다르기 때문에 디지털화상 형성의 개념을 잘 이해하고 있어야 한다.

**정리**

- 수치를 농담(회색조)으로 변환
- 퍼스컴의 계조수는 256계조
- 윈도우잉 처리
- 의료용 화상데이터와 퍼스컴 화상데이터
- 모달리티 마다 발생하는 데이터를 잘 이해한다.

# 2 화상 데이터를 들여다 보면

## 2a 화상 데이터를 들여다 보자

화상파일의 내부를 들여다 볼 수 있는 아이템으로 "바이널리에디터"라고 하는 소프트웨어가 있다. **그림 2-a**는 이것을 이용하여 CR 화상 데이터를 열어 본 것이다. 좌측이 데이터 내용을 표시하고 있으며, 우측이 캐릭터 문자라고 하는 파일 내용을 정해진 약속에 따라서 문자로 표시하였다. 캐릭터 문자를 보면, 평소에 많이 보던 문자, 용어가 들어있는 것을 알 수 있다. 이 문자는 우연히 이렇게 표시된 것이 아니고 부분 부분마다 이 문자가 파일 데이터 중간에 들어가 있다는 뜻이다. 이 데이터는 화상데이터만이 아니고 이 화상에 대한 부대정보도 포함하고 있다. 최초의 부분은 헤더 부분이다. 촬영조건이나 촬영 일, 촬영시간 등이 써져 있다. 데이터가 모두 숫자와 영문자로 되어 있는 것은 16진수로 표현하고 있기 때문이다.

**바이널리에디터를 사용하여 화상 데이터를 들여다보면** (그림 2-a)

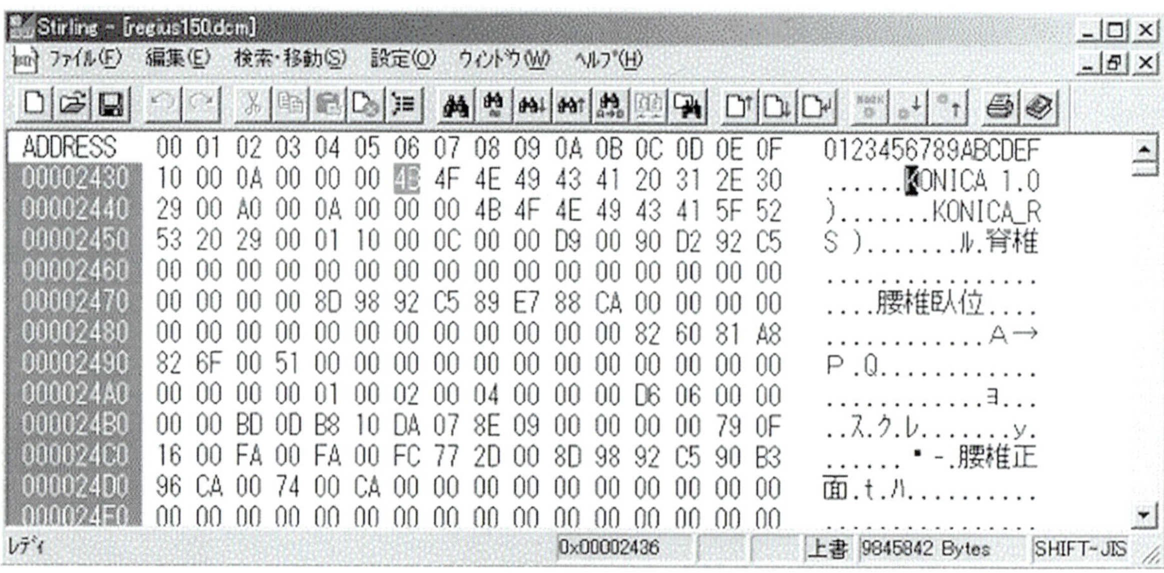

## 2b 16진수

우리들이 일상적으로 사용하고 있는 것은 10진수로서, 10개의 숫자로 한 자리가 올라가지만, 16진수는 16개의 숫자로서 한 자리가 올라간다. 16진수를 나타낼 때 숫자 앞에 &h이란 기호를 붙인다. 또한 **그림 2-b**와 같이 10진수에서의 10은 16진수로서 A, 11은 B, 15는 F로 나타내고 있다.

앞에서 바이널리에디터로 들여다 본 화상파일 안의 숫자와 영문자는 바로 이것이다. &h12는 16덩이(塊-"괴"라고 읽는다) 하나와 2로서 10진수로는 18이고, &hFF는 16덩이가 15개이고 15로서 255를 의미한다. 따라서 256계조인 8 bit는 &h0~&hFF로서 표시할 수 있고 1 byte라고 한다. 이것을 두 개 연결하여 2 byte라고 하며 16 bit 만큼을 표현할 수 있다.

**16진수** (그림 2-b)

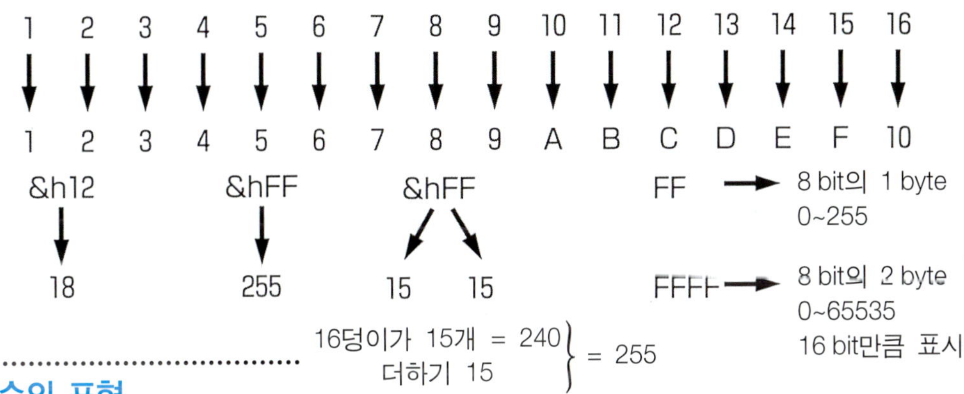


## 2c 진수의 표현

16진수는 마이너스를 표현 하는 것도 가능하다. 부호가 있는 경우(마이너스)와 부호가 없는 경우로 나누어 생각해 보자. 부호가 없는 경우, 즉 +값만을 표현하는 경우를 "부호없음(Unsigned Values)"이라고 하고 이것은 16진수로 &h0~&hFFFF사이를 양수(+)만으로 표시하며 10진수로서는 0~65535까지에 해당한다. 부호가 있는 경우, 즉 -값에 대응시키는 경우를 "부호있음(Signed Values)"이라고 하며 이때는 &h1~&h7FFF 까지를 양(+)수로 표시하고 10진수로서는 1~32767 에 해당한다. 이것을 넘어서는 &h8000~&hFFFF를 음수(-)에 할당한다.(2진수의 경우에는 첫째 자리를 1 또는 0로 해서 +, -를 결정하고 있다)

**16진수의 표현** (그림 2-c)

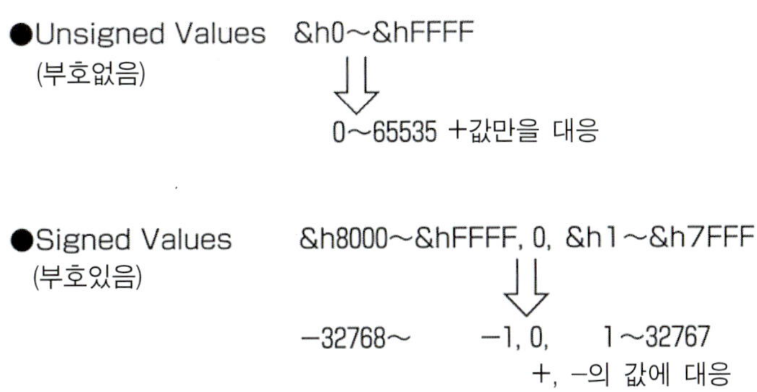


| 16진수 | 10진수 | 2진수 |
|---|---|---|
| &h7FFF | 32767 | 01111111-11111111 |
| &h8000 | -32768 | 10000000-00000000 |

ON으로 마이너스

## 2d 농도 분해능과 파일의 용량

농도 분해능도 화상 파일의 용량과 관계가 깊다. 8 bit 즉 256계조까지는 1 byte로 계조를 표시하는 것이 가능 하지만 256계조를 넘어서면 2 byte가 필요하게 된다. 따라서 매트릭스의 수가 같을 경우 8 bit(256계조)의 화상데이터에 대하여 9 bit(512계조)의 화상데이터의 파일 용량은 2배가 된다.

농도 분해능 (그림 2-d)

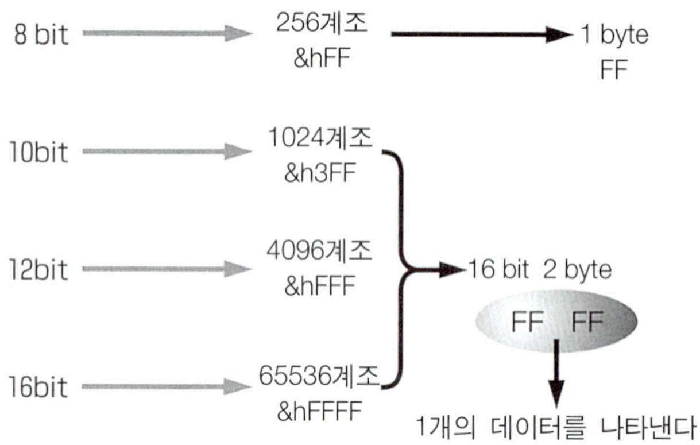


## 2e 화상 파일의 구조

일반적으로 화상파일의 구조는 **그림 2-e**와 같이 구성되어있다. 파일헤더와 이미지데이터에는 화상의 여러 가지 부대정보가 수록되어 있다. 이 두 가지를 합쳐서 그냥 헤더라고 부르는 경우도 있다. 이미지데이터 부분은 화상 데이터가 들어있고 이 부분만의 파일 사이즈는 가로 매트릭스와 세로 매트릭스 byte수의 곱으로 구할 수 있다. 통상 헤더와 이미지데이터의 2부분으로 구성되어 있으나 안에는 이미지데이터만의 파일도 있다. 또한 하나의 파일에 여러 개의 화상 데이터가 있는 경우(혈관촬영 등)는 파일헤더+이미지헤더+이미지데이터+이미지헤더+이미지데이터……로 형성된다. 이미지헤더에는 그 다음에 오는 이미지데이터의 정보가 들어있는 경우가 있다. 또한 이미지헤더가 없는 경우도 있다.

파일형식 (그림 2-e)

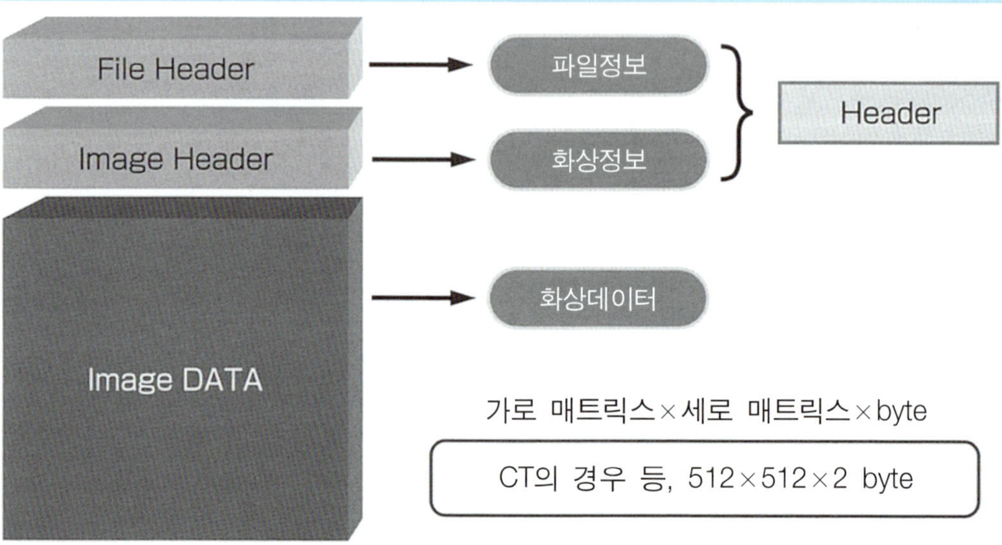

## 2f 데이터의 정렬 방법

화상은 2차원이지만 화상 데이터는 2차원으로 정렬 되어있는 것이 아니고 **그림 2-f**와 같이 1줄로 연결되어 있다.

이러한 정렬은 "라스터형 데이터 표현"이라고 한다. 이 표현에서는 가로와 세로의 매트릭스수를 모르면 화상으로서 표시하는 것이 불가능 하다. 당연히 농도분해능의 bit 수도 알아야 한다. 이에 대하여 점과 선을 부품으로 취급하는 것을 "벡터형 데이터 표현"이라고 한다.

데이터의 정렬방법 (그림 2-f)

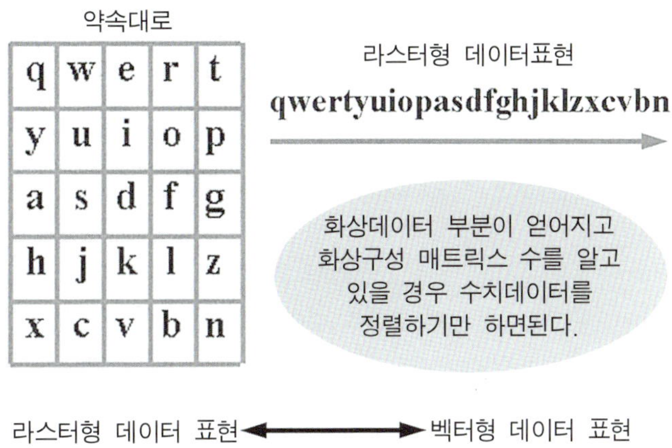


## 2g 잘못된 데이터의 정렬

아래 그림은 화상 데이터를 정상적으로 표시할 수 없는 경우의 일례이다. 그림 ①은 매트릭스는 맞았지만 선두 데이터가 맞지 않아 화상이 반복되는 경우로서 원 화상을 정상적으로 표시할 수 없게 된 경우이다. 헤더 파일이 있음에도 불구하고 헤더가 없는 것으로 정렬하는 경우 이렇게 표시된다. 아래의 그림 ②는 표시 매트릭스를 잘못 설정한 경우이다. 주파수가 맞지 않는 TV와 같이 비스듬한 선의 화상이 된다. 이런 사선이 얇으면 원래 매트릭스 수와 많이 다른 것을 의미하고, 두꺼우면 원래 매트릭스 수에 가까운 것을 의미한다.

데이터의 정렬 방법 (그림 2-g)

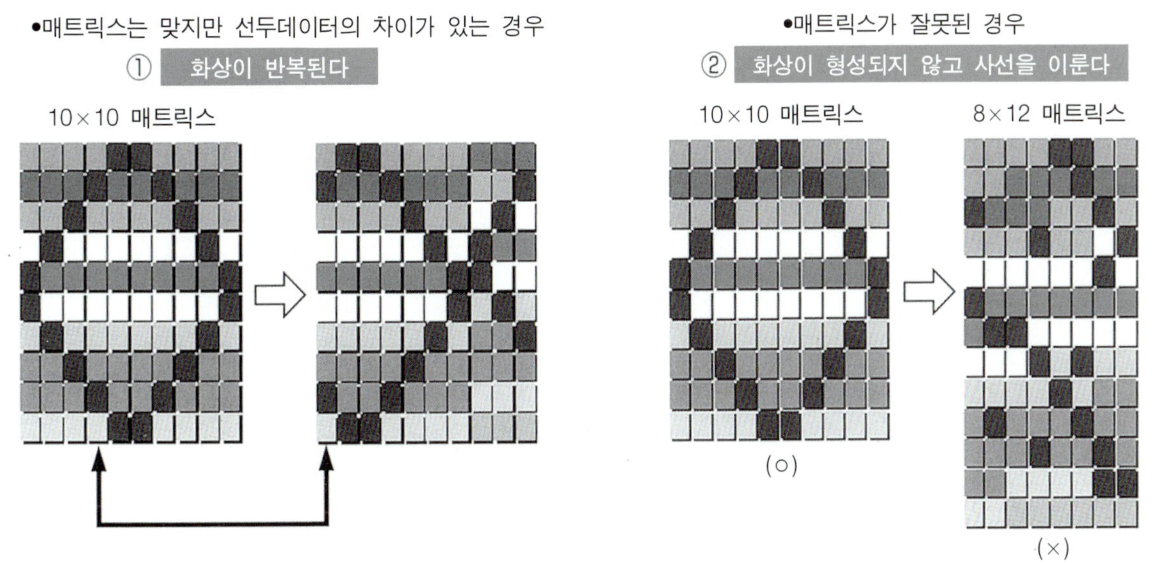

## 2h 엔디어니스

"엔디어니스"라고 하는 것이 있다. 1 byte에는 관계가 없으나 2byte이상의 경우 화상표시에 크게 영향을 미친다. 여기서는 2 byte에서 설명한다. 1000은 보통 "천"이라고 읽지만 이것은 가운데에서 둘로 나누고 앞뒤를 바꾸면 "0010" 결국 "십"으로 읽게 된다. 2 byte라는 것은 1byte를 2개 연결한 것이다. 최초의 1개를 상위 byte, 다음 것을 하위 byte라고 한다. 상위로부터 하위로 읽는 경우는 Big Endianness, 하위로부터 상위로 읽는 경우는 Little Endianness 라고 한다. Big이냐 Little이냐 하는 것은 파일 쓰는법에 의하지만 CPU에 의해서도 달라진다. 상위와 하위 차이는 단순히 흑백 반전이 되는 것만은 아니다. 1000은 10으로도 되지만 1111로 표현하여도 변함이 없게 되는 경우도 있다.

엔디어니스 (그림 2-h)

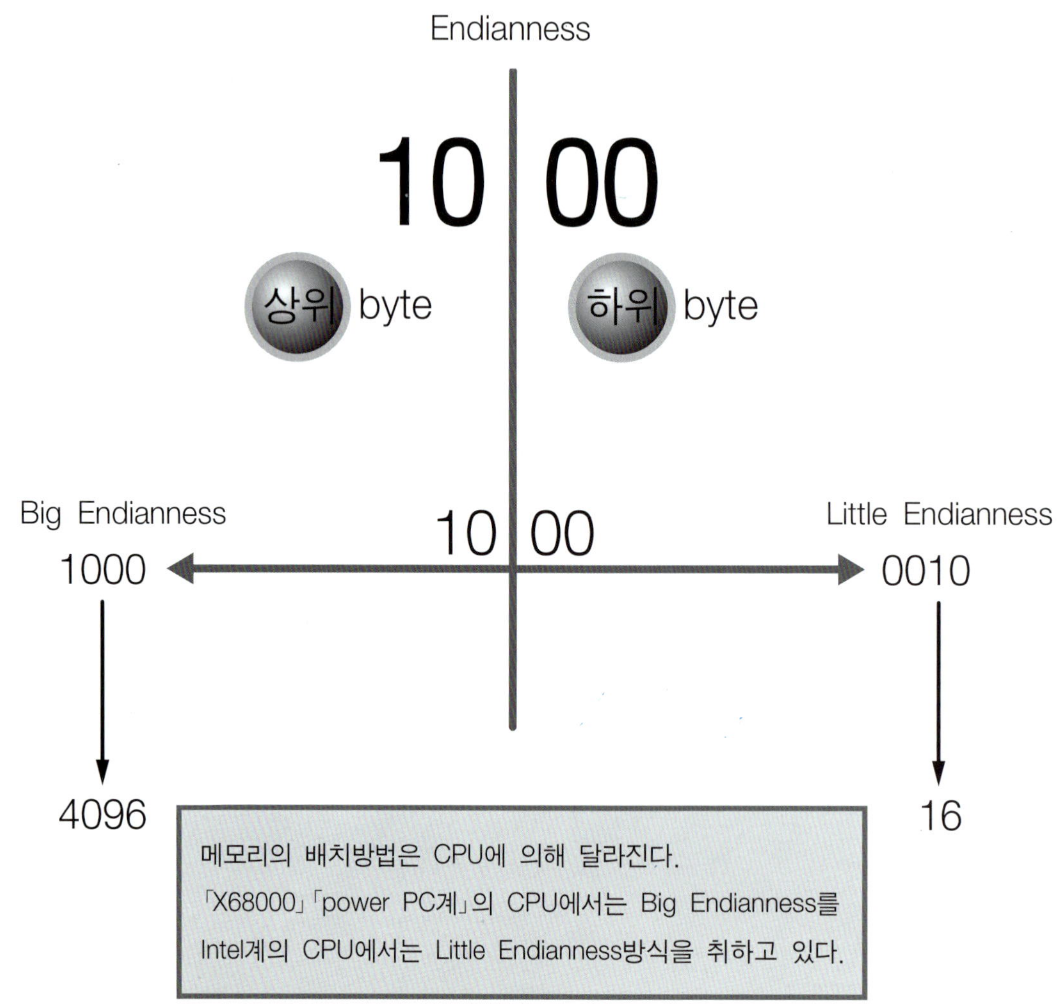

## 2-i 업셋(1)

화상 표시용 소프트웨어에는 업셋이라고 하는 항목을 가진 것이 있다. 이것을 "낮은 값을 끌어 올린다"라는 의미를 가지고 있다. 예를 들어 CT치는 마이너스 값도 취급하지만 마이너스 값의 처리가 복잡할 때에는 마이너스 부분을 끌어올려 플러스의 화상데이터로 취급하는 것이 편리할 때가 있다. CT치를 표시하는 경우에는 표시할 때의 최소값에서 업셋 만큼을 빼주고 표시하면 문제가 없게 된다. 또한 윈도우잉 처리할 때에는 윈도우 폭은 그대로 두고 업셋 만큼 윈도우레벨에서 더해주면 된다.

업셋(1) (그림 2-i)

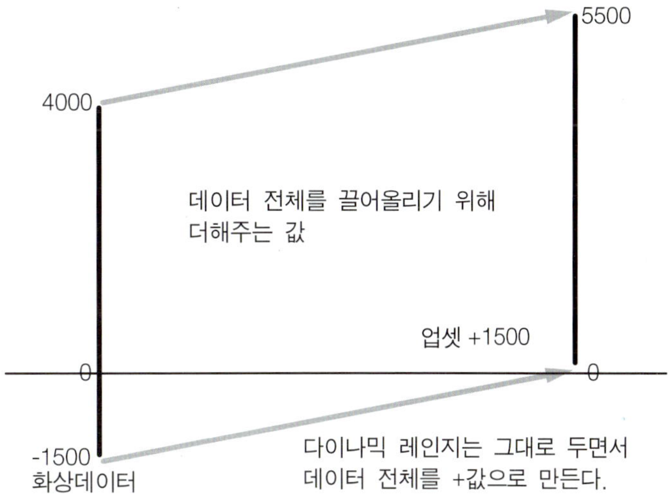


## 2-j 업셋(2)

다른 의미로 업셋이란 용어를 사용하는 경우도 있다. 이것은 헤더 부분의 파일 사이즈(파일의 선두로부터 이미지 데이터까지의 파일 사이즈)를 의미한다.

업셋(2) (그림 2-j)

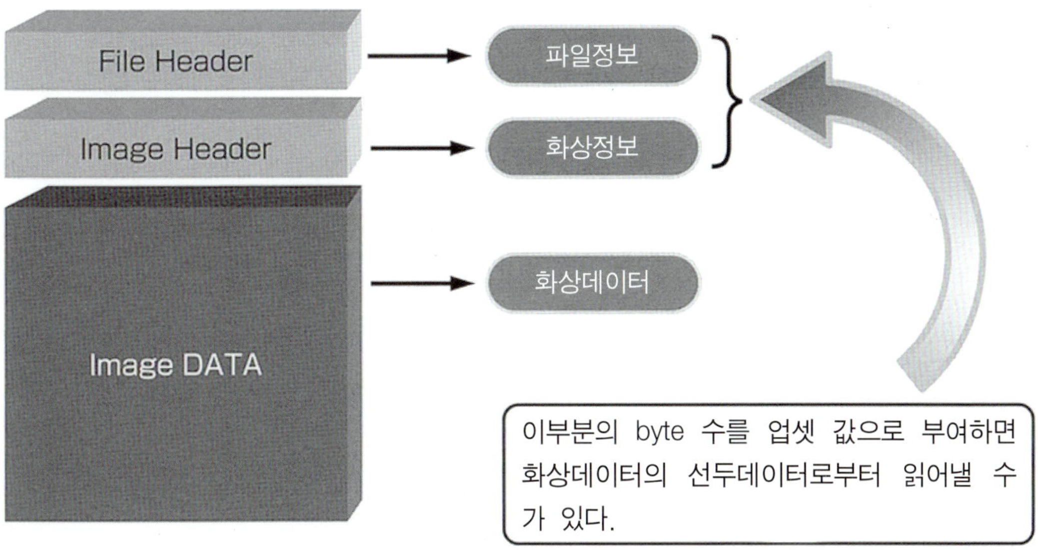

## 2k 화상 데이터의 표시 예

**그림 2-k**는 CT(위)와 MR(아래)의 화상 데이터를 표시한 예이다. 그림 ①이 2 byte의 상 · 하위 반전으로 "부호 있음"으로 불러들인 화상이고, 그림 ②는 상 · 하위 반전시켜 "부호 없음"으로 불러들인 화상이다. 그림 ③은 상 · 하위 반전없이 "부호 있음"의 화상이다. 그림 ①이 정상적 표시 예이다. 그림 ②는 CT화상의 배경이 반전되어 희게 나타나고 있다. MR화상은 마이너스 데이터를 갖지 않기 때문에 부호를 붙여도 부호가 없는 상태와 같아진다. -1은 16진수에서는 &hFFFF가 되지만 "부호 없음"으로 이 데이터를 불러내면 10진수로서 65335라는 큰 값이 된다. 마이너스 CT값의 부분이고 신호가 된다. 그림 ③은 상 · 하위 반전을 하지 않은 예이지만 CT, MR화상 모두 정상과 다르게 표시되고 있다. 일부 정상으로 나타나고 있는 것을 상 · 하위 반전 시켜도 같은 값으로 된 부분이다.

CT & MRI (그림 2-k)

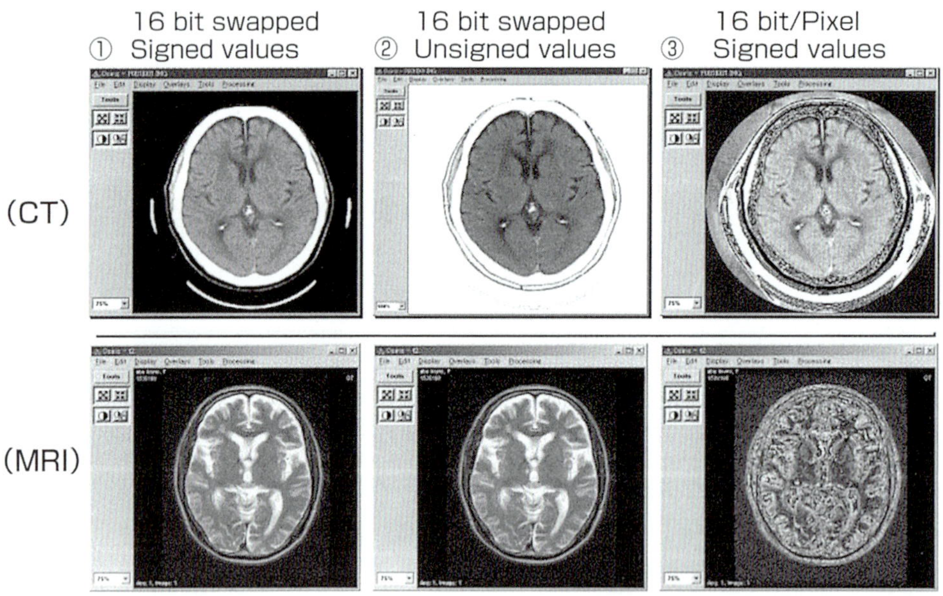


## 2l 정리

컴퓨터 데이터는 16진수로 표시되어있다. 화상 데이터는 1 byte 또는 2 byte의 구조를 갖는다. 또한 헤더라는 부대정보를 포함하는 것도 있다. 표시되는 화상에서 부호가 있는가 없는가, 상 · 하위가 반전 되어 있는가, 업셋 등에 주의해야 한다.

**정리**

- 16진수(1 byte, 8 bit. 2 byte, 16 bit)
- Signed, Unsigned Values
- Header와 Data부
- 데이터의 정렬방법
- 엔디어니스
- 업셋

# 3 파일포맷

## 3a 포맷

파일포맷이란 파일의 서식을 말하는 것으로서 의료용 화상에서는 DICOM 포맷이 일반화되어있다. 그 외에 이미지 데이터만의 Raw Data나 메이커 독자적인 포맷 등이 있으나 일반적인 퍼스널 컴퓨터의 화상 포맷은 **그림 3-a**와 같이 Tiff, Bmp, PICT 등이 있다. 이들 모두는 앞에서 말한 바와 같이 모두 256계조로 되어있다. DICOMⅢ나 Bmp도 컴퓨터 화면상에서는 같게 보여도 가지고 있는 데이터는 다르다는 것에 주의하지 않으면 안 된다.

**의료용 화상의 포맷** (그림 3-a)

| | |
|---|---|
| DICOMⅢ<br>RAW DATA<br>Original format | 각 모달리티의 오리지날 화소치를 반영,<br>측정용 |
| Tiff<br>Bmp<br>PICT<br>JPEG<br>GIF | 오리지날 화상을 반영, 퍼스널 컴퓨터에서 그대로 표시가능,<br>각 모달리티의 측정치는 반영하고 있지 않음.<br>Reference 화상용 |

3

## 3b DICOM 포맷

DICOM이라는 것은 Digital Imaging and Communications in Medicine의 약자로 Ver.3.0이기 때문에 DICOMⅢ로 불리운다. 의료용 화상의 통신 규격으로부터 시작되어 의료용 화상의 공통 규격으로서 현재는 주류를 이루고 있다. 단지 DICOM 해석의 차이에 의해 공통 규격에서도 접속 불가능한 상황도 있을 수 있다. 무료의 DICOM용 화상표시 소프트웨어도 있으므로 퍼스널 컴퓨터에서도 표시할 수 있다.

**DICOMⅢ 포맷** (그림 3-b)

**DICOMⅢ 포맷**
(Digital Imaging and communications in Medicine)

- 의료 화상의 공통규격
- 현재의 주류
- 네트워크화로 급속 확산
- 오리지널 DICOM
- Viewer Software가 있으면 PC에서도 실행 가능

## 3c 원시 데이터(Raw data)

원시 데이터(Raw data)라는 것은 순수하게 이미지 데이터만을 이야기한다. CT의 재구성 전의 데이터를 의미하는 것이 아니다. 데이터(화소치)를 단순히 연속적으로 배열한 것이다. 매트릭스나 농도 분해능을 안다면 Viewer Software에 의하여 퍼스널 컴퓨터에서도 표시가 가능하다.

**Raw data(원시 데이터)** (그림 3-c)

RAW DATA

- CT의 재구성 전의 데이터와는 의미가 다르다
- 화상데이터(화소치)를 단순히 배열한 것
- 데이터 부분만을 말한다.
- 매트릭스, 농도분해능을 알면 Viewer Software로 퍼스널 컴퓨터에서 표시가 가능하다.

## 3d 오리지널 포맷

오리지널 포맷이라는 것은 메이커 독자적인 것이다. 일반적인 퍼스널 컴퓨터에서는 보이지 않는 것도 있다. 또한 오리지널 파일이 압축되어 있는 경우도 있다. 데이터나 화상파일을 검토해봐서 필요하다면 압축을 풀어야하며 전용의 압축풀기 소프트웨어를 만들어야 할 경우도 있다.

**오리지널 포맷** (그림 3-d)

오리지널 포맷
(Original Format)

- Window나 Mac에서는 열리지 않는다.
- 내부를 볼 수 없는 경우도 있다.
- 압축되어 있는 경우도 있다.
- 데이터-화상 파일을 비교하기 위하여 압축풀기를 한다.
- 필요할 경우 전용 프로그램을 만들어야 한다.

## 3e 화상 데이터의 응용

화상 데이터를 퍼스널 컴퓨터에 불러 들여서 그 데이터를 평가하는데 그치지 않고, 시스템 자체가 발생시킨 화상 노이즈를 제거해서 시스템에 데이터를 다시 보내는 것도 가능하다. 단지 데이터에 인위적 변화를 주지 않도록 해야 한다.

**화상 데이터의 응용** (그림 3-e)

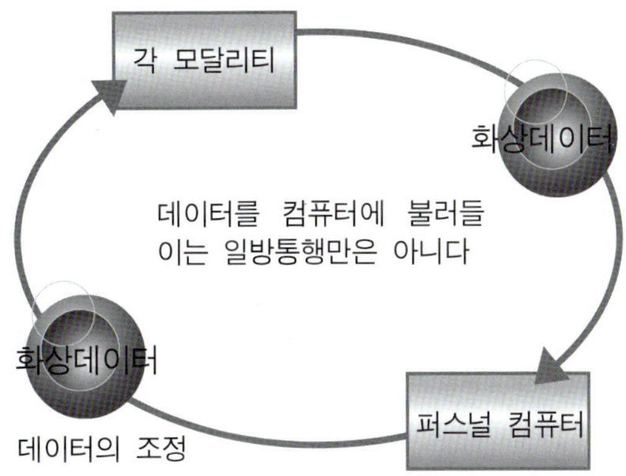


## 3f 퍼스널 컴퓨터로 데이터를 처리할 때의 이점

각 모달리티 즉 시스템에서 화상데이터가 보존되고 하드카피, 소프트카피로 출력이 가능함에도 왜 퍼스널 컴퓨터로 데이터를 불러내야 하는가 하면, 각 시스템의 여러 가지 파라메타나 아이템을 선택하는 경우 어떤 것이 좋은가 하는 것을 화상으로서 시각적 평가를 하는 것보다 화상 데이터에 의해서 객관적으로 평가하는 것이 보다 좋기 때문이다. 분해능, 입상성, 조영효과, 계조특성 등 시각평가만으로 불가능한 평가요소나 시스템 · 유틸리티로부터 얻을 수 없는 정보를 얻을 수 있기 때문이다.

**퍼스널 컴퓨터에 데이터를 처리할 때의 이점** (그림 3-f)

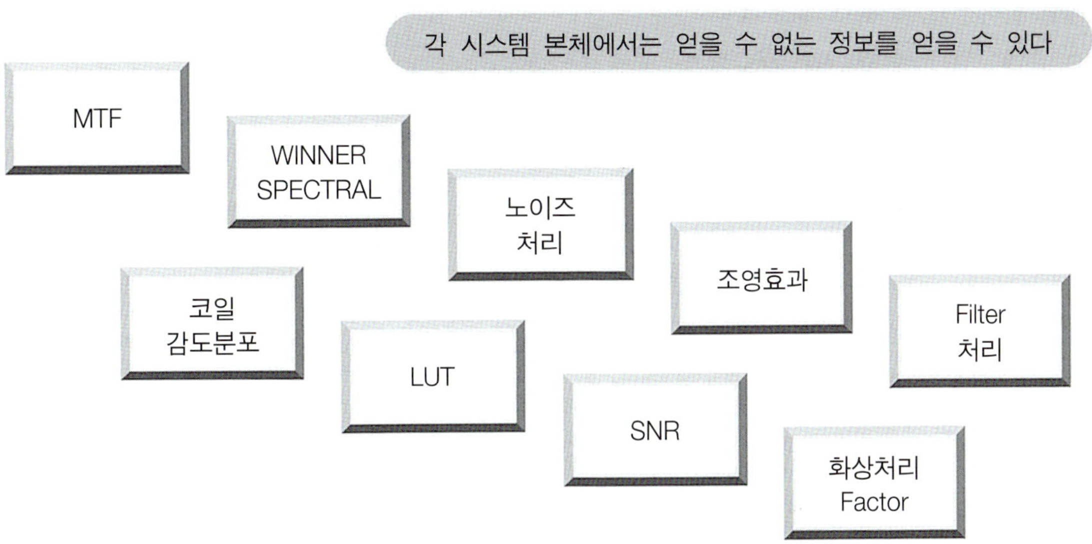

## 3g 화상데이터를 외부로 받아내려면

각 모달리티로부터 화상데이터를 외부로 받아내기 위해서는 우선 외부로 빼낼 수 있는 통로가 형성되어야 한다. 외부기억장치의 유·무, 즉 네트워크의 유·무가 필요조건이 되는 것이다.

화상데이터를 외부로 받아내려면 (그림 3-g)

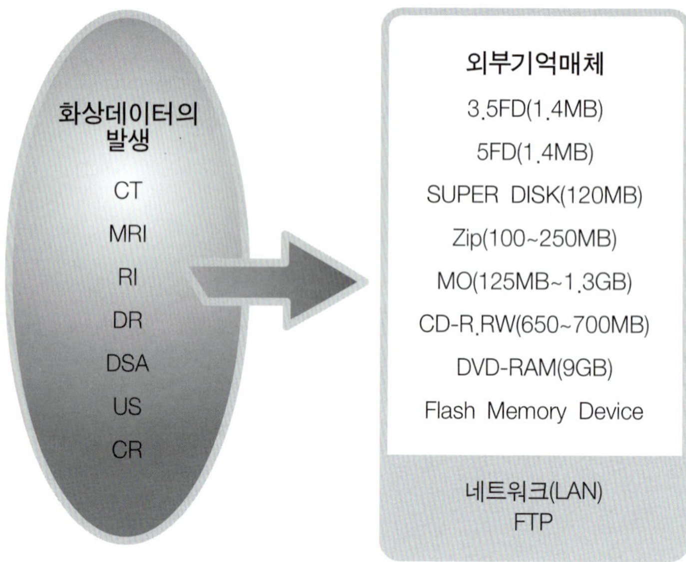


## 3h 화상받기 가능성 체크 1

화상을 외부로 빼낼 수 있는가, 없는가의 포인트는

① 모달리티 자체에 외부기억 메디어가 있는가
② 외부기억 메디어와의 호환성이 있는가
③ 메디어의 내용을 알 수 있는가
④ 파일의 내용을 알 수 있는가
⑤ 네트워크에 연결되어 있는가

의 5가지이다.

화상받기 가능성 체크 1 (그림 3-h)

- 모달리티 자신에 외부기억 메디어가 있는가?
- 외부기억 메디어와 호환성이 있는가?
- 메디어의 내용을 알 수 있는가?
- 파일의 내용을 알 수 있는가?
- 네트워크에 연결되어 있는가?

## 3-i 화상받기 가능성 체크 2

모달리티 자신에 외부기억 미디어가 있는가? 네트워크가 연결되어 있는가? 그렇지 않으면 데이터를 외부로 빼내기는 불가능하다. 3.5플로피 디스크로도 화상을 복사해 낼 수가 있다. 또는 USB를 사용할 수 있다면 플레쉬메모리 디바이스 등의 설치도 가능하다.

**화상받기 가능성 체크 2** (그림 3-i)

- 없다면 → 데이터 받기 불가능 데이터의 출구가 없다
- 없다면 → 네트워크는?
- 있다면 → 최저 3.5FD / CD-ROM은 불가 / CD-R 등
- 설치가능 → USB(Windows NT는 불가능)

## 3-j 화상받기 가능성 체크 3

외부 기억 미디어와의 호환성이 있는가? 이것은 외부기억장치가 있어도 퍼스널 컴퓨터와 호환성이 없으면 화상을 받아 낼 수 없다는 의미이다. 예를 들어 8인치, 5인치의 플로피 디스크는 현재의 퍼스널 컴퓨터에서는 사용 할 수 없다. 옵티컬 디스크나 레이져디스크라고 하는 것도 일반적인 미디어라고는 할 수 없다 또한 외부기억 미디어와 호환성이 있는 경우 기억용량이 큰 것이 좋으나 용량이 작아도 분할, 압축에 의해서 데이터를 받아 낼 수가 있다.

**화상받기 가능성 체크 3** (그림 3-j)

외부기억 미디어와의 호환성이 있는가?

- 모달리티의 미디어와 퍼스널 컴퓨터의 미디어가 맞지 않는다.
  - 옛날 미디어(5인치 FD등)이다
  - 미디어가 일반적이지 않다(Optical Disk 등)

- (호환성)없다 → 미디어 변환이 가능한가
  - No → 화상받기 불가능 데이터의 출구가 없다
  - Yes → 퍼스널 컴퓨터에
- (호환성)있다 → 한번에 받을 수 있는가
  - No → 분할, 압축(가역) 또는, 기억용량이 큰 것을 사용한다.
  - Yes → 퍼스널 컴퓨터에

## 3k 화상받기 가능성 체크 4

미디어의 내용이 보이는가? 미디어에 접근하여도 퍼스널 컴퓨터와 교통이 되지 않고 파일이 열리지 않거나 인식하지 못하는 경우가 있다 화상파일 이름이 보이는 경우에서 외부의 퍼스널 컴퓨터에 띄울 수 있는 가능성이 높지만 파일이름이 나타나지 않을 때에는 MAC이나 UNIX, Disk Basic 등 OS를 바꾸어 보는 것도 생각해 보아야 한다.

**화상받기 가능성 체크 4** (그림 3-k)

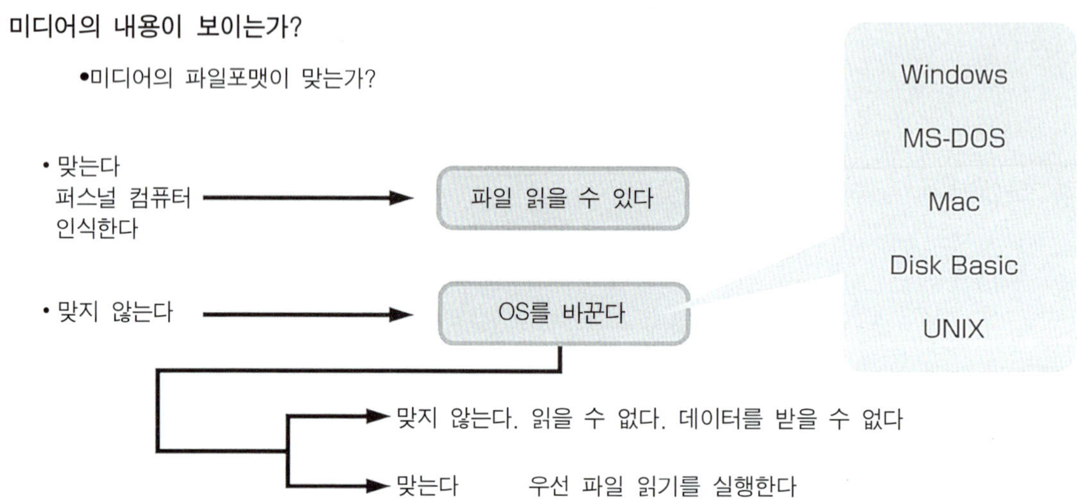


## 3l 화상받기 가능성 체크 5

파일 내용을 알 수 있는가?에 대하여서는 의료용 화상파일은 대부분 매트릭스와 농도 분해능을 알고 있기 때문에 매트릭스 수, 농도 분해능, 엔디어니스를 고려해서 Viewer Software에서 화상을 띄어본다.

표시가 가능하다면 파일 용량의 체크도 해 본다.

**화상받기 가능성 체크 5** (그림 3-l)

**파일 내용을 알 수 있는가?**

•적어도 매트릭스 수와 농도 분해능(양자화 레벨수)을 알아야 한다.

- 기존의 Viewer에서 먼저 띄운다 → 보인다면 OK
- 보이지 않는다면 파일 용량을 체크해 본다.

## 3m 화상받기 가능성 체크 6

파일의 용량은 앞에서 말한 바와 같이 가로매트릭스×세로매트릭스×byte수로 계산 된다. byte수는 농도분해능이 256계조 이하라면 1이 되고 256 계조를 넘어서면 2가 된다. 일반적으로 초음파 이외의 모달리티(CT, MRI, RI ,CR, DR, DSA)는 2 byte이다. 예를 들어 가로 · 세로의 매트릭스 수가 1000이고 1024계조의 화상 데이터 파일의 용량을 1000×1000×2라고 할 수 있으며 여기에 헤더 데이터를 더하는 경우도 있다. 최저 2 Mbyte의 파일 용량이 필요하다고 할 수 있다.

### 화상받기 가능성 체크 6 (그림 3-m)

**파일용량의 계산**

•가로매트릭스수 × 세로매트릭스수 × byte 수 = 파일용량(byte)

byte 수 ⟶ 농도분해능

256계조 이하이면 1
256계조 이상이면 2

가로 매트릭스 1000
세로 매트릭스 1000
10 bit(1024계조) …… byte 수 = 2
1000 × 1000 × 2 = 2,000,000 = 2 Mbyte

## 3n 화상받기 가능성 체크7

실제 파일의 용량은 프로퍼티 등에서 확인이 가능하다. 이것을 매트릭스 수와 농도분해능으로부터 계산한 값과 비교해서 실제 파일용량보다 계산된 데이터가 크면 데이터가 압축되었다고 생각할 수 있고, 계산된 데이터가 작으면 헤더정보 등이 더해져 있다고 생각할 수 있다. DICOM 대응 장치라고해서 모든 것이 DICOM으로 운영된다고는 할 수 없다. 출력할 때 DICOM 출력이 많다는 말이다. 따라서 DICOM 대응 화상 데이터를 시스템 내부로부터 취득하여도 반드시 DICOM이라고 생각해서는 안 된다. 역으로 DICOM 출력이 시스템 데이터를 100% 반영하고 있지 않은 경우도 있다는 것에 주의해야 한다.

### 화상받기 가능성 체크7 (그림 3-n)

**파일체크**

1. 실제의 용량은 프로퍼티 등으로 확인한다.
2. 실제의 용량이 계산된 용량보다 작으면 데이터의 압축을 생각할 수 있다.
3. 실제의 용량이 계산된 용량보다 크면 부대정보가 있다고 생각하면 된다.

- 바이널리 에디터로 파일의 내용을 보면 -

2의 경우 파일내용을 확인하고 풀어낼 궁리를 해 본다.
3의 경우 파일내용을 확인하고 화상데이터 부분을 찾아낸다.

# 4 필터처리

## 4a 필터처리

필터처리라는 것은 어떤 화상을 수치계산 등의 처리를 해서 목적에 맞는 효과를 얻는 것이라고 할 수 있다. 이 필터처리는 공간 필터링과 공간주파수 필터링으로 나눌 수 있다. 공간 필터링은 화상데이터 그대로 직접계산에 의해 출력한다. 반면 공간주파수 필터링은 화상데이터를 각 주파수로 분해해서 그 주파수에 대해 계산한 후에 공간 주파수 데이터를 화상데이터로 되돌리는 처리를 말한다.

### 필터처리란?

(그림 4-a)

화상의 필터링

•어떤 화상을 필터를 통과시켜 목적에 맞는 다른 화상으로 출력하는 처리

- 공간 필터링(Spacial filtering)
  공간영역(화상좌표계)에 있어서의 처리
  선형 필터
  비선형 필터
- 주파수 필터링(frequency filtering)
  공간주파수영역에 있어서의 처리

## 4b 공간 필터링 처리

공간 필터링 처리부터 설명한다. **그림 4-b-Ⅰ**과 같은 그래프가 있다. 이 데이터의 불규칙한 분포를 제거한 그래프가 필요한 경우는 어떻게 해야 되겠는가?

(그림 4-b-Ⅰ)

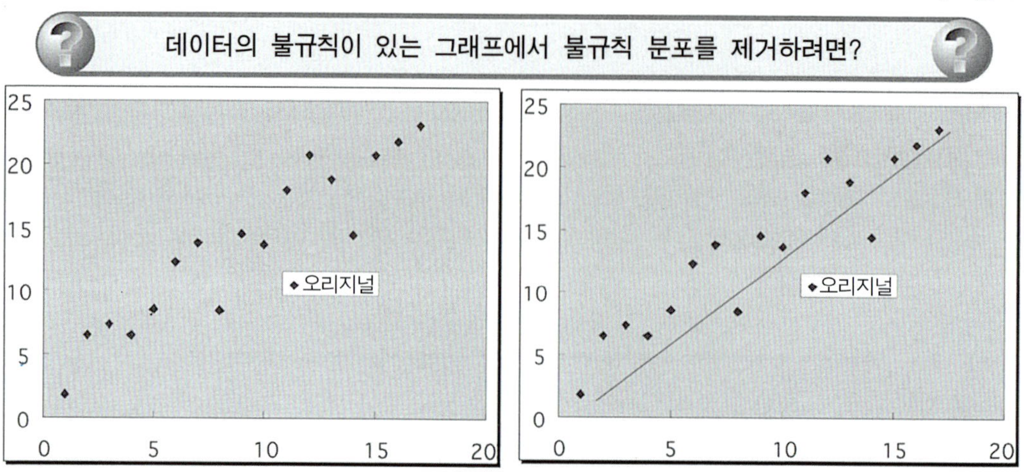

예를 들어 데이터를 평균하면 어떨까 **그림 4-b-Ⅱ**와 같이 데이터 B와 양 옆의 데이터를 더해서 평균한 것을 새로운 데이터 B'값으로 하고 이것을 각각의 데이터에 대해서 시행한다. 최초와 최후의 데이터는 계산할 수 없기 때문에 그 데이터를 그대로 둔다.

### 예를 들어 데이터를 평균하면

(그림 4-b-Ⅱ)

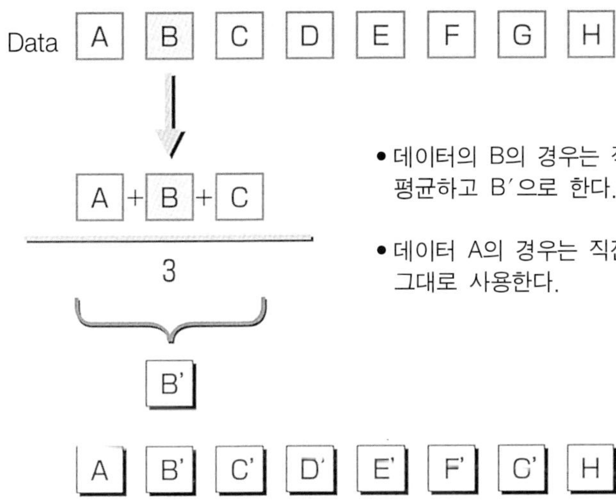


- 데이터의 B의 경우는 직전, 직후의 데이터와 평균하고 B′으로 한다.
- 데이터 A의 경우는 직전데이터가 없으므로 그대로 사용한다.

아주 매끄러워지지는 않았지만 그런 데로 불규칙한 것이 많이 없어졌지 않는가. 이번에는 3개의 데이터를 가산평균하였다. **그림 4-b-Ⅲ**과 같이 1/3, 1/3, 1/3로 만든 것을 커넬이라고 한다. 5개의 데이터를 가산평균 하였다면 1/5, 1/5, 1/5, 1/5, 1/5의 커넬이 되는 것이다. 커넬이 많으면 많을수록 평활해진다.

### 통상 이러한 방법을 커넬이라고 한다

(그림 4-b-Ⅲ)

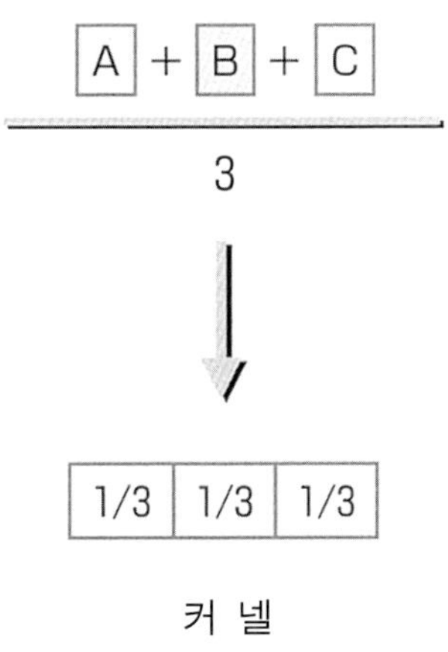


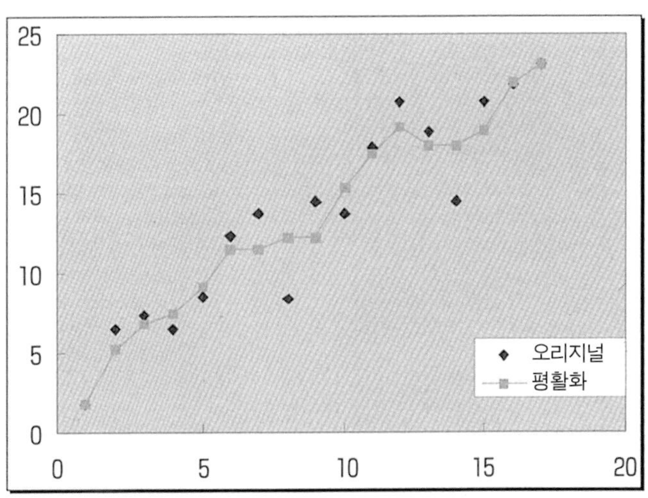

이것을 2차원 화상데이터에 대하여 시행할 경우는 일반적으로 **그림 4-b-Ⅳ**과 같이 커넬도 2차원으로 만든다(1차원으로도 가능하지만 가로 · 세로 방향성을 결정할 필요가 있다). **그림 4-b-Ⅳ**는 데이터 u에 대하여 어떤 커넬을 사용하여 계산하고 있는 예이다. u의 데이터는 커넬에 의해서 2q + 2w + 2e + 2y + 5u + 2i + 2a + 2s + 2d의 값이 된다. 2차원의 커넬의 경우에는 3×3, 5×5, 9×9와 같이 홀수의 커넬로 한다. 이것은 대상이 되는 데이터가 커넬의 중앙에 오도록 하기 위함이다. 이와 같이 입력화상과 필터함수의 계산을 컨벌루션(convolution)적분이라고 한다.

**선형필터**

(그림 4-b-Ⅳ)

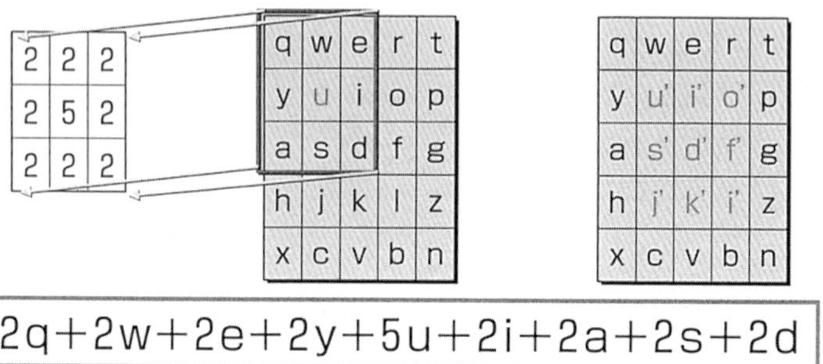


•공간 필터라는 것은 농담(gray scale)화상 위의 어떤 영역의 공간필터 테이블(커넬, 중복 테이블)과의 곱의 합이 된다.

커넬의 계산방법은 커넬을 한 칸씩 옆으로 이동해가면서 계산한다. 3×3커넬의 경우에는 화상데이터의 가장자리 1 매트릭스분 만큼은 처리할 수 없는 영역이 생기게 된다.

(그림 4-b-Ⅴ)

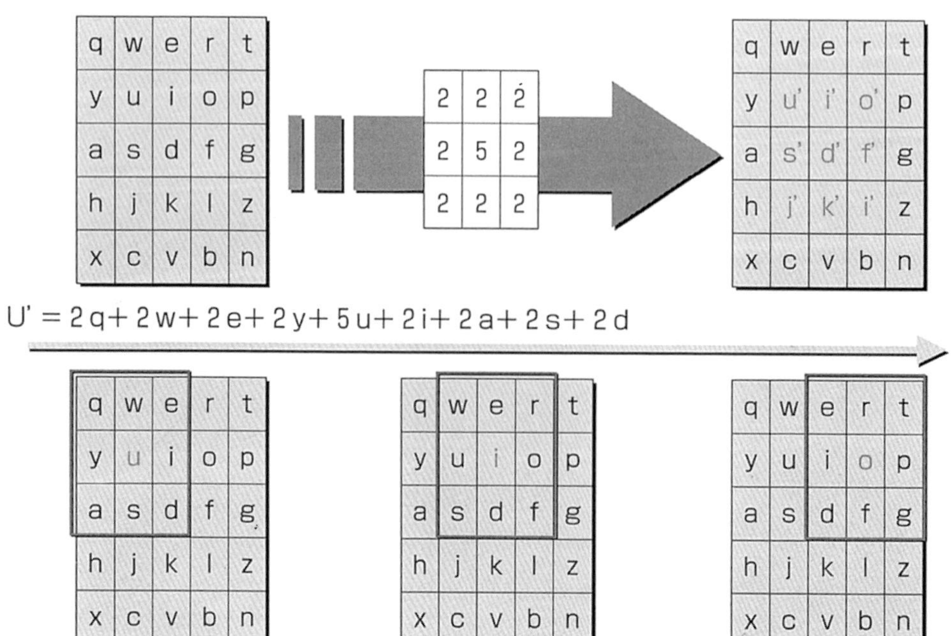

오리지널 화상데이터와 커넬과의 관계와 컨벌루션 계산 후의 필터처리된 데이터와의 관계는 **그림 4-b-Ⅵ**과 같이 나타낼 수 있다. 오리지널 데이터는 언제나 고정되어 있기 때문에 **그림 4-b-Ⅵ**과 같이 u의 데이터가 u'값으로 계산 된 후, 커넬은 1칸 이동해서 i의 값을 계산할 때에도 u'를 이용하지 않고 u의 값을 사용하여 계산한다. 처리되지 않은 주변의 한 개의 매트릭스 데이터는 오리지널 데이터 그대로 사용하거나, 0으로 채우거나, 오리지널 데이터를 3방향(가로, 세로, 사선)으로 겹쳐서 사용한다.

(그림 4-b-Ⅵ)

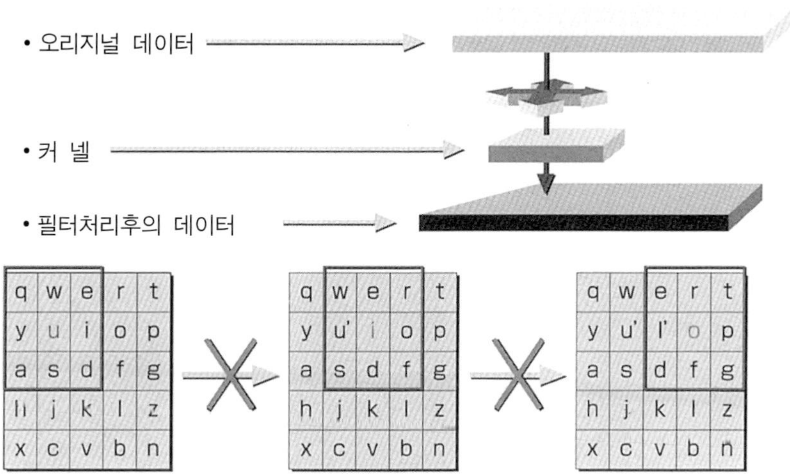


(그림 4-b-Ⅶ)

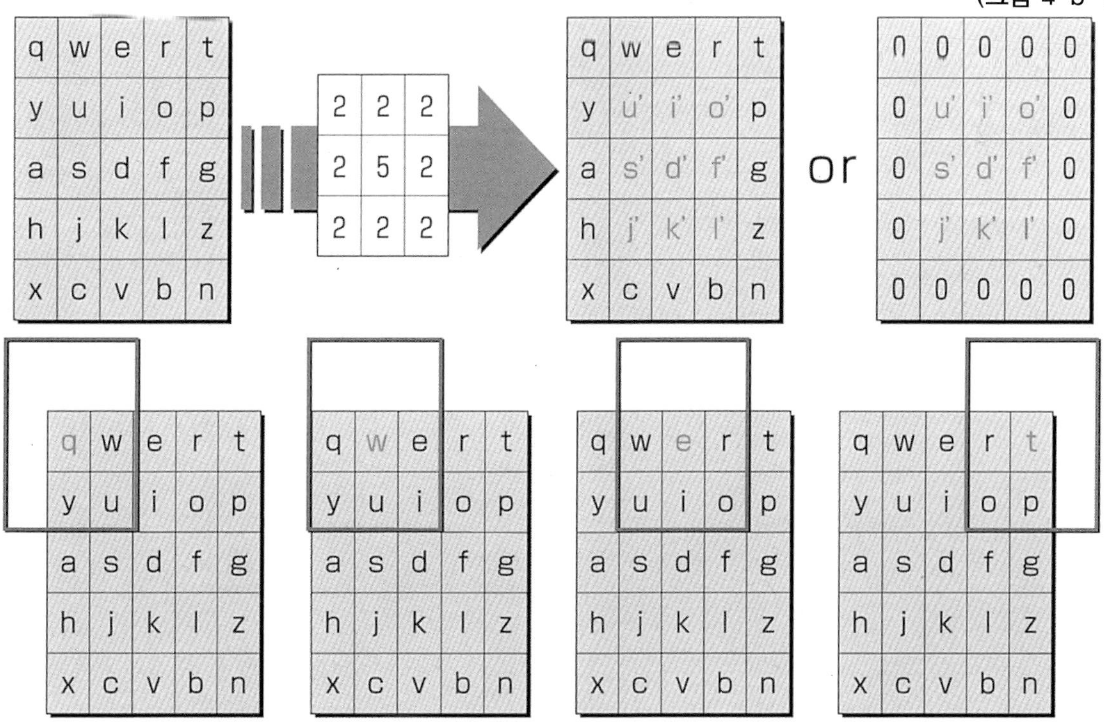

## 4c 평활화(평균화)필터

평활화 커넬을 생각해보자. **그림 4-c**와 같이 3×3의 경우에는 커넬값을 1/9로 한다. 디지털 화상은 정수 값이므로 나누어지지 않는 경우를 생각해 커넬 전부 같은 정수 값으로 채우는 경우도 있다. 커넬 사이즈가 커짐에 따라서 평활화의 효과는 커진다.

### 평활화 필터

**(그림 4-c)**

- 근방영역의 화소치의 평균값을 출력 화상의 화소 값으로 한다.
- n×n 화소의 평활화 필터의 각 계수는, 화상전체의 평균 농도를 일정하게 유지하기 위하여1/$n^2$로 한다.
- 어떤 수로 나눌 때 정수가 되지 않을 경우 1/$n^2$로 하지 않을 때도 있다.
- 평활화 필터의 사이즈가 클수록 평활화 효과는 커진다.

| | | |
|---|---|---|
| $\frac{1}{9}$ | $\frac{1}{9}$ | $\frac{1}{9}$ |
| $\frac{1}{9}$ | $\frac{1}{9}$ | $\frac{1}{9}$ |
| $\frac{1}{9}$ | $\frac{1}{9}$ | $\frac{1}{9}$ |

## 4d 선형필터

평활화 필터와 같이 선형 변환하는 필터를 선형필터라고 한다. 평활화 필터 의외의 선형 필터로는 선예화 필터, 미분필터, 2차 미분필터 등이 있다.

### 기타의 선형 필터

**(그림 4-d)**

| | | |
|---|---|---|
| -1 | -1 | -1 |
| -1 | 9 | -1 |
| -1 | -1 | -1 |

선예화 필터

| | | |
|---|---|---|
| 0 | 1 | 0 |
| 1 | -4 | 1 |
| 0 | 1 | 0 |

2차 미분필터
Laplacian Filter

| | | |
|---|---|---|
| -1 | 0 | 1 |
| -2 | 0 | 2 |
| -1 | 0 | 1 |

미분필터
Sobel Filter(X방향)

| | | |
|---|---|---|
| 1 | 2 | 1 |
| 0 | 0 | 0 |
| -1 | -2 | -1 |

미분필터
Sobel Filter(Y방향)

## 4e 미분필터

미분필터라고 하는 것은 화상의 엣지(주변, 윤곽)를 추출하기 위한 것으로 미분은 경사(기울기), 즉 농담의 증감을 나타내는 말이다. 컴퓨터에서는 경사 또는 증감을 뺄셈으로 표시하는데 "빼는 것"과 "빼지는 것"과는 처리의 방향성이 다르다.

**미분필터** (그림 4-e)

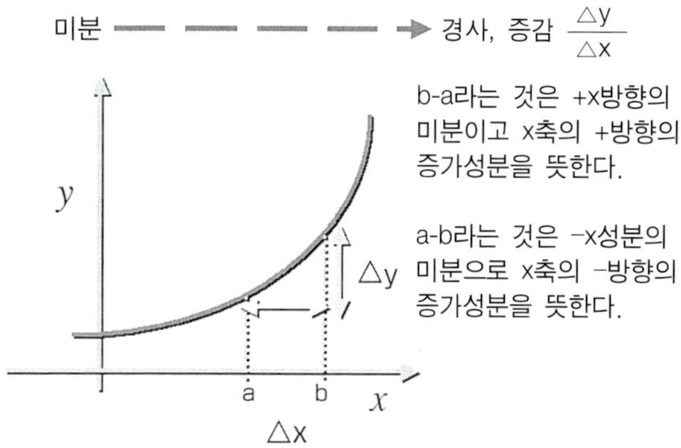


## 4f 1차 미분필터

X방향의 미분필터를 생각해 보면 데이터 B의 미분은 1개 앞의 데이터 A와의 차로 나타낼 수 있으나 여기서는 A와 B의 중간점의 미분이 되기 때문에 데이터 B를 끼워 넣은 데이터 C와 A의 차이를 데이터 B의 미분 값으로 한다. +방향의 미분에서는 C−A의 값이 되고, −X 방향에서는 A−C값이 된다. 커넬은 **그림 4−f−I**와 같이 된다. +X방향의 미분에서는 +X방향으로 증가하는 농담부분을 추출한다. −X방향에서는 −X 방향으로 2차원적인 커넬을 만드는데 **그림 4−f−Ⅰ**와 같다. 2차원적인 커넬을 만드는 법은 **그림 4−f−Ⅰ**와 같다. 이 단순한 1차 미분 필터를 「그레디언트 필터」라고 한다. 이것을 응용한 것으로 Roberts, Prewitt, Sobol 필터가 있다.

**1차 미분필터(Gradient Filter)** (그림 4−f−Ⅰ)

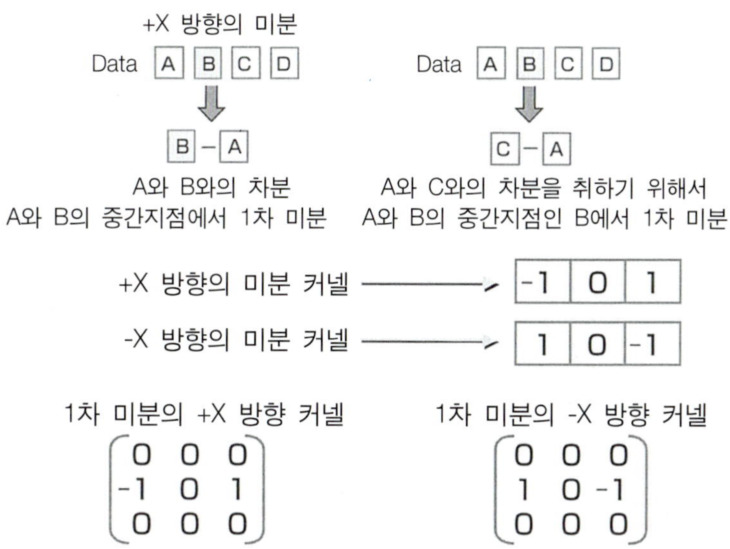

1차 미분 필터의 처리 예이다. **그림 4-f-Ⅱ**와 같이 화면중앙부에 검은 사각형의 화상이 있다고 하자. 검은 부분은 높은 값이 되고 프로파일 커브를 열(횡)로 나타내고 있다. 이 화상에 1차원의 +X방향(횡축방향)의 미분 필터와 -X방향의 미분 필터로 처리한 화상과 각각의 프로파일 커브를 나타내고 있다. +X방향의 미분은 +X방향으로 값이 증가하는 부분만을 추출하고 -X방향의 미분은 -X방향으로만 증가하는 부분을 추출하고 있다. 이 1차 미분필터를 "차분형 엣지 검출 오퍼레이터"라고 한다. 물론 커넬은 90° 회전시켜 Y방향의 엣지 검출이나 45° 회전시켜 경사방향의 검출도 가능하다. **그림 4-f-Ⅱ**의 오른쪽 위의 그림은 2차 미분필터로 처리한 결과이다.

### 1차 미분필터(Gradient Filter) (그림 4-f-Ⅱ)

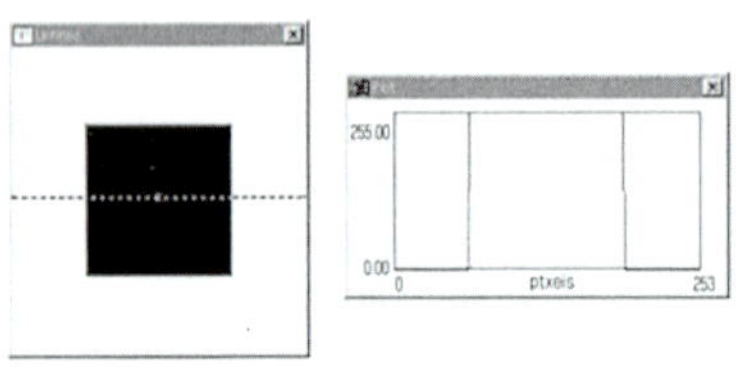


laplacian filter (2차 미분)

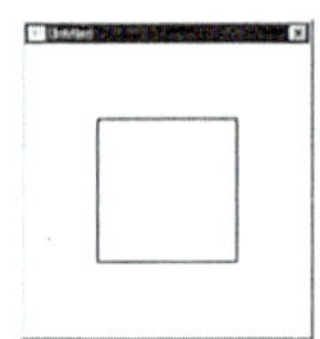

1차 미분의 +X방향 커넬

$$\begin{pmatrix} 0 & 0 & 0 \\ -1 & 0 & 1 \\ 0 & 0 & 0 \end{pmatrix}$$

1차 미분의 -X방향 커넬

$$\begin{pmatrix} 0 & 0 & 0 \\ 1 & 0 & -1 \\ 0 & 0 & 0 \end{pmatrix}$$

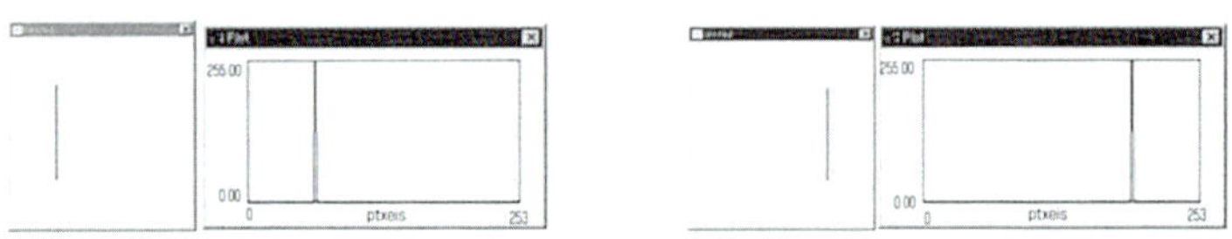


차분형 엣지검출 오퍼레이터

### 2차 미분필터(Laplacian Filter) (그림 4-g-Ⅰ)

2차 미분은 미분의 미분
디지털의 경우는 차분의 차분

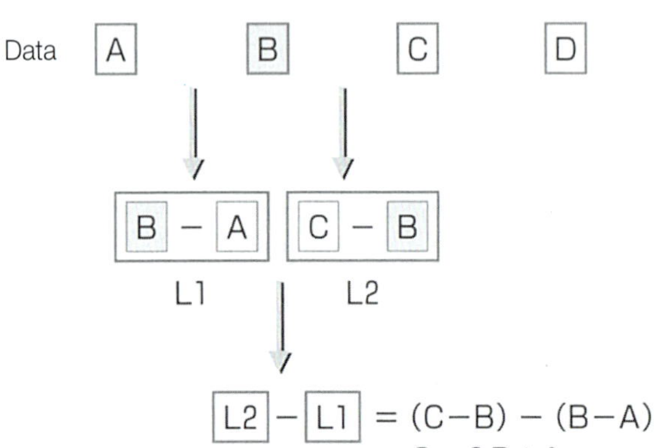


$$L2 - L1 = (C-B) - (B-A)$$
$$= C - 2B + A$$

2차 미분의 X방향 커넬 → | 1 | -2 | 1 |

## 4g 2차 미분필터

2차 미분이라는 것은 미분의 미분으로 차분의 차분이라고 할 수 있다. 데이터 B의 2차 미분은 데이터 B와 A의 차분과 C와 B의 차분의 차분이 된다. 이 경우는 X방향의 2차 미분이 되며 1차 미분과 같이 +나 -같은 방향성은 없어진다.

2차 미분 커넬은 선형결합 (덧셈)이 가능해서 상하좌우 방향의 2차 미분이나 경사방향의 2차 미분 커넬을 만들 수가 있다. 또한 2차 미분은 "라플라시안 필터"라고도 한다.

### 2차 미분필터(Laplacian Filter)

(그림 4-g-Ⅱ)

2차 미분의 X방향 커넬

$$\begin{pmatrix} 0 & 0 & 0 \\ 1 & -2 & 1 \\ 0 & 0 & 0 \end{pmatrix}$$

2차 미분의 Y방향 커넬

$$\begin{pmatrix} 0 & 1 & 0 \\ 0 & -2 & 0 \\ 0 & 1 & 0 \end{pmatrix}$$

4

상하좌우 방향에 대한 2차 미분 커넬(선형결합)

$$\begin{pmatrix} 0 & 0 & 0 \\ 1 & -2 & 1 \\ 0 & 0 & 0 \end{pmatrix} + \begin{pmatrix} 0 & 1 & 0 \\ 0 & -2 & 0 \\ 0 & 1 & 0 \end{pmatrix} = \begin{pmatrix} 0 & 1 & 0 \\ 1 & -4 & 1 \\ 0 & 1 & 0 \end{pmatrix}$$

경사방향에 관한 2차 미분 커넬

$$\begin{pmatrix} 1 & 0 & 0 \\ 0 & -2 & 0 \\ 0 & 0 & 1 \end{pmatrix} + \begin{pmatrix} 0 & 0 & 1 \\ 0 & -2 & 0 \\ 1 & 0 & 0 \end{pmatrix} = \begin{pmatrix} 1 & 0 & 1 \\ 0 & -4 & 0 \\ 1 & 0 & 1 \end{pmatrix}$$

## 4h 비선예 마스킹 필터

평활화 필터에 의한 비선예 화상을 이용하는 것으로 화상의 엣지를 강조하는 방법으로 비선예 마스킹 필터가 있다. 우선 원화상(오리지널 화상데이터)을 평활화 필터처리 한다. 이것은 비선예 화상이라고 한다.

비선예 마스크상은 원화상으로부터 비선예상을 감산한 것으로 이것을 식으로 정리하면 원 화상을 2배한 것으로부터 흐린(비선예)상을 뺀 것이다. 원화상의 커넬은 커넬중심이 1이 되고 나머지는 0가 된다. 평활화 필터의 1/9계수를 밖으로 빼내면 중심이 17이 되고 나머지는 −1의 커넬이 된다. 이것이 비선예 마스킹 필터의 커넬이 되는 것이다.

### 비선예 마스킹 필터(USM : Unsharp Masking Filter) (그림 4-h)

공간필터링 처리 : Unsharp Masking Filter

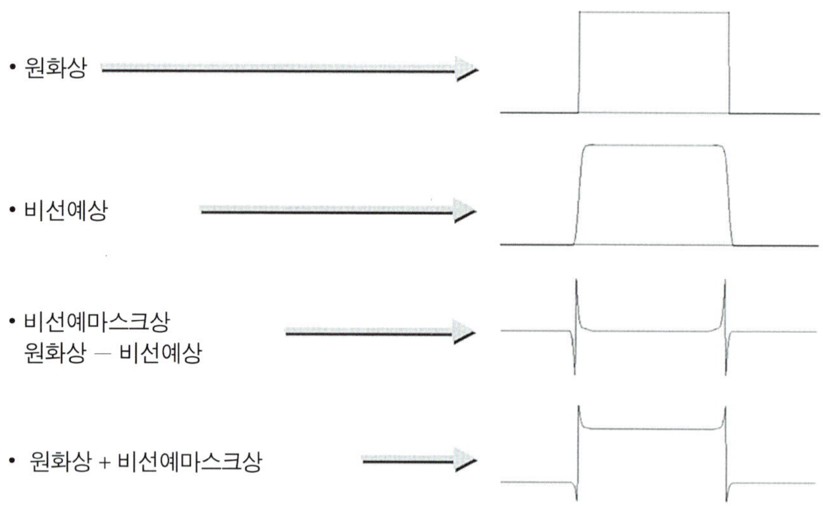


원화상 + 비선예 마스크상

= 원화상+(원화상 − 비선예상)
= (2×원화상) − 비선예상
= (2×원화상) − 흐림상(평활화상)

$$2 \times \begin{pmatrix} 0 & 0 & 0 \\ 0 & 1 & 0 \\ 0 & 0 & 0 \end{pmatrix} - \begin{pmatrix} 1 & 1 & 1 \\ 1 & 1 & 1 \\ 1 & 1 & 1 \end{pmatrix} \times \frac{1}{9}$$

$$= \frac{1}{9} \times \left\{ \begin{pmatrix} 0 & 0 & 0 \\ 0 & 18 & 0 \\ 0 & 0 & 0 \end{pmatrix} - \begin{pmatrix} 1 & 1 & 1 \\ 1 & 1 & 1 \\ 1 & 1 & 1 \end{pmatrix} \right\} = \begin{pmatrix} -1 & -1 & -1 \\ -1 & 17 & -1 \\ -1 & -1 & -1 \end{pmatrix} \times \frac{1}{9}$$

## 4-i 비선형 필터

선형 필터 외에 비선형 필터라는 것이 있다. 그 중 하나로 랭크필터가 있다. 이름 그대로 커널 내의 순서대로 바꾸어 넣도록 하는 필터이다. 순서대로이기 때문에 큰 것, 중간 것, 작은 것 이라는 뜻으로 맥시멈 필터, 메디언 필터, 미니멈필터가 있다. 대상이 되는 데이터를 커널 내에서 순서에 맞게 바꾸어 넣는다.

(그림 4-i)

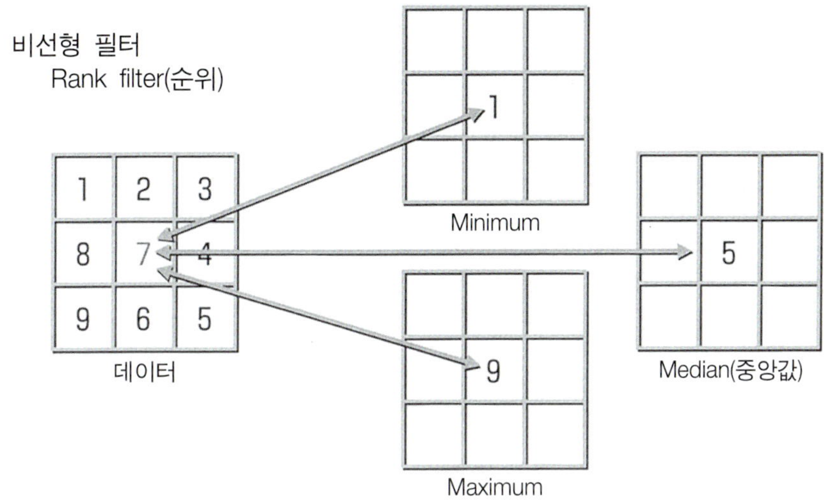




## 4-j 중앙값(Median)필터

메디언 필터는 중앙값이므로 커널 내에 중앙값으로 치환한다. 이 처리를 커널을 이동하면서 계산하게 된다.

### 중앙값(Median)필터

(그림 4-j-Ⅰ)

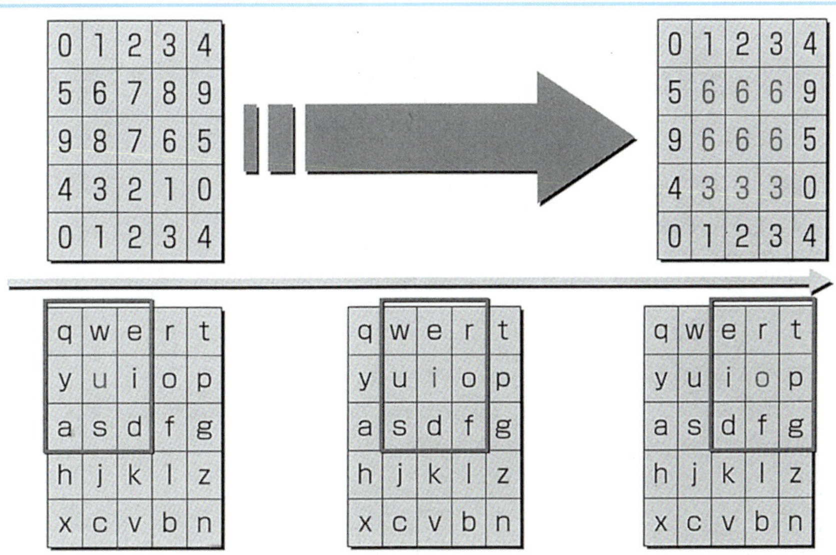

**그림 4-j-Ⅱ**와 같이 대상 데이터가 7이고 커넬 내에 데이터가 0~8인 경우 작은 순서대로 늘어놓을 경우 중앙값이 4가 된다. 또한 그 아래 그림에서는 커넬 내의 데이터 U가 4개로 1,5,6,7,8과 함께 순서대로 늘어놓으면 중앙값이 1이 되므로 7이 1로 치환된다.

**(그림 4-j-Ⅱ)**

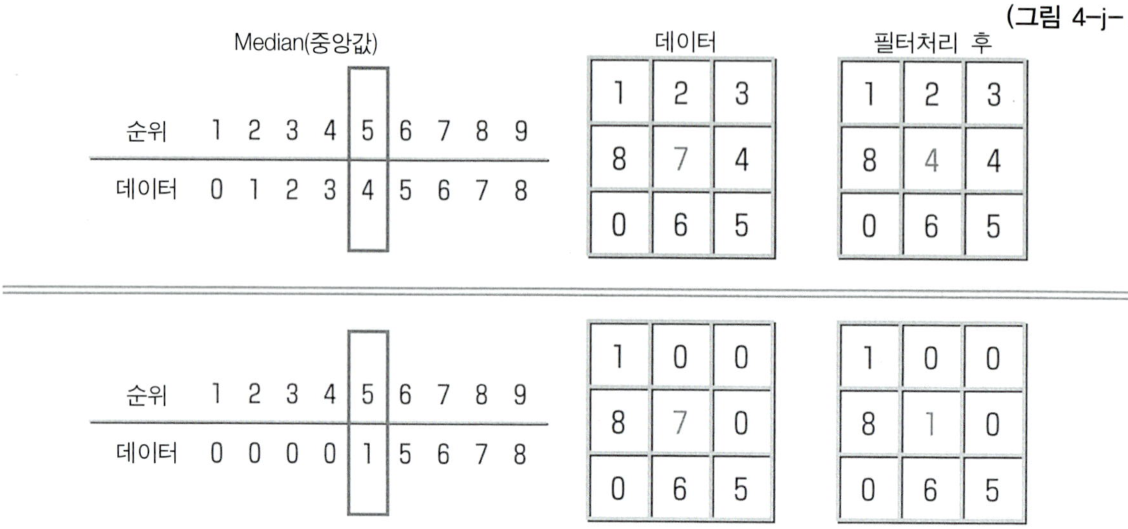


## 4k 평활화 필터와 중앙값 필터

평활화 필터나 메디언 필터는 모두 잡음을 제거하는 효과가 있으나 평활화 필터는 노이즈 성분도 평균 계산할 때 들어가기 때문에 잡음이 제거되어도 목적 화상이 다소 흐려지는 결점이 있다. 한편 메디언 필터는 중앙값을 쓰기 때문에 목적 화상이 흐려지지 않는 성질이 있다. 노이즈는 주위와 비교해서 극단적으로 신호가 다르기 때문에 크기순으로 나열한 경우 중앙값으로 선택되지 않기 때문이다.

### 평활화 필터와 중앙값 필터

(그림 4-k)

- 평활화 필터

노이즈 성분도 평균을 구할 때 들어감으로 출력은 잡음의 영향을 받는다. 따라서 잡음을 제거해도 목적화상은 흐려진다.

- 메디언 필터

목적화상의 엣지를 흐리게하지 않고 노이즈를 제거한다. 중앙값을 구하는 것은 주위와 비교하여 극단적으로 신호가 다른 데이터는 크기순으로 배열했을 때 높거나 낮게 나타나지 중앙값으로 선택되기 어렵기 때문이다.

## 4. 공간 주파수 필터처리

공간 주파수 필터는 공간주파수영역에서 처리하는 것을 말한다. 공간주파수영역이라는 것은 화상데이터를 정현파로 분해해서 주파수들의 결합으로 표시하는 수학적 기법이다. 이 공간영역으로부터 공간주파수영역으로 변환은 2차원 퓨리어 변환에 의해 이루어진다. 퓨리어 변환을 간단히 설명하면 어떤 파형도 단순한 정현파의 합으로 표현 할 수 있다는 것으로 정현파로 분해해서 주파수 영역에서 특정량의 묘출이 가능하고 화상처리도 가능하다. 다시 퓨리어 역변환에 의해 공간영역을 표현할 수도 있다. 퓨리어 변환은 일반적으로 복소수 데이터이다. 실수부와 허수부의 계수를 사용해서 진폭이나 위상의 계산이 가능하다. 복소수는 실부수와 허수부를 각 각 cos과 sin으로 분해할 수 있기 때문에 프로그램 상에서 취급을 각삭의 같은 매트릭스를 이용해서 cos과 sin 데이터를 계산한다. 공간 영역으로 변환은 역 2차 퓨리어 변환을 해야 한다. 어째든 많은 계산량이 필요하기 때문에 FFT(고속퓨리어 변환)라고 하는 방법을 사용한다.

### 주파수 필터 처리란 (그림 4-I-I)

주파수 필터링(frequency filtering)
공간주파수영역에서의 처리

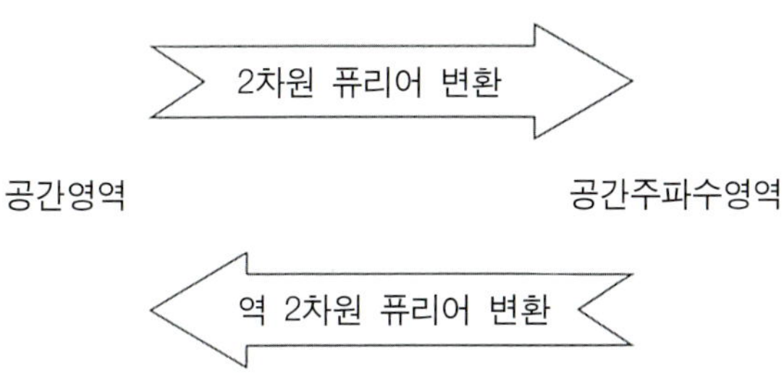


### 퓨리어 변환이란 (그림 4-I-II)

어떠한 파형도 단순한 정현파의 합으로 표현할 수 있다.

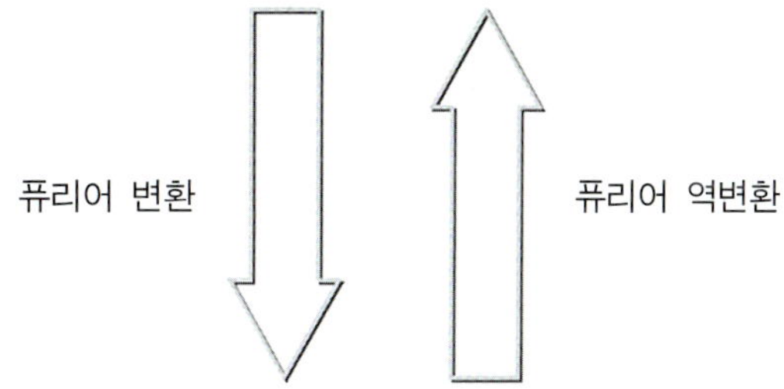


정현파의 성분을 알면 원래 파형을 표현할 수 있다.
주파수 영역
FFT : 고속 퓨리어 변환

퓨리어 변환은 보통 복소수 표시한다.

a+ib 실수부와 허수부

진 폭 : $A = \sqrt{a^2+b^2}$

위 산 : $\phi = \tan^{-1}\left(\frac{b}{a}\right)$

퓨리어 변환의 예이다. **그림 4-I-Ⅲ**의 상단이 오리지널 파형이고 중간이 퓨리어 변환후의 파형을 성분마다 모아 놓은 것이다. 하단이 그 성분마다 역 퓨리어 변환한 것이다. 역 퓨리어 변환은 어떤 특정의 파형만을 수집할 수도 있다. 오리지널 파형이 고주파 성의 잡음을 포함하고 있는 경우 퓨리어 변환해서 고주파 성분을 제거한 후에 역 퓨리어 변환하므로서 잡음을 제거한 파형을 얻을 수도 있다.

## 퓨리어 변환이란?

(그림 4-I-Ⅲ)

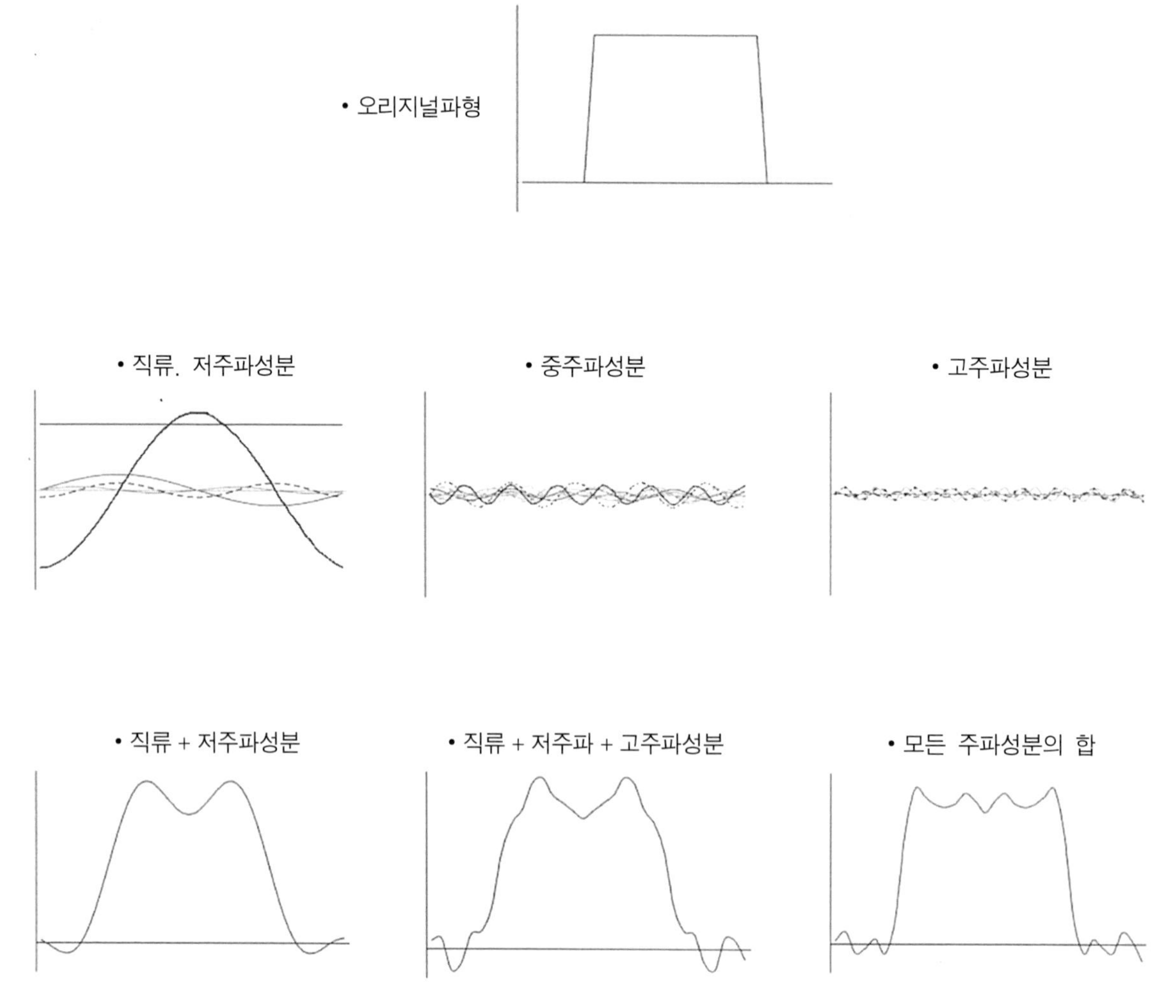

## 4m 2차원 퓨리어 변환

화상데이터도 1줄씩 보면 파형으로 간주할 수 있다. 이 경우 1줄씩 계산해서 2차원 퓨리어 변환을 한다.

### 2차원 퓨리어 변환이란

(그림 4-m-Ⅰ)

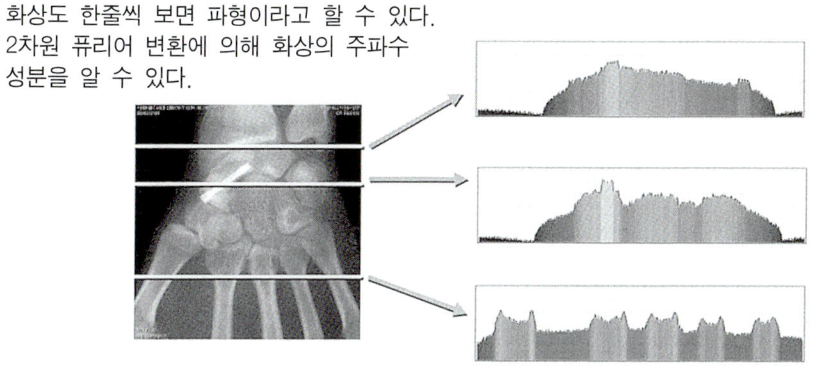


**그림 4-m-Ⅱ**는 희석한 Gd조영제를 넣은 비닐칩의 MRI Axial상을 퓨리어 변환한 파워스펙트럼이다. 이 경우 2차원 퓨리어 변환은 화상중앙부의 32 × 32 매트릭스 부분을 취해서 횡방향으로 한줄씩 퓨리어 변환한다. 이러한 퓨리어 변환 후의 데이터에 대하여 다음번에는 종방향으로 퓨리어 변환한다.

(그림 4-m-Ⅱ)

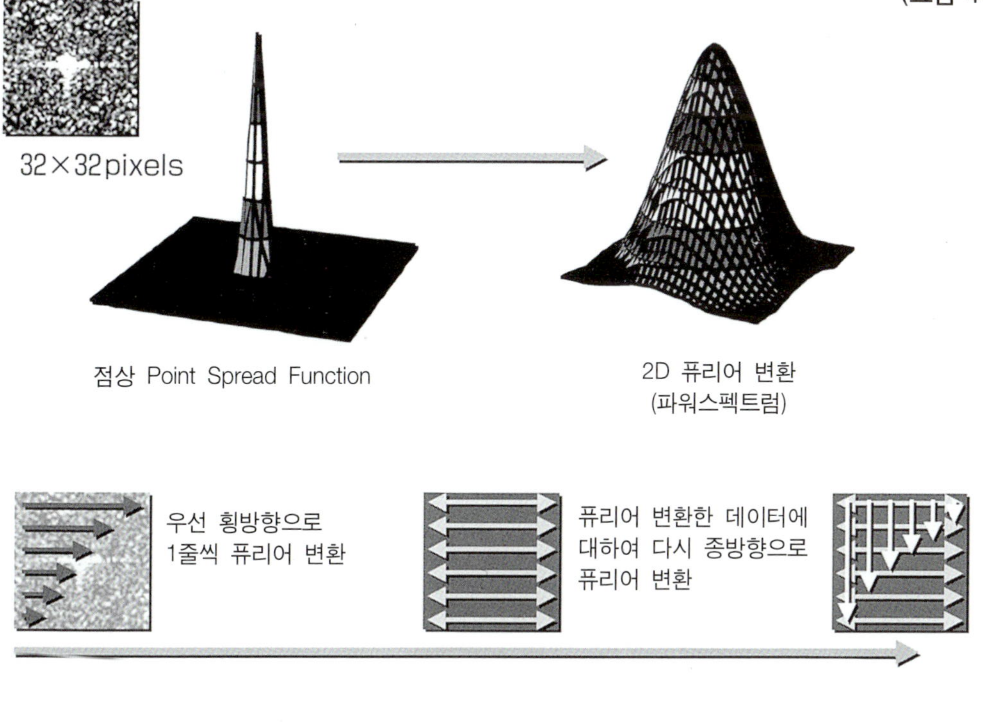

이렇게 얻어진 데이터는 **그림 4-m-Ⅲ**과 같이 원점의 부분이 바깥쪽을 향해있는 상태가 되기 때문에 4분할해서 상하 좌우를 바꿔 놓으면(상한교환) 화상의 중앙에 원점을 표시할 수가 있다. 이 데이터의 절대치를 제곱하여 파워스펙트럼을 얻을 수 있다. 단지 필터처리를 할 경우 처리 대상으로 하는 데이터는 복소수 데이터이지 파워스펙트럼의 데이터는 아니다.

## 2차원 퓨리어 변환의 계산

(그림 4-m-Ⅲ)

$$F(u,v)=\int_{-\infty}^{\infty}\int_{-\infty}^{\infty}f(x,y)\exp\{-i2\pi(ux+vy)\}\,dxdy$$

- 2차원 공간주파수 데이터의 좌표중의 상한교환

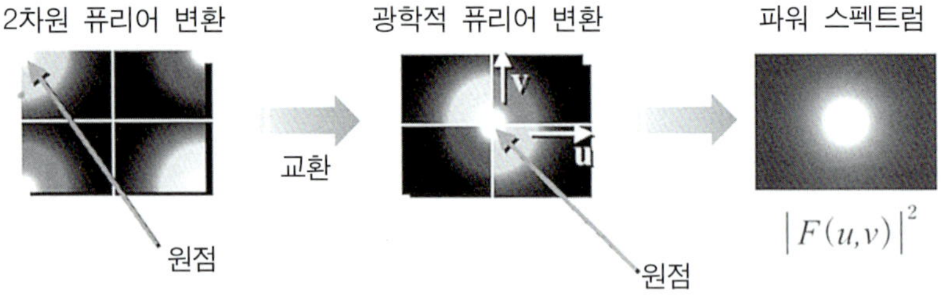


## 화상의 주파수 성분을 알게 되면

(그림 4-m-Ⅳ)

- 화상의 특징을 잡아낼 수가 있다
- 주파수 필터를 이용하여 화상처리가 가능하다
- 주파수 성분을 선택해서 역 퓨리어 변환하므로서 성분 · 추출된 화상을 얻을 수 있다.

## 4-n 주요 공간주파수 필터

공간주파수 영역에서 사용하는 주요한 필터를 소개한다. **그림 4-n**의 그래프는 원점으로부터 X축으로 고주파수 영역을 나타내고 있다. 저역통과 필터는 낮은 주파수 성분을 통과시키고 높은 주파수를 잘라낸다. 노이즈성분은 대부분 고주파수이기 때문에 저역통과필터는 노이즈제거 등에 쓰인다. 다만 고주파수 영역은 화상의 선예한 부분에 기여하기 때문에 고주파수를 너무 많이 제거하면 화상이 흐려지게 된다. 또한 상대적으로 낮은 주파수영역을 강조한 경우를 저역강조 필터라고 부른다. 반대로 높은 주파수를 통과시켜 강조할 경우를 고역 통과(강조)필터라고 한다. 이경우 화상의 엣지를 강조하여 화상을 선예화 할 수 있다. 그 외에 특정의 주파수영역만을 통과시키는 대역통과 필터가 있다.

### 주파수 필터란 (그림 4-n)

- 저역통과필터 (Low Pass Filter)
- 저역강조필터 (Low Boost Filter)
- 고역통과필터 (High Pass Filter)
- 고역강조필터 (High Boost Filter)
- 대역통과필터 (Band Pass Filter)

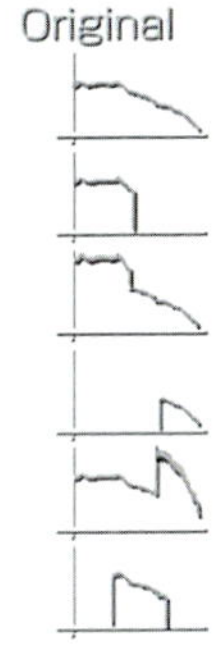


## 4-o 공간 주파수영역에서의 비선예 마스킹(USM)처리

비선예 마스킹처리를 공간주파수적으로 처리하는 경우에는 원 화상을 퓨리어 변환하고 저역통과필터를 사용하여 비선예 화상을 얻는다. 그 화상을 공간영역으로 변환하여 원 화상에서 빼면 비선예 마스크상이 얻어진다. 그 비선예 마스크상을 원 화상에 더하면 비선예 마스킹처리가 되는 것이다.

### 비선예 마스킹 처리(공간주파수영역)(USM : Unsharp Masking Filter) (그림 4-o)

- 원화상
- 비선예상(흐림상)
- 비선예 마스크상
  원화상 - 비선예상
- 원화상 + 비선예 마스크상

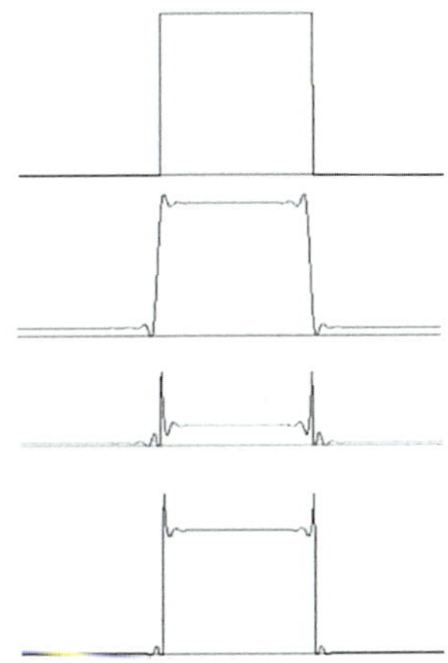

## 4p 공간주파수영역에서 노이즈성분의 제거

공간주파수영역에 있어서 노이즈성분을 제거하는 예를 들어본다. MRI의 노이즈화상 ①을 퓨리어 변환하여 파워스펙트럼으로 표시한 것이 ②이다. 중앙의 두꺼운 스펙트럼이 주대역이라고 하는 화상의 주된 주파수 성분이다. 그 옆에 가늘게 있는 스펙트럼이 노이즈 스펙트럼 성분이다. 이와 같이 주기적 노이즈는 주파수 성분으로는 피크를 갖는다. 그 방향도 노이즈의 방향과 같게 나타난다. 그림에서는 왼쪽 윗부분으로부터 오른쪽 아래에 노이즈가 발견된다. 이 퓨리어 변환한 데이터에 저역통과 필터로서 노이즈성분을 가진 고주파영역을 제거한 것이 ③이다. 그것을 역 퓨리어 변환한 것이 그림 ④이다.

(그림 4-p)

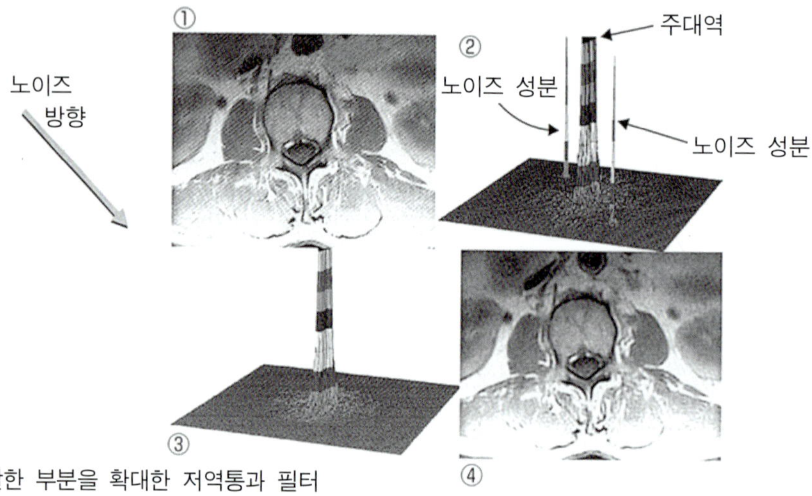


앞에서 말한 부분을 확대한 저역통과 필터
로우패스 필터이다

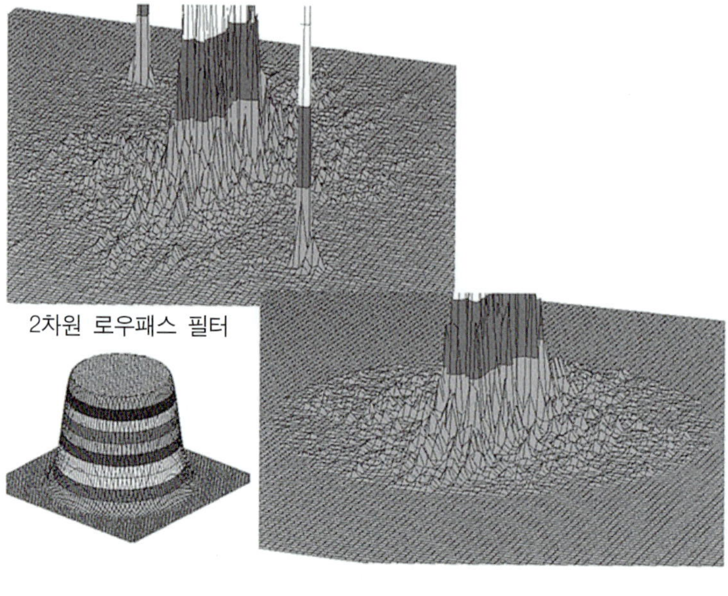

# 5 화상데이터의 활용

## 5a MRI 코일의 감도

**그림 5-a-Ⅰ**은 MRI · 코일의 감도상태를 나타내고 있다. 코일은 복부, 골반용의 서페이스 코일로서 시상면(sagittal)상의 데이터를 2차원과 3차원의 그래프로 나타낸 것이다. 화상에서도 체표면 전방이 높은 신호를 보이고 있으나 윈도잉 처리에 의한 시각평가에서는 신호 값의 크기가 어느 정도일까는 알 수가 없다.

### MRI 코일의 감도분포

(그림 5-a-Ⅰ)

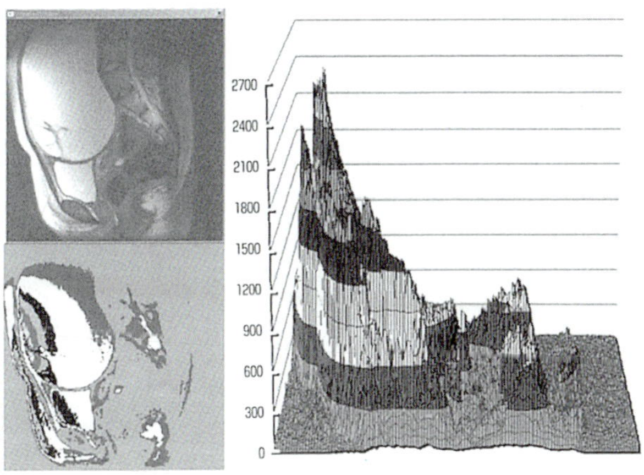


**그림 5-a-Ⅱ**는 척추용 QD 코일에 PHANTOM을 시상면으로 찍은 3차원 그래프이다. 화상이상으로 코일의 감도분포를 파악할 수가 있다.

### MRI 코일의 감도분포

(그림 5-a-Ⅱ)

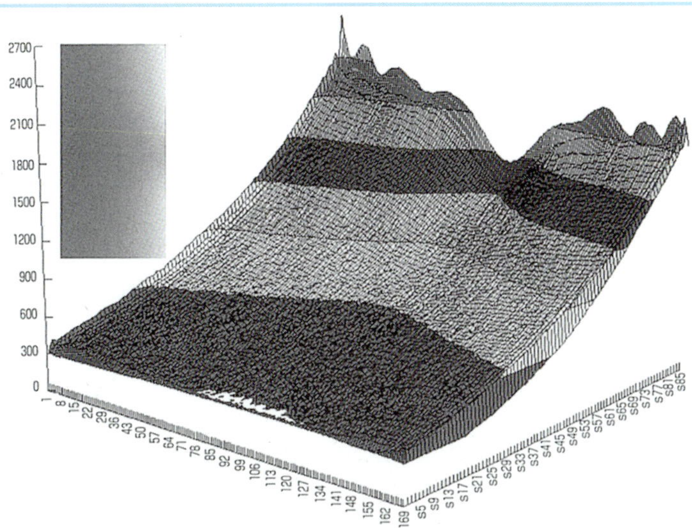

## 5b CT의 재구성 함수의 차이

CT의 재구성 함수의 차이에 의한 MTF의 비교이다. STND는 표준용, EDGE는 엣지 강조용, SOFT는 스무징용이다. ENHANCE 4는 처리화상에 대한 엣지처리로서 이 경우에는 STND로서 재구성한 후의 화상에 대하여 처리한 것이다. EDGE와 ENHANCE 4는 모두 엣지를 강조하는 것이지만 화상에서의 효과의 차이가 어느 정도 다른가 또한 어느 정도 차이가 나는가를 파악하기 위하여 MTF로서 비교하는 것이 효과적이다.

### MTF로 비교한 CT필터 함수의 차이

(그림 5-b-I)

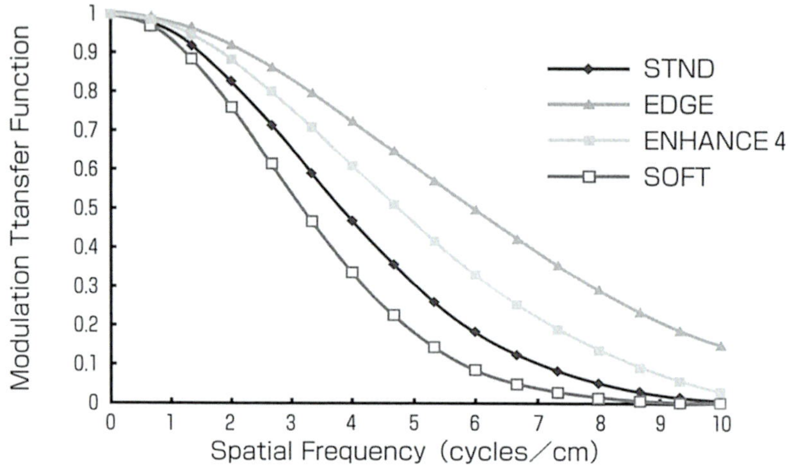


### 위너스펙트럼으로 비교한 CT의 필터함수의 차이

(그림 5-b-Ⅱ)

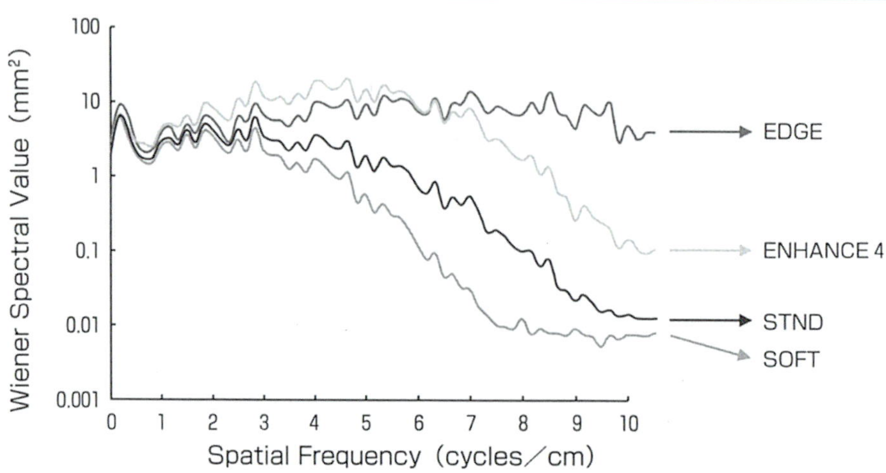

## 5c CT의 촬영조건에 의한 차이

촬영조건의 차이로 입상성이 어느 정도 달라지는가를 비교해보면, 슬라이스 두께가 10 mm로서 250 mA와 60 mA의 비교에서는 250 mA 쪽이 좋고, 슬라이스 두께 10 mm-60 mA와 3 mm-250 mA의 비교에서는 거의 같다고 할 수 있다.

### 위너스펙트럼으로 비교한 CT 촬영조건의 차이 (그림 5-c)

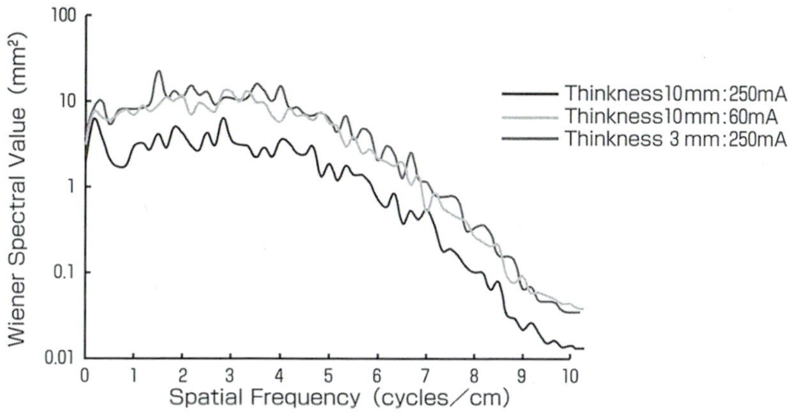


## 5d MRI 화상처리 필터에 의한 차이

MRI에 이용하는 화상처리 필터(S/N 개선필터) 즉 필터 A와 B의 비교이다. 위너스펙트럼으로 비교하면 필터 A는 중간대역 주파수 성분에, 필터 B는 전 주파수영역에 효과가 있는 것을 알 수 있다.

### 위너스펙트럼으로 비교한 MRI 화상처리 필터 (그림 5-d)

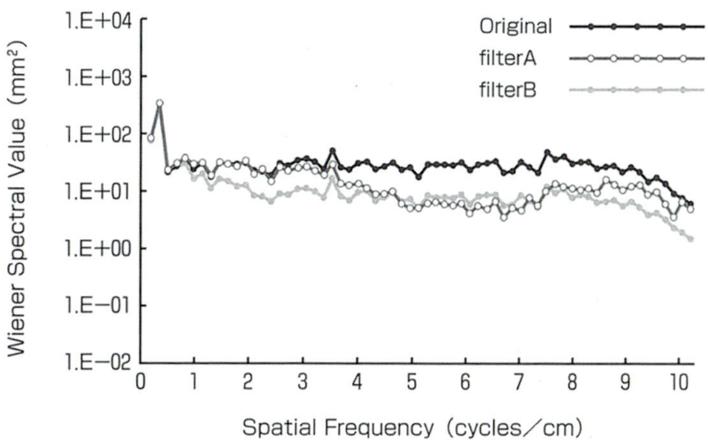

## 5e 조영 MRI의 시퀀스에 의한 차이

조영 MRI (간 특이성 조영제)의 시퀀스의 차이에 의한 비교이다. 아래 그림 ①은 프로톤 밀도 강조 화상, 그림 ②는 T2 강조영상이다 그림 ③은 화상데이터의 프로타일 곡선으로 그림 ④는 256계조의 비트맵 화상의 프로파일 곡선이다. 비트맵은 화상데이터를 하드카피에 적당한 상태로 윈도우잉처리 한 화상이기 때문에 농담(grayscale)은 어느 정도 반영하여도 화상데이터 그대로를 반영하고 있는 것은 아니다. 따라서 시퀀스 차이에 의한 간 실질과 병소부위와의 신호 비교가 불가능하다.

MRI 조영효과의 비교(Feridex) (그림 5-e-Ⅰ)

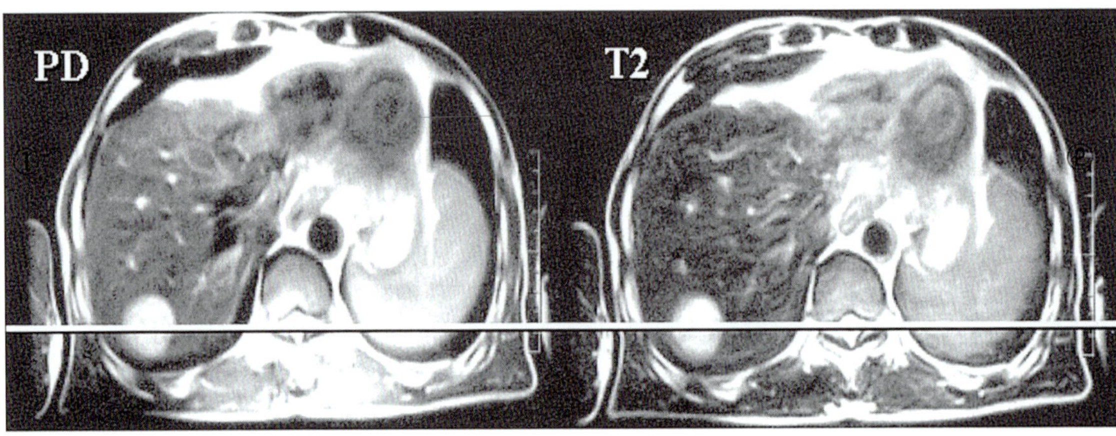


① ②

MRI 조영 효과의 비교 (그림 5-e-Ⅱ)

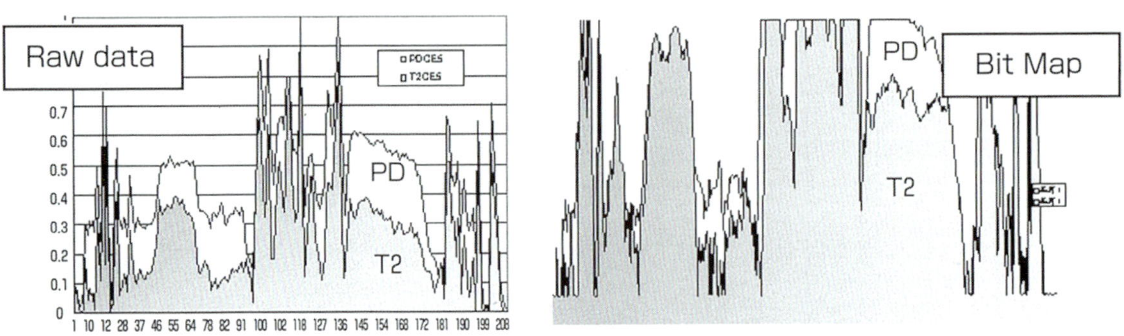


③ ④

## 5f CR의 계조 특성의 비교

CR의 계조특성을 알기 위하여 스텝 모양의 신호를 가진 화상데이터를 만들어 CR 본체에 입력하고 출력된 데이터를 수집하여 그래프를 그렸다. 필름 -스크린의 특성과 같이 계조특성의 차이를 이해할 수가 있다.

**CR의 LUT의 비교** (그림 5-f)

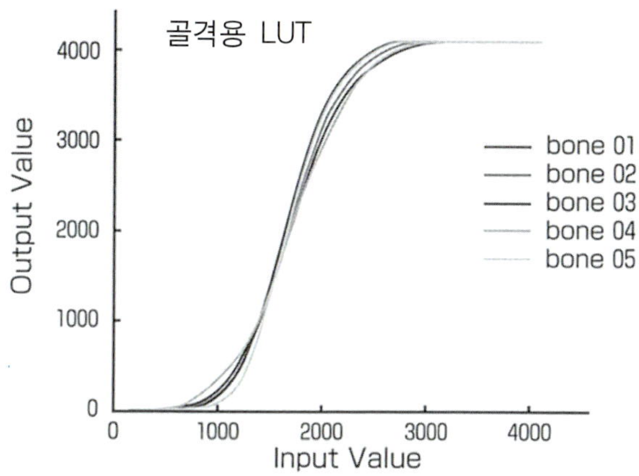


## 5g 메이커에 따른 계조(특성)곡선의 비교

메이커 차이에 의한 계조곡선의 비교이다. 같은 흉부용 계조곡선(LUT)이지만 계조곡선의 구성이 다르다.

**메이커 차이에 의한 계조 곡선의 비교** (그림 5-g)

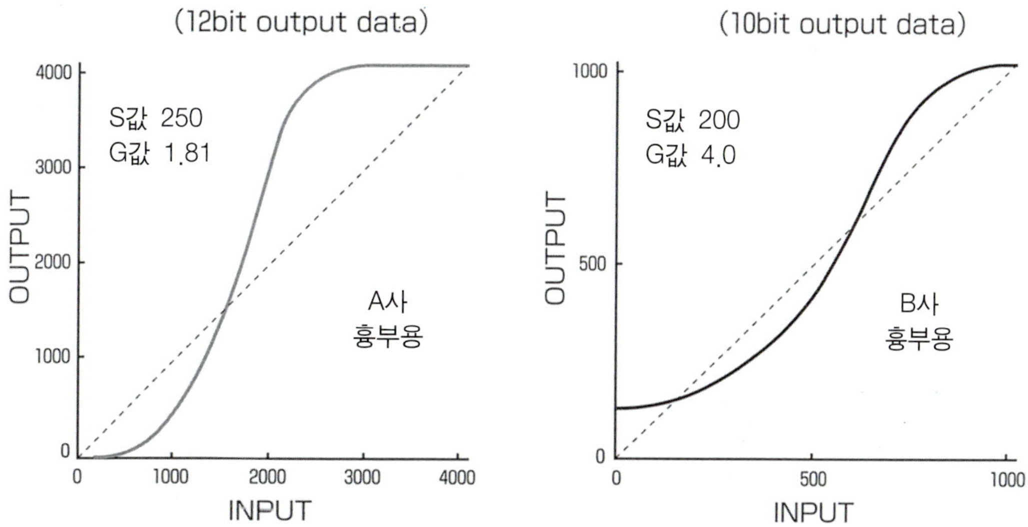

## 5h CR 화상의 처리

**그림 5-h**는 폐병변의 경시적 변화에 대한 CR 화상처리에 따른 차이를 보여준다. 6일 후에 촬영한 화상과의 비교로서 촬영조건은 동일하다. 그림 ①은 화상의 오리지널(미처리)데이터의 히스토그램이고 그림 ②는 흉부용 메뉴로 자동계조처리(EDR)한 히스토그램이다. 그림 ③은 감도(S치), 계조도(G치)를 고정하고 처리한 히스토그램(Fix모드) 이다. RAW DATA 히스토그램은 병의 진행 상황에 대한 변화의 차이를 알 수 있다. 6일후에 촬영한 것이 고신호 쪽으로 쉬프트 되어 있다. 히스토그램의 폭도 좁아져 있다. 이것이 자동계조처리(EDR)하게 되면 히스토그램의 폭과 위치가 거의 같게 된다. (그림 ②) 감도, 계조도를 고정한 경우, RAW DATA의 히스토그램의 폭이나 위치관계가 그대로 유지되고 있다. 자동계조처리는 화상마다 적절하게 처리를 하기위하여 알고리즘을 적용하지만 그것이 경시적 변화를 알기 어렵게 만들고 있다. 촬영조건이 같을 경우에는 처리 파라메터도 같게 해서 비교해야만 정확한 변화를 묘출할 수 있다.

**(그림 5-h)**

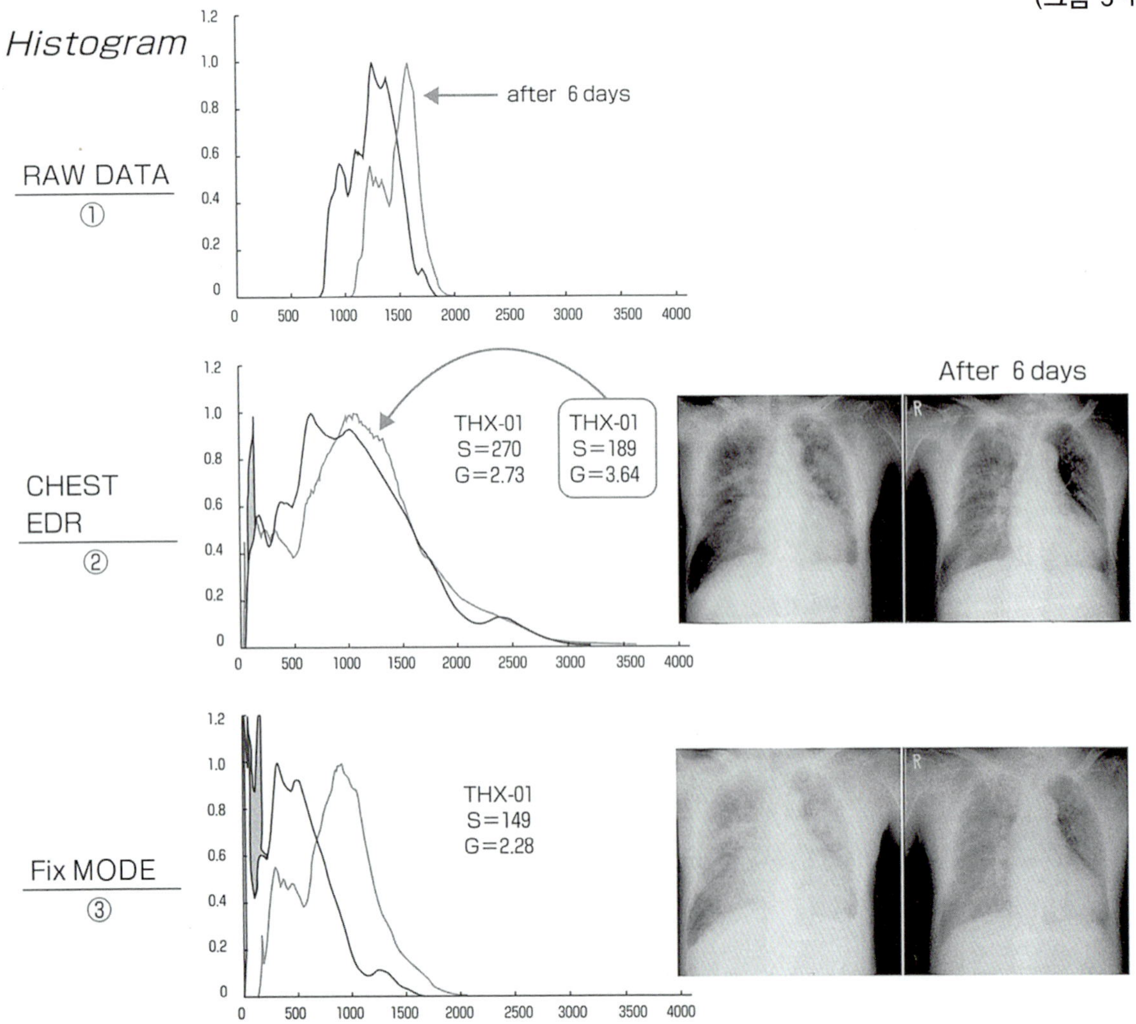

## 5-i 다이나믹 레인지 압축

**그림 5-i**는 족부의 CR화상이다. 발은 두께차이가 크기 때문에 보는 바와 같이 발가락 쪽이 잘 보이도록 촬영하면 발등 부분이 잘 보이지 않고 반대로 발등에 조건을 맞추면 발끝이 잘 보이지 않게 된다. 콘트라스트를 억제하여 전체상을 관찰할 수도 있으나 세밀한 부분의 콘트라스트도 역시 저하되어버려 볼 수 없게 된다. 다이나믹레인지 압축이라는 것은 농담 변화를 대담하게 보정하여 세밀한 농담 변화를 그대로 유지하도록 하는 방법이다. 보고 싶은 부분이 전부 보이고 국소적인 코트라스트의 저하가 일어나지 않는다고 하는 특징이 있다. 다이나믹레인지 압축을 간단히 설명하면, 우선 원화상에 평활화 필터처리를 한다. 이때 화상의 흐림 정도가 보정하는 농담의 크기의 정도를 결정한다. 흐림의 정도가 클수록 농담을 많이 보정시킨다. (저주파수 성분에 대하여 유효하다. 마스크 사이즈의 결정) 다음에 이 흐림 화상의 농담을 어느 레벨로부터 보정하는가를 결정한다.(다이나믹 레인지 압축 개시점을 결정한다) 더욱이 어느 정도의 처리효과를 줄 수 있는가를 결정한다.(강조계수) 이러한 처리를 끝낸 화상을 원 화상으로부터 차감(저 농도부를 압축한 경우는 실질적으로 가산이 된다) 처리를 완성한다. 아래의 그래프는 각각의 프로파일 커브이다. 그래프 ①이 원 화상, 그래프 ②가 평활화처리 한 화상, 그래프 ③이 압축 개시 점을 결정하고 강조계수를 합산한 화상, 그래프 ④가 ①의 원 화상으로부터 ③화상을 차감한 (마이너스 상을 차감하기 위하여 실질 가산한다) 완성화상이다. 전반적으로 콘트라스트는 저하되지만 섬세한 부분의 콘트라스트는 그대로 보존되고 있다.

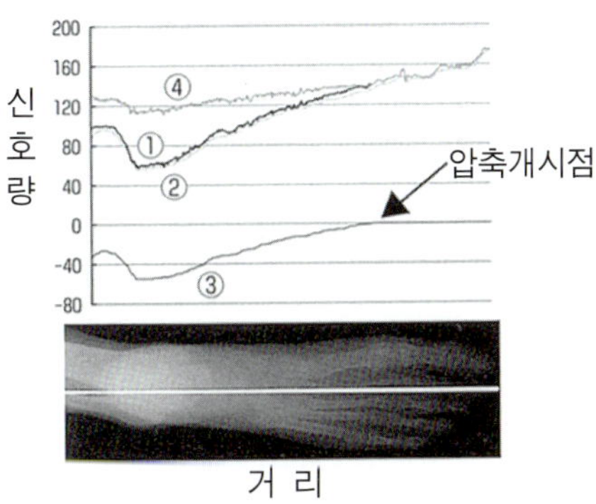


(그림 5-i)

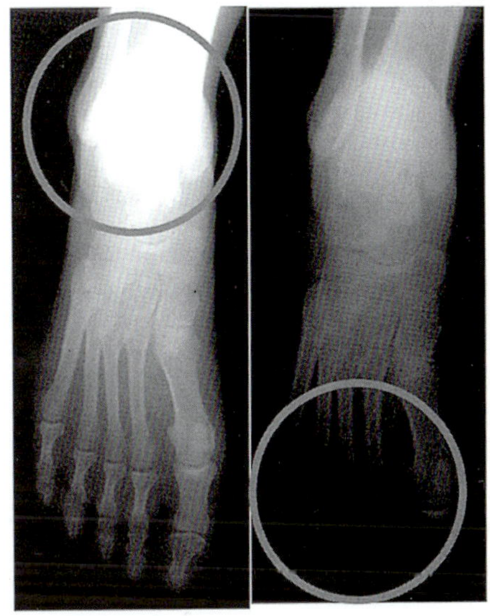

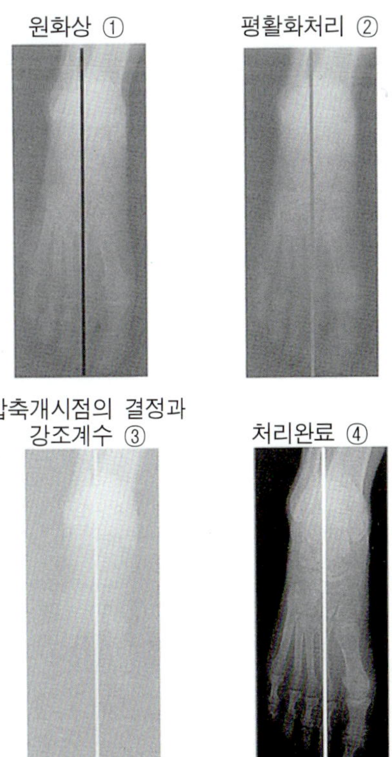


5

## 5-j CR의 전신화상의 연결

CR의 전신촬영용 화상접속 소프트웨어이다. 직접 제작한 소프트웨어로 Delphi라고 한다. 접속한 데이터는 반절(14"×17")사이즈로 축소한 CR의 뷰어로서 관찰과 하드카피가 가능하다.

### CR Long Size 카세트 촬영 접속용 소프트웨어

(그림 5-j-Ⅰ)

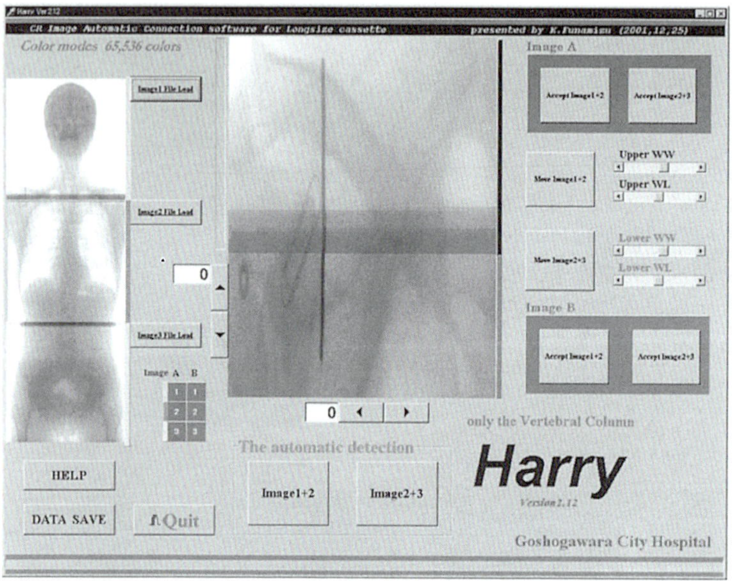


반절사이즈로 출력한 예
(14″×17″)

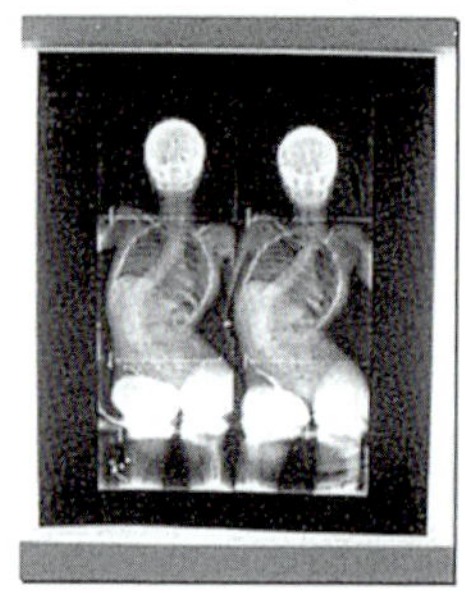

### 접속용 포인터와 마크

(그림 5-j-Ⅱ)

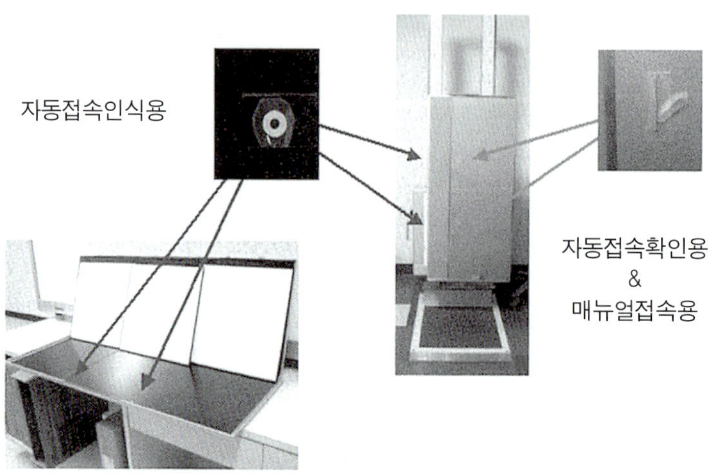

## 5-k 화상접속의 알고리즘

화상접속의 알고리즘에는 템프렛트매칭을 사용하고 있다. 우선 금속 마크를 촬영해서 얻은 화상데이터를 템프렛트로 탐색한다. 템프렛트와 화상중의 마크와의 합치 판단은 정규화된 상호상관을 구하는 것으로 결정하였다. 이것은 템프렛트와 비교된 화상데이터를 벡터로 간주하고 그 양 벡터의 각도를 지표로 한다. 이 각도가 작으면 같은 화상데이터로 간주된다. 물론 벡터의 크기로 비교하는 방법도 있으나 X선 촬영에서는 피사체에 의해서 촬영조건이 다르고 마크의 신호량도 그때마다 변화하기 때문에 벡터의 크기로 비교하는 것 보다는 그 각도로 비교하는 것이 변동이 적게 된다.

### 화상접속 알고리즘

(그림 5-k)

*Template matching*

화상중에 대상물과 같은 농도 패턴을 검색하는 경우 대상물과 같은 크기의 매트릭스 윈도우를 설정해서 대상물의 농도패턴과 그 매트릭스 윈도우 내의 농도패턴과의 어떤 거리를 측정한다. 그것이 아주 가까우면 탐색하고자 하는 패턴이라고 판단한다. 그것을 매트릭스 윈도우의 위치를 차례로 변화시키면서 시행한다.

- 대상물과의 농도패턴간의 거리를 계측 -

• Template
15×15 매트릭스

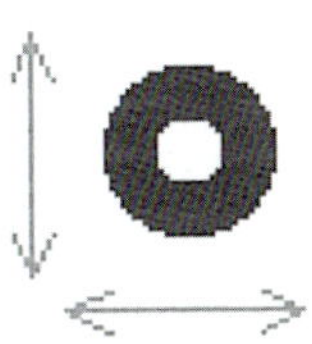

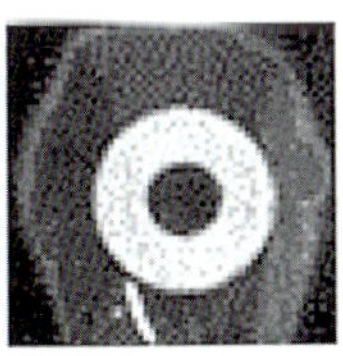

• 정규화된 상호상관
(normalized cross-correlation)

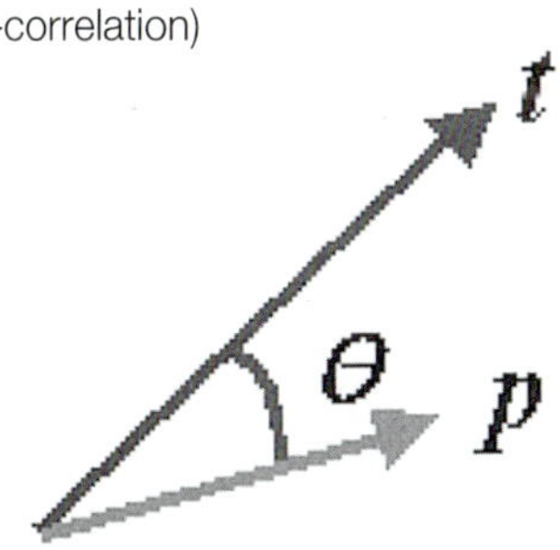


• 225 차원의 벡터

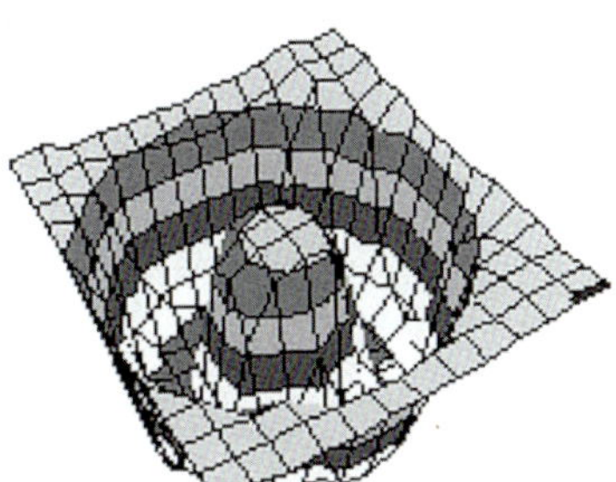

$$C_n = \cos\theta = \frac{t \cdot p}{|t||p|} = \frac{\sum_{i=1}^{n} t_i p_i}{\sqrt{\sum_{i=1}^{n} t_i^2}\sqrt{\sum_{i=1}^{n} p_i^2}}$$

2개의 패턴 t, p간의 상호관계는 2개의 n차원의 내적으로 계산되지만 입력화상의 밝기가 변화하는 경우에는 양벡터가 만드는 각도를 지표로 하는 정규화된 상호상관을 구하는 것으로 벡터의 길이의 변동에 영향을 받지 않게 할 수가 있다.

## 5-l 신호량의 비교

화상의 접속 알고리즘에 대하여 좀더 생각해본다. 1과 0의 숫자밖에 없으므로 **그림 5-l**에서 1 이라고 쓰여진 부분의 매트릭스 신호를 1로 하고, 여백부분의 신호를 0으로 한다. 오른쪽 그림에서 큰 글씨 0 로 써진 부분도 마찬가지로 1로하고 여백을 0으로 표시하여 그림의 신호량을 비교해 볼 때, 데이터 값의 합계는 양쪽 모두 8이 된다. 결국 신호 값의 합에서 0과 1은 구별해서 볼 수는 없는 것이다.

**화상접속 알고리즘** (그림 5-l)

1

| | | | | |
|---|---|---|---|---|
| 0 | 0 | 1 | 0 | 0 |
| 0 | 1 | 1 | 0 | 0 |
| 0 | 0 | 1 | 0 | 0 |
| 0 | 0 | 1 | 0 | 0 |
| 0 | 1 | 1 | 1 | 0 |

0

| | | | | |
|---|---|---|---|---|
| 0 | 0 | 1 | 0 | 0 |
| 0 | 1 | 0 | 1 | 0 |
| 0 | 1 | 0 | 1 | 0 |
| 0 | 1 | 0 | 1 | 0 |
| 0 | 0 | 1 | 0 | 0 |

데이터 값의 합계 = 8

## 5-m 패턴간의 거리

1 과 0 의 화상을 비교할 때 "패턴의 비교"라고 하며 실제로는 패턴간의 거리의 비교이다. 이 방법에는 **그림 5-m-Ⅰ**와 같은 방법이 있다. "유크리트 거리"라는 것은 패턴 간 화상데이터의 동일 부위 요소의 차이를 2승한 총합의 평방근을 구하는 것이다. 이 값이 작을수록 패턴이 비슷하게 되는 것이라 할 수 있다.

"구획거리"라는 것은 유크리트 거리와 비슷하지만 2승과 평방근이 없는 식으로 고속처리가 가능하다. "상호상관"은 패턴간의 내적으로서 여기서는 그 값이 클수록 유사성이 커지는 것이다. "정규화 상호상관"은 내적을 벡터크기로 나눗셈하는 것으로 두 벡터의 cos $\theta$를 구하는 것이다. 각도가 적어질수록 cos$\theta$는 1에 가까워지고 1에 가까울수록 유사성이 높다고 할 수 있다.

**패턴 t와 p의 거리측정법** (그림 5-m-Ⅰ)

유크리트 거리

$$D_e = \sqrt{\sum_{i=1}^{n}(t_i - p_i)^2}$$

구획 거리

$$D_c = \sum_{i=1}^{n} | t_i - p_i |$$

상호 상관

$$C = t \cdot p = \sum_{i=1}^{n} t_i p_i$$

정규화 상호 상관

$$C_n = \cos\theta = \frac{t \cdot p}{|t||p|} = \frac{\sum_{i=1}^{n} t_i p_i}{\sqrt{\sum_{i=1}^{n} t_i^2}\sqrt{\sum_{i=1}^{n} p_i^2}}$$

데이터 값의 거리를 구해보자. 화상 1 과 0의 각 데이터 값의 차분 자승의 합은 10이다. 따라서 유크리트 거리는 10의 평방근이므로 3,16이 되고 구획거리로 구하면 10이 된다. 동일화상의 비교(예를 들어 1 의 그림과 1 의 그림) 라며는 유크리트 거리나 구획거리는 모두 0가 된다.

### 화상접속 알고리즘

(그림 5-m-Ⅱ)

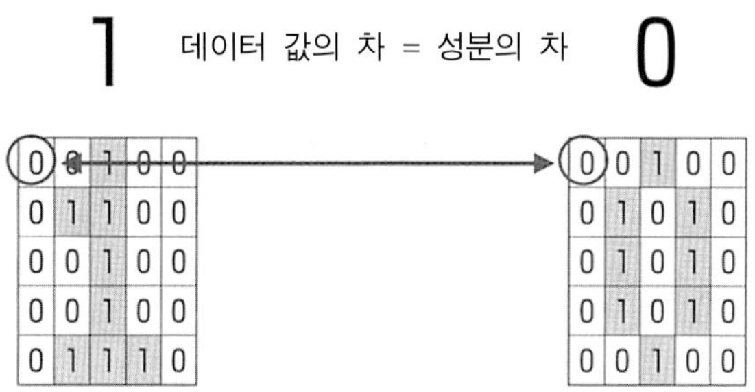


$$
\begin{aligned}
&(0-0)^2+(0-0)^2+(1-1)^2+(0-0)^2+(0-0)^2+\\
&(0-0)^2+(1-1)^2+(1-0)^2+(0-1)^2+(0-0)^2+\\
&(0-0)^2+(0-1)^2+(1-0)^2+(0-1)^2+(0-0)^2+\\
&(0-0)^2+(0-1)^2+(1-0)^2+(0-1)^2+(0-0)^2+\\
&(0-0)^2+(1-0)^2+(1-1)^2+(1-0)^2+(0-0)^2=10
\end{aligned}
$$

$$D_e = \sqrt{\sum_{i=1}^{n}(t_i-p_i)^2} = 3.16 \qquad D_c = \sum_{i=1}^{n}\left| t_i-p_i \right| = 10$$

여기서 벡터의 크기를 생각해 보면, 보통 원점 (0,0)에서 시작하는 벡터의 표현은 X, Y 축의 좌표로 표시한다. 그리고 2개의 벡터차이의 크기를 구하고자 할 경우에는 X축의 성분과, Y축의 성분의 차를 구해서 그것을 제곱해서 합산하면 크기를 제곱한 값을 얻을 수 있다.

### 벡터의 크기

(그림 5-m-Ⅲ)

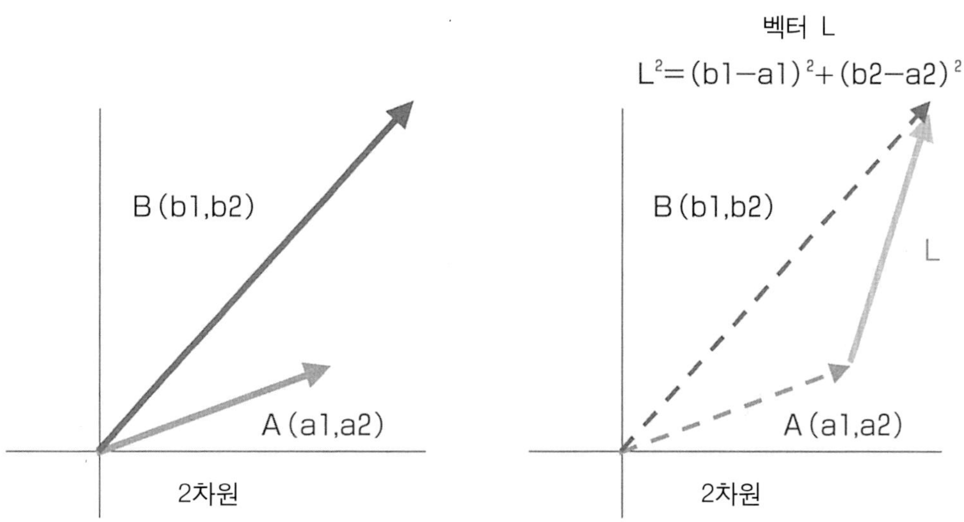

## 5n 화상의 벡터화

단순히 벡터의 크기만을 구하는 경우에 2차원의 벡터에서는 그 크기를 X, Y축 성분의 제곱의 합으로 구하고, 3차원에서도 X, Y, Z 각각의 성분의 제곱 합으로 구한다.

### 다차원 벡터의 크기

(그림 5-n-Ⅰ)

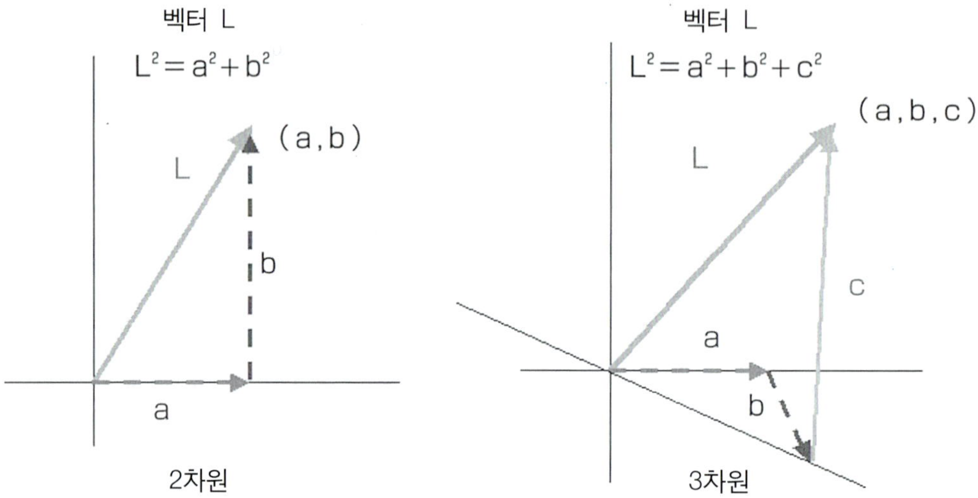


다음으로 패턴의 데이터를 생각해보자. 예를 들어 5×5 매트릭스의 경우 위에서부터 순서대로 1열로 늘어놓으면 그것은 25차원의 벡터라고 생각할 수 있다. 이 벡터의 크기는 각각의 값의 제곱합이 된다. 벡터의 내적을 구하고자 하는 경우에는 그 성분의 적분으로 구할 수 있다.

### 화상데이터의 벡터화

(그림 5-n-Ⅱ)

n차원?
벡터 L
$L^2 = a^2 + b^2 + c^2 + d^2 \cdots$

| | | | | |
|---|---|---|---|---|
| 0 | 0 | 1 | 0 | 0 |
| 0 | 1 | 1 | 0 | 0 |
| 0 | 0 | 1 | 0 | 0 |
| 0 | 0 | 1 | 0 | 0 |
| 0 | 1 | 1 | 1 | 0 |

5×5차원
25차원의 벡터로 가정

2차원 A(a, b)

n차원 A(a, b, c, d, e, f, g……)

| 0 | 0 | 1 | 0 | 0 | 0 | 1 | 1 | 0 | 0 | 0 | 0 | 1 | 0 | 0 | 0 | 0 | 1 | 0 | 0 | 0 | 1 | 1 | 1 | 0 |
|---|---|---|---|---|---|---|---|---|---|---|---|---|---|---|---|---|---|---|---|---|---|---|---|---|

(0,0,1,0,0,0,1,1,0,0,0,0,1,0,0,0,0,1,0,0,0,1,1,1,0)
데이터값을 벡터의 성분으로 가정

## 5 정규화 상호상관

2개의 3×3 매트릭스 데이터를 이용하여 정규화시킨 상호상관의 값을 구해보자. 우선 각각의 벡터의 크기를 구한다. 다음에 벡터간의 내적을 구한다. 그 내적을 각각의 크기로 나누어준다.

화상 A

| a | b | c |
|---|---|---|
| d | e | f |
| g | h | i |

화상 J

| j | k | l |
|---|---|---|
| m | n | o |
| p | q | r |

$$\left|\overrightarrow{\text{화상 A}}\right| = \sqrt{a^2+b^2+c^2+d^2+e^2+f^2+g^2+h^2+i^2}$$

$$\left|\overrightarrow{\text{화상 J}}\right| = \sqrt{j^2+k^2+l^2+m^2+n^2+o^2+p^2+q^2+r^2}$$

$$\text{화상 A}\cdot\text{화상 J} = a\cdot j+b\cdot k+c\cdot l+d\cdot m+e\cdot n+f\cdot o+g\cdot p+h\cdot q+i\cdot r$$

$$\text{화상 A와 J의 정규화 상호상관} = \cos\theta = \frac{\text{화상 A}\cdot\text{화상J}}{\left|\overrightarrow{\text{화상 A}}\right|\cdot\left|\overrightarrow{\text{화상 J}}\right|}$$

$$= \frac{a\cdot j+b\cdot k+c\cdot l+d\cdot m+e\cdot n+f\cdot o+g\cdot p+h\cdot q+i\cdot r}{\sqrt{a^2+b^2+c^2+d^2+e^2+f^2+g^2+h^2+i^2}\times\sqrt{j^2+k^2+l^2+m^2+n^2+o^2+p^2+q^2+r^2}}$$

이 계산을 장소를 바꾸어가면서 시행하고 계산값이 가장 큰 것($\theta$가 작은 것)이 구하는 화상의 특정 장소가 되는 것이다.

# 6 모달리티와 화상 데이터

## 6a 모달리티에 의한 특이성

디지털 화상의 데이터 특징으로는 공통성이 있으나 모달리티 정보와 디지털 화상으로서의 정보가 반드시 일치하지 않는 경우가 있다. 여기서는 MRI와 CT에 대하여 생각해 본다.

## 6b MRI의 매트릭스

문제를 하나 던져 본다. MRI에서는 정사각형으로 보이는 화상이라도 촬영에서는 256 × 128로 하는 경우가 있다. 이 경우 매트릭스의 형상은 **그림 6-b-Ⅰ** 중에 어떤 것일까? A는 2 : 1 직사각형이고 B는 정사각형 2개로서 같은 그레이 스케일을 나타내고 있다. C는 정사각형 1개로 나타나고 있다.

**MRI에서 256 × 128(2:1)일 때 일반적인 매트릭스의 형태는 (그림 6-b-Ⅰ)**

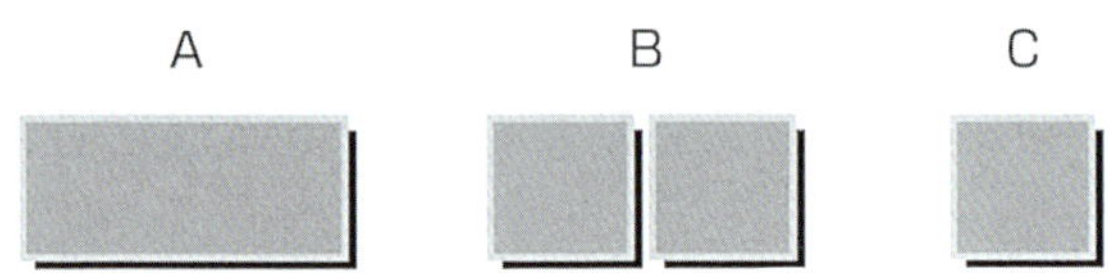


Matrix? (그림 6-b-Ⅱ)

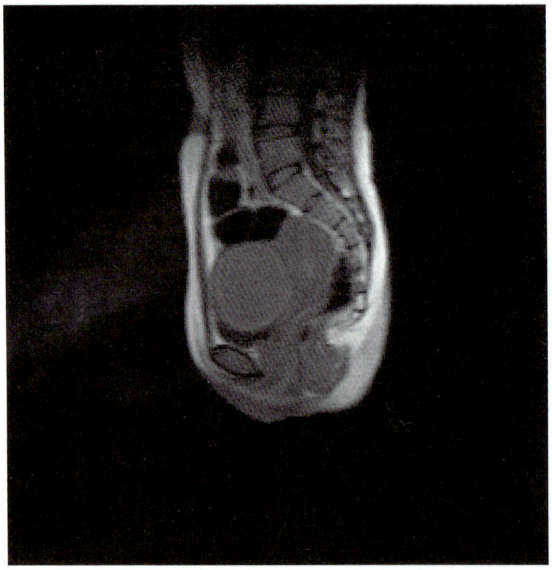

스캔 매트릭스는 256×128

답은 C이다. 위의 그림은 스캔을 256×128로 한 것이지만 화상데이터는 256×256으로 구성되어 있다.

아래 그림 ①, ②는 스캔이 320×192이다. 화상 데이터는 512×512로 구성되어있다. 이 데이터를 퓨리어 변환해서 파워스펙트럼으로 표시한 그림이 ③과 ④이다. 스펙트럼 분포가 타원으로 나타나고 있다. 그림 ③은 좌우가 위상 방향이다, 그림 ④는 상하가 위상방향이다. 파워스펙트럼은 화상 매트릭스와 같은 매트릭스 수이다. 중심이 0주파수 (직류성분)이고 그 주위가 저주파수 성분으로부터 고주파수성분으로 퍼져나간다. 농담은 스펙트럼의 높이를 표시한다. 타원의 반경이 큰 쪽이 고주파수 성분을 많이 포함하고 있음을 의미한다. 양쪽 모두 위상방향의 반경이 작게 나타나고 있으며 화상데이터는 512×512의 매트릭스이지만 분해능은 촬영의 파라메터와 같은 것만을 가지고 있지 않다고 하는 것을 알 수 있다.

## FFT에 의한 화상분석

(그림 6-b-Ⅲ)

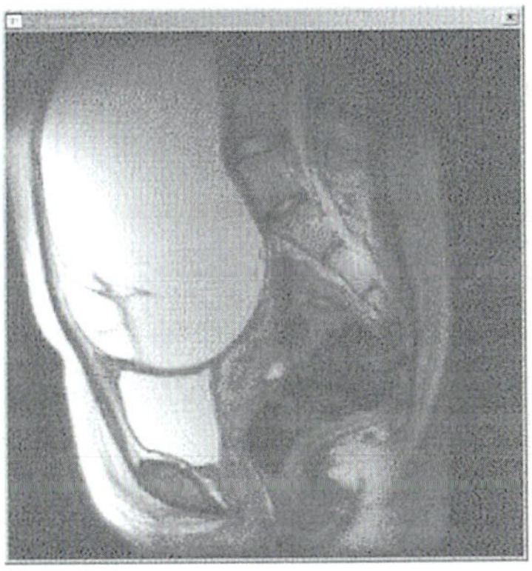

①

Scan 매트릭스
320 × 192

화상데이터 매트릭스
512 × 512

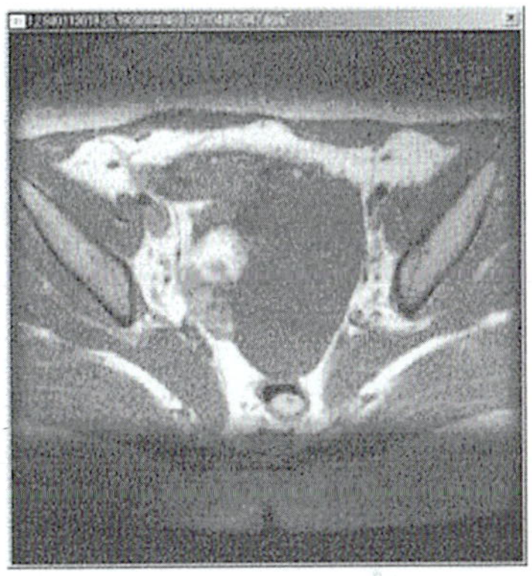

②

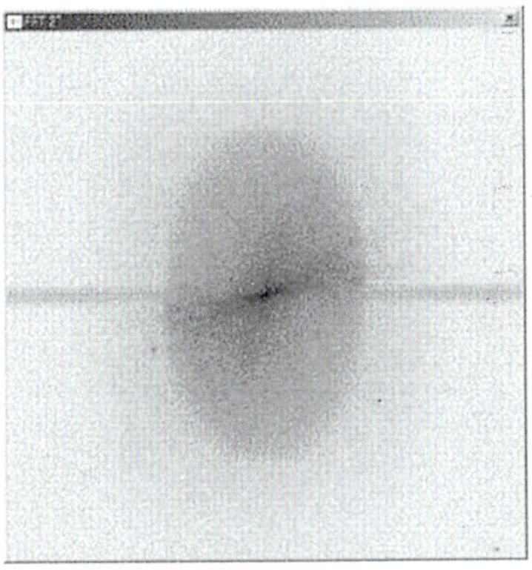

③

파워스펙트럼

위상방향
&
주파수방향

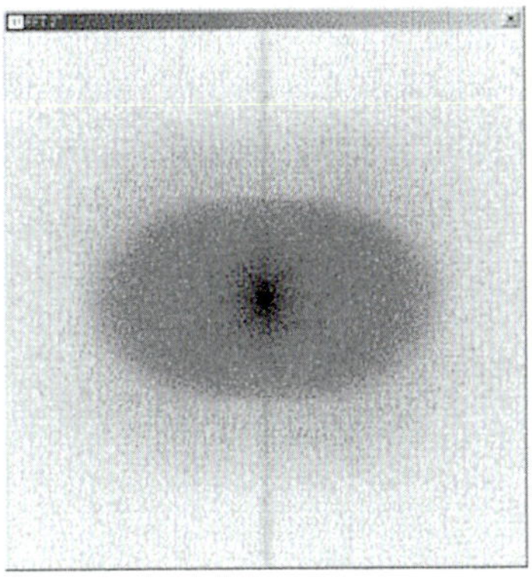

④

초점이 맞지 않아 흐린(퍼진)사진을 고해상도의 카메라로 촬영 하여도 역시 사진은 흐리게 나올 뿐이다. MRI의 경우는 가로, 세로의 매트릭스가 스캔 파라메터에 의해 차이가 많이 나지만 재구성된 화상데이터의 매트릭스로 직결되는 것은 아니다. 스캔 파라메터의 매트릭스는 스캔 샘플링의 매트릭스 일 뿐이지 재구성된 화상데이터의 매트릭스는 아니라는 것이다. A사의 화상은 주파수, 위상방향 어느 쪽도 256이하의 매트릭스에서서는 256×256 화상데이터로 하고, 그것을 넘어서는 것은 모두 512×512 화상데이터로 구성하고 있다. 그림 ①, ②와 같이 FOV가 같은 두 화상에서 그림 ①의 스캔 매트릭스는 128×128이고, 그림 ②는 256×256이다. 분명히 그림 ①의 화상이 흐리지만 화상데이터의 매트릭스 수는 양쪽 모두 256×256이다.

(그림 6-b-Ⅳ)

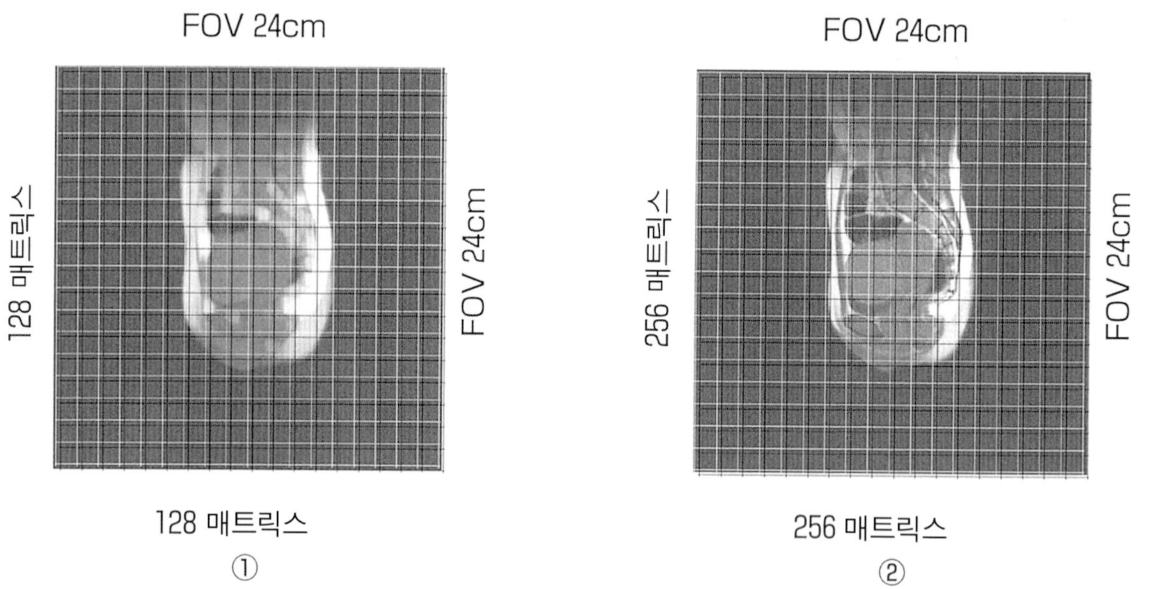

샘플링정리에 의하면 FOV 24 cm라면 매트릭스 320과 192에서는 0.66 LP/mm, 0.40 Lp/mm가 최고 주파수가 된다. 따라서 주파수 방향 0.66 LP/mm, 위상방향 0.40 LP/mm의 분해능을 가진 512 매트릭스의 화상데이터라고 할 수가 있는 것이다. **그림 6-b-Ⅵ**은 ①의 스캔 매트릭스 256×128, ②가 256×256이다. ①의 파워스펙트럼은 스캔 매트릭스에 의존하여 위상방향으로 감소하고 있는 반면 ②의 파워스펙트럼은 전 방향으로 고루 퍼져있다. 그림 ③은 256×128의 Square Pixel이다. 이 Square Pixel 이라는 것은 정사각형의 매트릭스로 스캔 한 것으로서 주파수 방향과 위상 방향의 매트릭스가 다르지만 분해능을 가로, 세로 같게 해서 FOV를 축소시킨 것이다. 화상에서 계산 되지 않은 부분이 반영되어 있으며 파워스펙트럼은 256×256과 거의 같다.

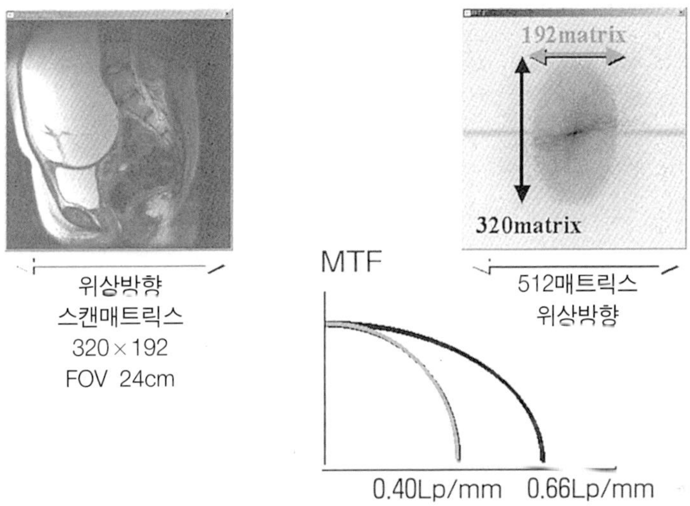


(그림 6-b-Ⅴ)

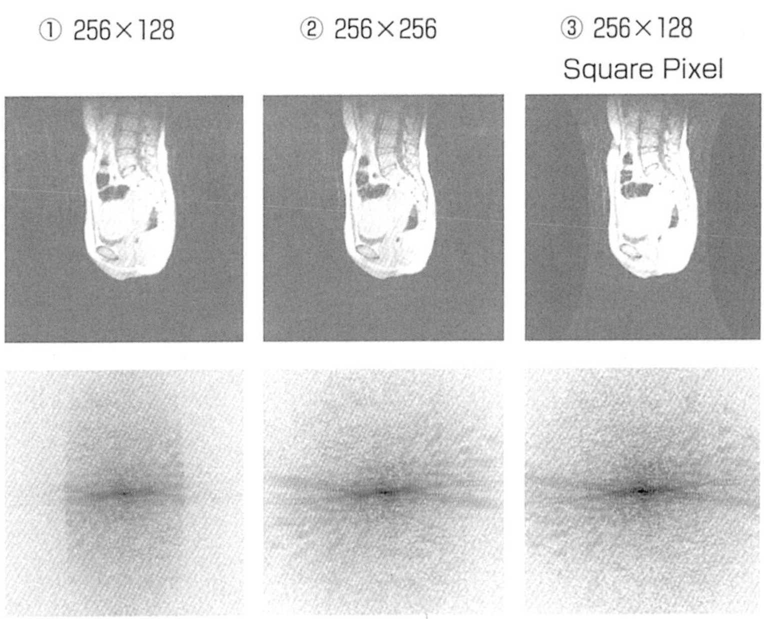


(그림 6-b-Ⅵ)

## 6c ZIP(Zero-Filling Interpolation)

Zip라는 것은 0을 보충해서 보완했다는 의미로서 MRI 촬영 Option으로 쓰여 지는 경우가 많으며 외견상 화질을 향상시킨다. 간단히 1차원 데이터로 설명하면, **표 6-c-Ⅰ**과 같은 데이터가 있을 때 데이터 수는 16개이다(표 ②).

표 ①은 그 좌표로서 이것을 퓨리어 변환한다. 퓨리어 변환 후에도 데이터는 15개이다(표 ③). 여기서 이 데이터 8번째와 9번째 사이에 0데이터는 16개, 즉 처음에 있던 데이터 수만큼 삽입한다(표 ④). 다음으로 최초의 데이터 량의 2배가 된 32개의 데이터를 역퓨리어 변환한다(표 ⑤). 변환 후에는 아직 복소수이기 때문에 절대치를 구한다(표 ⑥). 데이터 수(매트릭스 수)가 2배가 되었기 때문에 전체적으로 값이 반으로 줄어든다. 이것에 2배를 하고, 2차원의 경우라면 4배한다. 또한 데이터 수는 16개이지만 중간 값을 보정하였기 때문에 좌표는 표 ⑦과 같이 0.5씩으로 된다.

(표 6-c-Ⅰ)

| ① POINT | ② ORIGINAL | ③ FFT |
|---|---|---|
| 1 | 6 | 90 |
| 2 | 6 | 6.42822858431176-2.40681554911386 |
| 3 | 4 | -6.12132034355964-1.36396103067892i |
| 4 | 8 | 8.41323029986804+3.82989868107748i |
| 5 | 8 | 3.00000000000001+11i |
| 6 | 4 | -2.17058961274873+3.2441122434506i |
| 7 | 8 | -1.87867965644037-11.3639610306789i |
| 8 | 2 | -8.67086927143104+1.00739801325927i |
| 9 | 5 | 8 |
| 10 | 3 | -8.67086927143105-1.00739801325923i |
| 11 | 5 | -1.87867965644035+11.3639610306789i |
| 12 | 8 | -2.17058961274875-3.24411224345058i |
| 13 | 7 | 2.99999999999999-11i |
| 14 | 2 | 8.41323029986802-3.8298986810775i |
| 15 | 6 | -6.12132034355964+1.36396103067893i |
| 16 | 8 | 6.42822858431176+2.40681554911383i |

| ④ FFTZIP | ⑤ FFTZIP | ⑥ ABS*2 | ⑦ POINT |
|---|---|---|---|
| 90 | 3 | 6 | 1 |
| 6.42822858431176-2.40681554911386i | 3.06553914798484-0.249999999999999i | 6.151432441 | 1.5 |
| -612132034355964-1.36396103067892i | 3 | 6 | 2 |
| 8.41323029986804+3.82989868107748i | 2.49001598838969+0.249999999999999i | 5.005069279 | 2.5 |
| 3000000000000001+11i | 2 | 4 | 3 |
| -2.17058961274873+3.2441122434506i | 2.48361838756438-025i | 4.992338248 | 3.5 |
| -1.87867965644037-11.3639610306789i | 4 | 8 | 4 |
| -867086927143104+100739801325927i | 4.96958343383413+0250000000000002i | 9.951735428 | 4.5 |
| 0 | 4 | 8 | 5 |
| 0 | 2.20977125899837-0249999999999999i | 4.447736061 | 5.5 |
| 0 | 2 | 4 | 6 |
| 0 | 3.4365877205977+0.25i | 6.891338088 | 6.5 |
| 0 | 4 | 8 | 7 |
| 0 | 2.51715878866017-0249999999999999i | 5.059086229 | 7.5 |
| 0 | 1 | 2 | 8 |
| 0 | 1.35998147858283+0.249999999999998i | 2.765340945 | 8.5 |
| 0 | 2.5 | 5 | 9 |
| 0 | 2.43317833792009-0.25i | 4.891975807 | 9.5 |
| 0 | 1.5 | 3 | 10 |
| 0 | 1.4356073782782+0.25i | 2.914425188 | 10.5 |
| 0 | 2.5 | 5 | 11 |
| 0 | 3.53826217660379-0250000000000001i | 7.094166401 | 11.5 |
| 0 | 4 | 8 | 12 |
| 0 | 4.06725323948399+0250000000000002i | 8.149858628 | 12.5 |
| 8 | 3.5 | 7 | 13 |
| -8.67086927143105-100739801325923i | 2.12729769272361-0.25i | 4.283874636 | 13.5 |
| -1.87867965644035+113639610306789i | 1 | 2 | 14 |
| -2.17058961274875-3.24411224345058i | 1.41291517858149+0.249999999999999i | 2.869724239 | 14.5 |
| 2.99999999999999-11i | 3 | 6 | 15 |
| 8.41323029986802-3.8298986810775i | 4.12517420954475-0250000000000001i | 8.265485408 | 15.5 |
| -612132034355964+136396103067893i | 4 | 8 | 16 |
| 6.42822858431176+240681554911383i | 3.32815558225197+0.25i | 6.675063919 | 16.5 |

**그림 6-c-Ⅱ**의 굵은 선이 0(제로)을 보충한 것으로 오리지널과 비교해서 중간점에 데이터가 발생하였다. 이 0(제로)보충은 데이터를 매끄럽게 하는 효과가 있으나 고주파성분이 더해지지 않았기 때문에 분해능은 변화가 없다

**(그림 6-c-Ⅱ)**

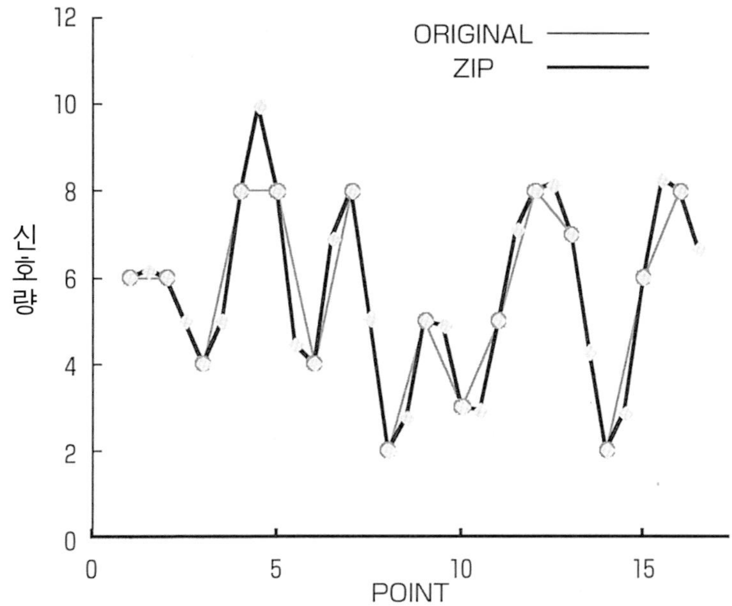




MRI에서는 256이하의 매트릭스로 스캔한 데이터에 제로를 보충해서 512×512 영역의 중앙에 배치시켜 역 퓨리어 변환하여 재구성한다. MRI 화상데이터에서는 256×256이하의 매트릭스는 모두 256×256 매트릭스의 화상데이터가 되지만 ZIP를 사용하면 512×512 매트릭스의 화상데이터가 된다. 256매트릭스를 넘어서 288×288매트릭스 같은 것은 원래 512×512 매트릭스로 구성되어있기 때문에 ZIP효과가 없다. 또한 ZIP은 데이터량이 4배로 팽창하기 때문에 역 퓨리어 변환에 걸리는 시간도 오리지널의 4배가 걸린다.

**(그림 6-c-Ⅲ)**

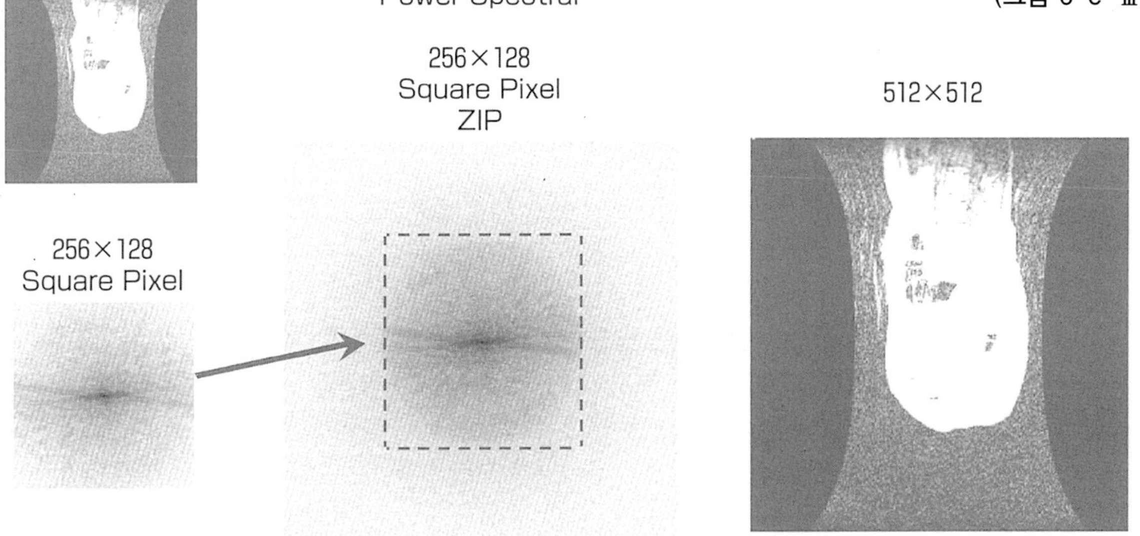

## 6d CR의 화상데이터

모달리티의 각 시스템 안에 있는 화상데이터에는 보통 1화상마다 1개의 화상데이터가 있다고 생각할 수 있으나 CR에서는 그렇지 않다. 메이커에 따라 다르지만 IP(Imaging Plate) 1매를 읽었을 경우 6~9개의 파일이 제작된다. 기본적인 구성을 **그림 6-d**와 같이 이루어진다. DICOM 대응에서도 시스템 내부에서도 DICOM 파일로 되어있다는 뜻은 아니다. DICOM 파일로 출력하는 경우나 하드카피로 하는 경우 양쪽 모두 DICOM 파일로 만든 메이커가 있는 반면 각기 다른 파일로 만들어진 경우도 있다. CR은 매트릭스의 수가 다른 모달리티 보다도 많고, 사용 환경에 있어서도 스피드가 요구되며 IP를 다시 지우기 때문에 여러 가지 기법이 데이터 구성에 쓰여지고 있다.

(그림 6-d)

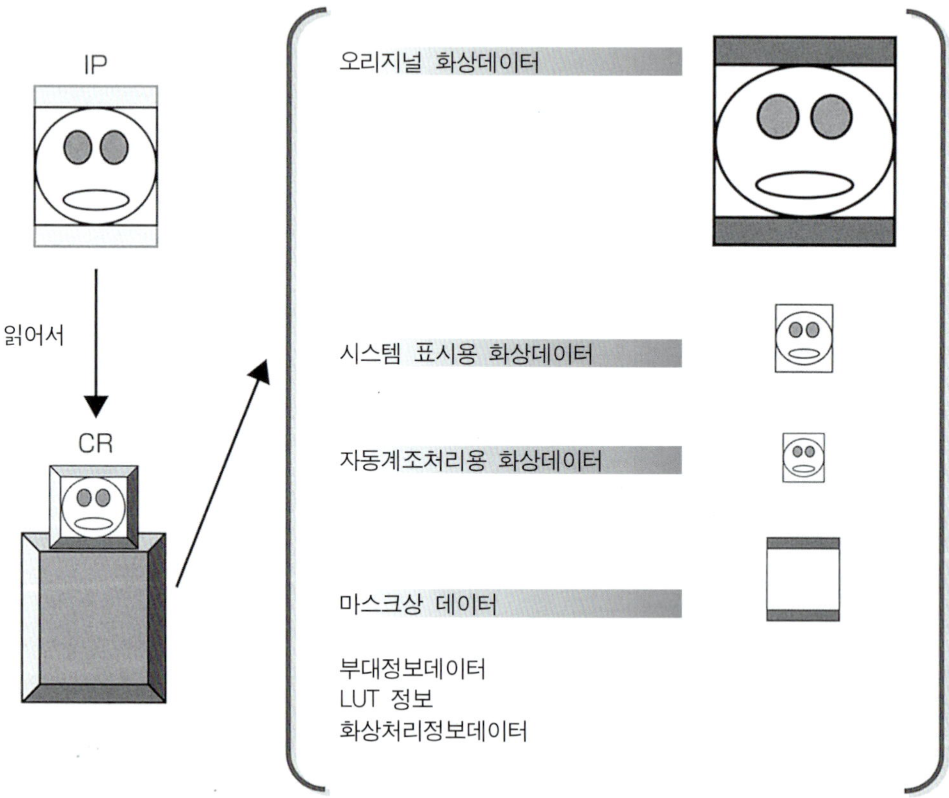


- **오리지널 데이터** : IP를 주사하여 읽어들였을 때의 데이터
- **시스템 표시용 데이터** : 시스템의 화면 표시용
- **자동계조처리용 데이터** : 오리지널 데이터를 축소한 것으로서 축소한 사이즈이기 때문에 노이즈 제거, 처리시간 단축 등의 효과를 가진다.
- **부대정보 데이터** : 시스템 정보, 환자 정보 등을 가진다.
- **화상처리정보 데이터** : 계조처리 등의 파라메타가 들어있다.
- **마스크상 데이터** : X선이 조사되지 않은 부분의 2값(2値化) 화상
- **LUT정보** : 화상처리 후의 LUT이 보존

# 7 기초편의 정리

멈출 줄 모르는 컴퓨터의 고성능화와 저가격화는 디지털 화상의 팽창을 촉진하고 있다. 여기에서 생긴 대량의 처리 결과는 인간으로서는 감당하기 힘들게 되었다. 출력된 결과에 대해서도 컴퓨터를 사용하지 않고는 정보를 파악할 수 조차 없는 상태가 되었다. 많은 정보가 그 안에 있는데도 불구하고 그것을 어떻게 읽어낼 것인가, 다시 말하면 필요한 것을 어떻게 찾아낼까 하는 것이 더욱 어렵게 되어가고 있다. 컴퓨터는 압도적인 처리능력을 기대할 수 있지만 그 알고리즘을 생각해 내는 것은 인간이다. 데이터가 달라서 처리결과가 다른 것인가? 아니면 처리 파라메터가 달라서 처리 결과가 다른가, 데이터가 가진 정보를 정확하게 평가한다면 어떻게 해야 좋을 것인가를 생각해 본다. 시스템내의 입-출력 관계와 출력결과, 표시결과의 관계를 오퍼레이터 자신이 파악하는 것이 필요하다고 생각된다. 대량의 디지털 데이터는 이미 하드카피로는 표현의 한계를 보이기 때문에 서버에 출력을 맡기게 되었다.

각 모달리티로부터 발생된 데이터가 하나의 뷰어 위에 관찰 가능한 환경은 DICOM 규격 등 공통규격으로 처음으로 가능하게 되었으나 문제는 각 모달리티의 시스템 내에서 발생한 데이터와 공통 규격에서 서버에 출력된 데이터와 합치성이 유지되는가 하는 것이다. 결국 디지털 데이터를 비교할 필요성이 생긴 것이다. 물론 시스템과 뷰어의 디스플레이의 성능이나 조정도 문제가 된다. 이렇게 디지털화는 디지털 데이터의 성질(프로퍼티)을 잘 알아야 활용 범위를 넓힐 수 있는 것이다.

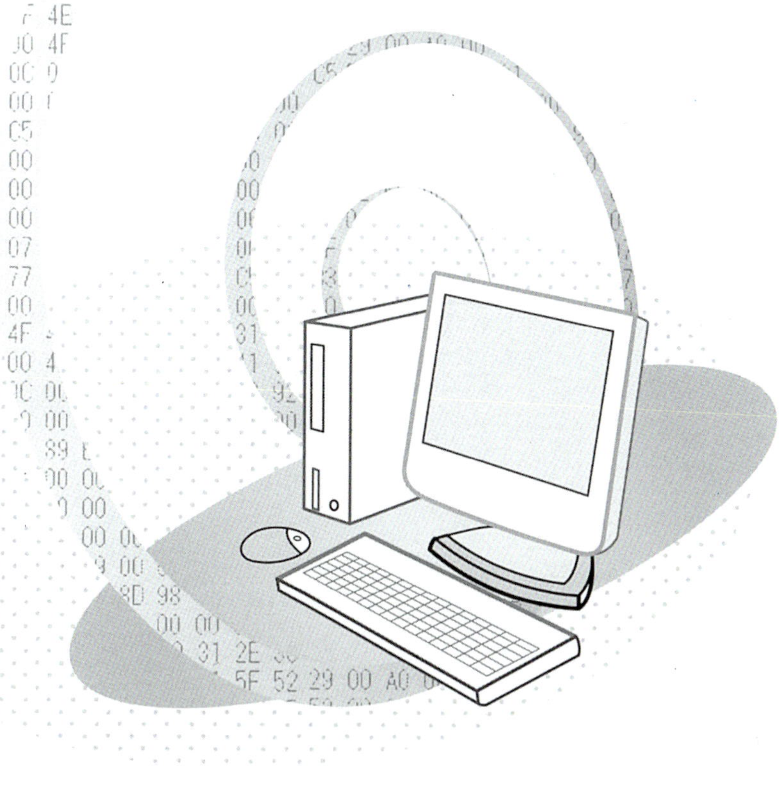

# 응 용 편

8. 모달리티로부터 화상 데이터의 취득
9. 화상데이터의 뎀플리스트
10. Viewer Soft OSIRIS에 의한 화상데이터의 표시·측정
11. 일반적 화상데이터를 엑셀로 변환하는 방법(Image J)
12. Scion Image에 의한 화상처리

# 8 모달리티로부터 화상데이터의 취득

## 8.1 모달리티에서 화상데이터의 검색

이번에는 시스템으로부터 목적하는 화상데이터를 얻어내는 방법에 대하여 설명할 것이다. 단, 화상데이터를 얻는 모달리티는 Windows NT또는 2000을 OS에 사용하고 있어야 한다. 각 메이커에서는 DICOM 포맷으로 출력하는 것이 표준으로 되어있고 Windows로 제공하는 경우가 많아지고 있기 때문이다. Window98, ME를 써본 사람들에게는 비교적 간단하게 이용할 수가 있으나 트러블의 원인이 되는 수도 많기 때문에 조작을 신중하게 해야 할 필요가 있다. 여기서는 CR로부터 화상데이터를 얻어내는 것을 해보자. 통상 의료기기는 전체를 한 시스템으로 판매하기 때문에 당연히 시스템내의 컴퓨터 파일이나 폴더관계는 공개하지 않지만 그 컴퓨터가 일반적인 OS이고 키보드만 있다면 일반적인 용도로 사용할 수가 있다. Window의 경우에는 키보드의 Window키를 우선 눌러 봐서 메뉴가 나타나면 일반적인 사용이 가능하다고 할 수 있다. 당연히 그 OS로 동작하는 어프리케이션 소프트는 인스톨 할 수 있으나 어프리케이션 소프트에 따라서는 그 장치가 사용하는 어프리케이션에 간섭을 일으키거나 환경을 바꾸거나 하는 경우가 있기 때문에 단독으로 사용하는 어프리케이션(인스톨하지 않고 가동한다)이 바람직하다.

### 파일의 검색

일반적으로 사용자에게는 파일정보를 공개하지 않기 때문에 화상파일은 자기 스스로 찾아내지 않으면 안 된다. 이때 우선 목적하는 이미징 플레이트를 스캔할 때의 시간을 기록해둔다. Windows의 스타트메뉴의 검색으로부터 「파일 또는 폴더」를 선택하고 검색조건으로 날짜를 선택하여 날짜지정을 선택한다**(그림 8-1)**.

리스트 업 된 파일을 날짜 순으로 정렬하면 최신의 순서로 정렬되고, 이때 파일명을 적어놓는 것을 잊지 않도록 한다.(그 폴더가 화상 파일이 들어있는 폴더이기 때문이다.) 그리고 파일 용량을 확인하고 외부로 복사할 미디어를 선택한다.(3.5FD CD-ROM, DVD-RAM등)

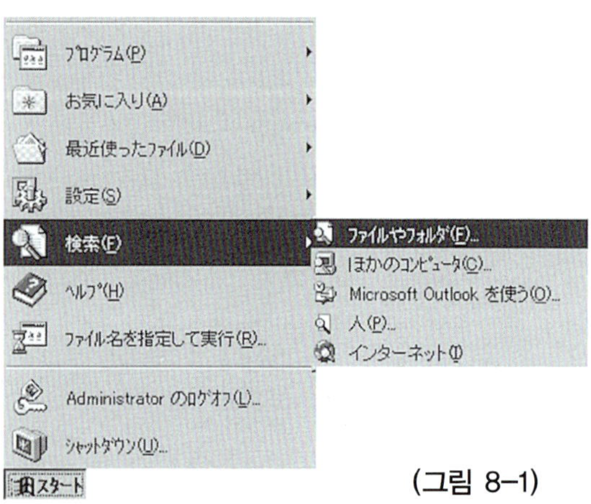


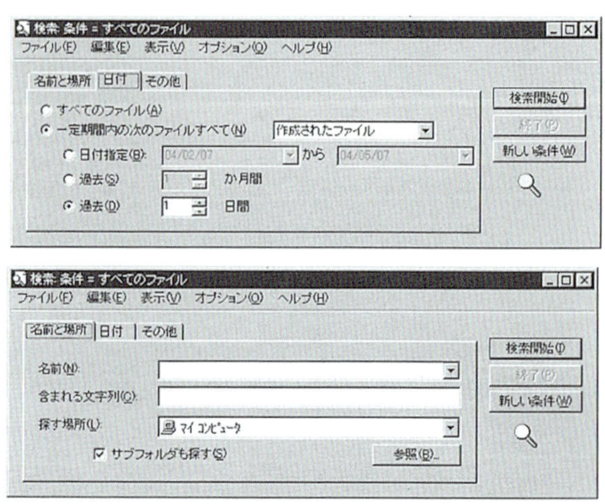


(그림 8-1)

## 8.2 파일의 분할 · 저장 · 복원

CR화상데이터를 3.5 FD에 담으려면 1.4MB이상이 되기 때문에 3.5 FD 1장으로는 안 된다. 이때 인스톨할 필요가 없는 Binary Cutter for Windows NT/98/95(이하 BINCUT)를 사용해서 퍼스컴 내부에서 화상파일을 분할해서 빼내고 외부에서 다시 결합, 복원시킨다.

### 분할

1. 우선 BINCUT가 들어있는 3.5 FD를 CR에 셋팅한다. Windows 메뉴로 가서 파일명을 지정해서 실행을 선택하고 「참조」로부터 3.5 FD의 BINCUT를 지정한다. 이번에는 연습이므로 퍼스컴을 CR이라고 보고 부록 CD의 Vol 1의 BINCUT 폴더 내의 BINCUT 32.exe를 더블 클릭해서 기동시킨다**(그림 8-2)**.

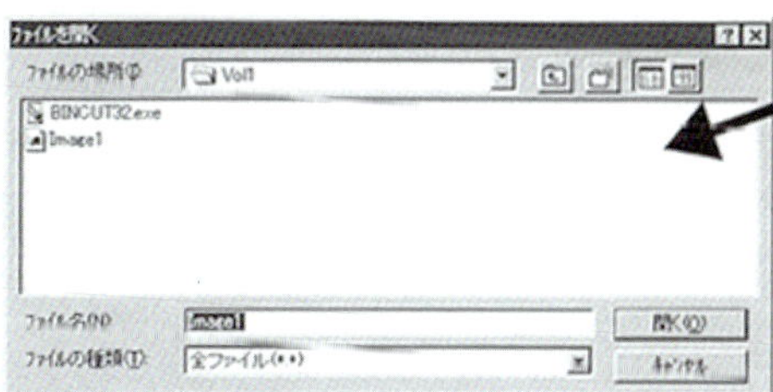

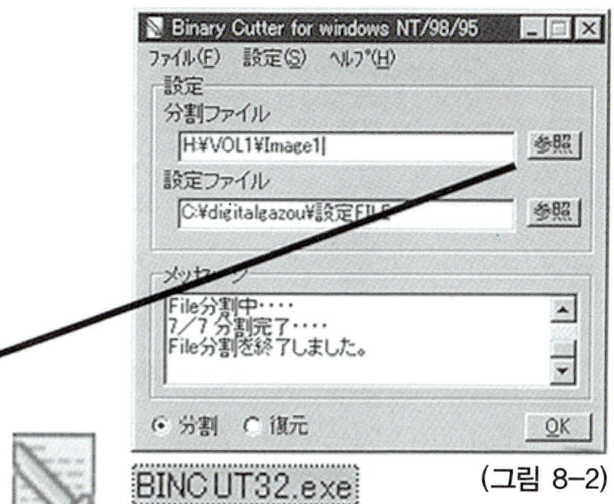


(그림 8-2)

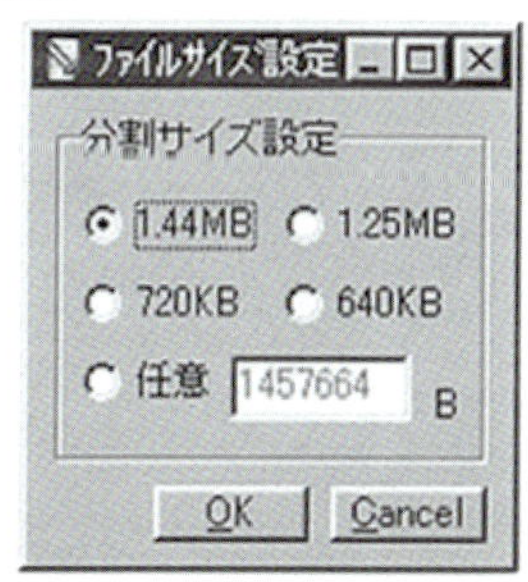


(그림 8-3)

2. 화면이 뜨면 오른쪽과 같이 된다. 목적하는 분할화상파일을 분할파일 칸에 지정한다. 여기서 분할하는 파일을 분할 파일 칸에 지정한다. 여기서 분할하는 파일은 연습용 CD Vol. 1의 Image 1이기 때문에 이 파일을 「참조」 보턴으로 지정한다. 분할 사이즈는 디폴더에서 3.5 FD의 1.44 Mb가 된다**(그림 8-3)**. 변경하는 경우는 「설정(S)」에서 변경 할 수 있다.
3. 분할한 파일을 저장할 장소를 설정 파일 안에 지정한다. 설정파일은 분할한 파일을 넣어줄 장소로서 여기서는 작업용 폴더의 digitalgazou(「CD-ROM의 사용에 관하여」참조)로 한다. 설정 파일의 「참조」로부터 digitalgazou의 폴더를 지정한다(폴더를 지정만해도 된다). 이와 같이 분할한 파일 전용의 폴더를 만들어 두면 필요없게 되었을 때 처리하기 쉽다.

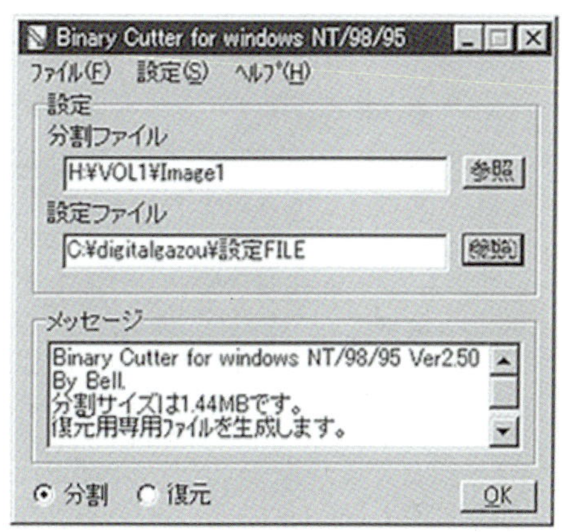


(그림 8-4)

마지막으로 아래에 있는 「분할」체크 마크의 확인을 잊지않도록 한다. 준비가 되면 OK를 클릭한다. 실제로 CR에서 할 때에는 CR 본체의 프로그램에 관계가 없는 내문서 등에 설정 파일을 지정한다**(그림 8-4)**.

4. 처리가 끝나면 메시지가 뜬다**(그림 8-5)**.

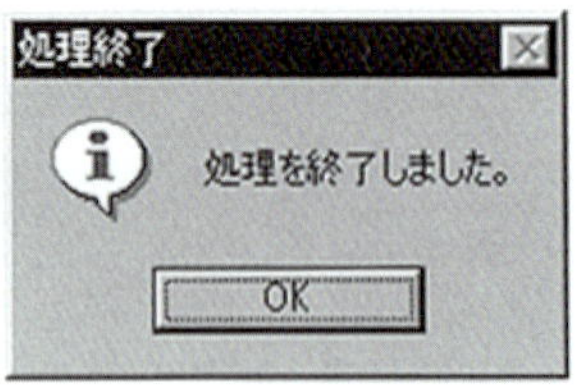


**(그림 8-5)**

*연습에서는 5~7은 필요가 없다.

## 저장

5. 「OK」를 클릭하고 설정파일로 지정한 폴더를 찾는다. 설정 파일과 같은 수의 3.5 FD를 이용하여 분할된 설정 파일 전부를 3.5 FD에 저장한다. 작업이 끝나면 BINCUT를 닫는다**(그림 8-6)**.
6. 화상파일을 입력한다. 퍼스컴에 복원용 폴더를 만들고 거기에 3.5 FD의 모든 파일을 저장한다.
7. BINCUT가 들어있는 3.5 FD를 퍼스컴에 셋팅한다.

## 복원

8. BINCUT를 띄운다. 복원용 폴더(연습에서는 Digitalgazou) 안에 설정 FILE.BCT를 설정 파일란에 지정한다**(그림 8-7)**. 「복원」의 체크마크를 확인하고 「OK」를 클릭한다**(그림 8-8)**.
9. 복원파일이 만들어지면 이것으로 CR화상을 퍼스컴에 옮긴 것이 끝난다**(그림 8-9)**.

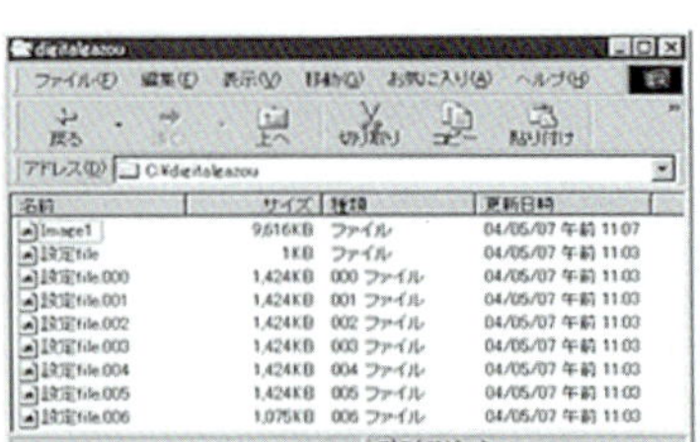

**(그림 8-9)**

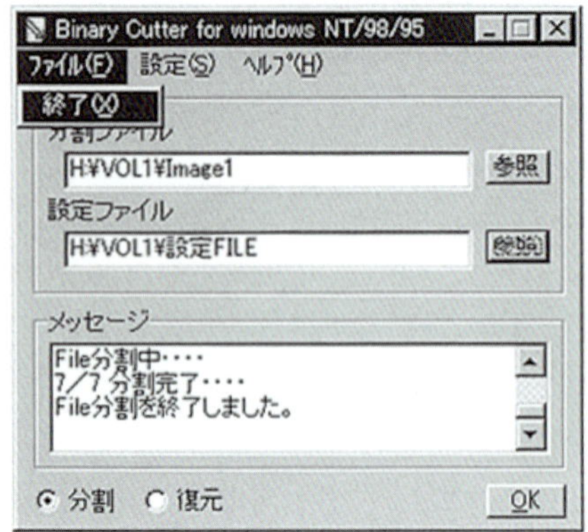


**(그림 8-6)**

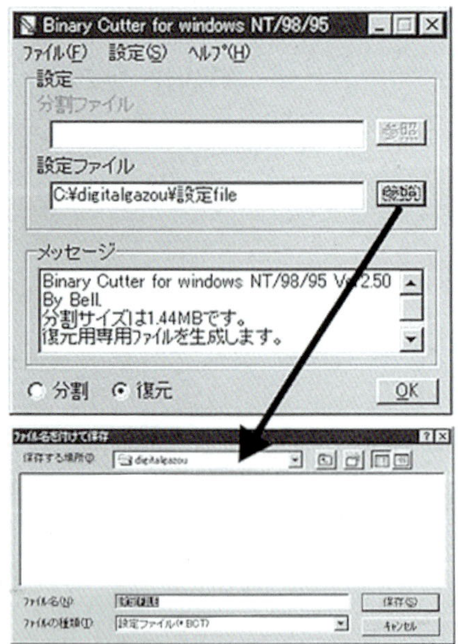


**(그림 8-7)**

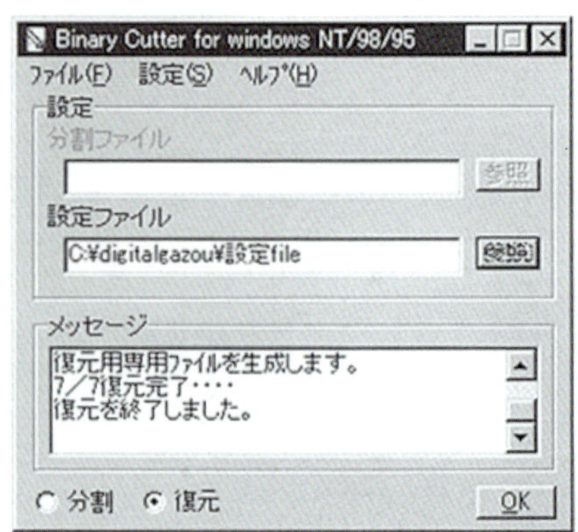


**(그림 8-8)**

# 9 화상데이터의 덤플리스트

## 9.1 바이널리에디터에 의한 데이터의 해석(window용)

바이널리에디터는 8 bit의 16진수를 직접 표시하며 편집도 가능한 어프리케이션 소프트웨어이다. 화상의 데이터를 16진수로 보여주고, 부대정보를 삭제하여 화상데이터만을 편집하기도 하고, 부대정보로부터 화상데이터의 파라메터를 읽어들일 수 있는 유용한 소프트웨어이다.

16진수 그대로는 내용을 알기 어렵기 때문에 동시에 8 bit의 문자(영, 숫자)로 변환해서 표시한다. 이것을 캐릭터 문자라고 한다. JIS등에서는 규격화된 코드표에 의해 변환한다. 따라서 문자가 나타내는 어떤 의미가 있는 것은 아니지만 데이터로서 이름, 날짜, 회사명 등이 캐릭터 코드로 입력되어 있는 경우가 많아 파일의 내용을 추측할 수가 있다. 파일의 내용을 16진수로 표시한 것을 덤플리스트라고 한다.

### 연습 A

1. 부록 CD의 Vol 2의 Binary Editor 폴더로부터 바이너리에디터 Strling.exe를 더블클릭하여 작동시킨다**(그림 9-1)**.
2. 「파일」로부터 Vol 2 폴더의 Image2-1을 선택한다**(그림 9-2)**. 속성을 변경할까를 물어오면 「아니오」를 선택한다.
3. 소프트웨어의 아래쪽에는 데이터 선택 부분의 byte수와 파일 전체의 byte수가 표시된다.
4. 화면상의 데이터는 16 bit의 가로·세로가 같은 매트릭스의 의료용 화상 데이터이다**(그림 9-1)**.

### Q 질 문

**Q 1.** 이 화상데이터의 「F800」은 16진수로 얼마인가?

**Q 2.** 매트릭스 수는 얼마(몇개)인가? 무슨 모달리티라고 생각하는가

*10진수-16진수의 변환은 Windows에 있는 전자계산기가 편리하다. 표시를 함수용 전자계산기에 설정하고 16진수를 체크해서 값을 넣고 10진수 보턴을 클릭하면 10진수로 변환된다.

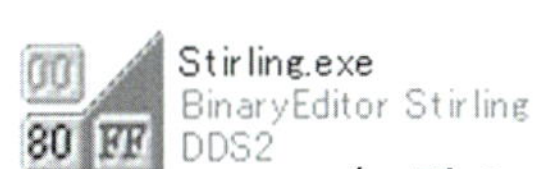


**(그림 9-1)**

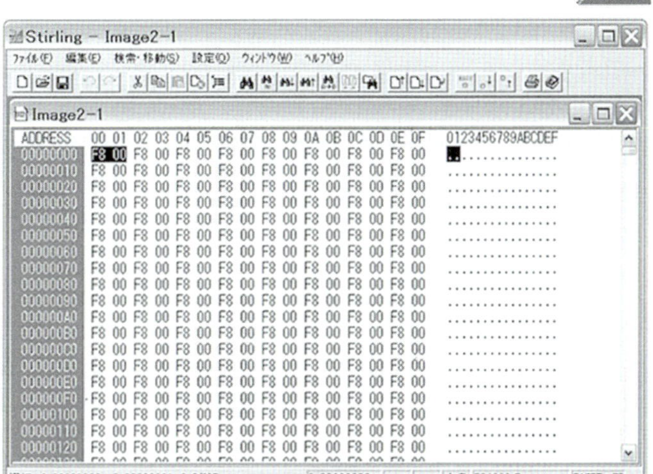


(그림 9-2)

**그림 9-3**은 전술한 파일의 프로퍼티이다. 이 파일의 사이즈는 512 kB(524,288 byte) ( )안은 바이널리 에디터 Stirling과 같은 byte수를 표시하고 있으며, ( )앞의 수치인 512 kB는 [1 kbyte = 1024($2^{10}$) byte]인 경우 파일 사이즈이다.

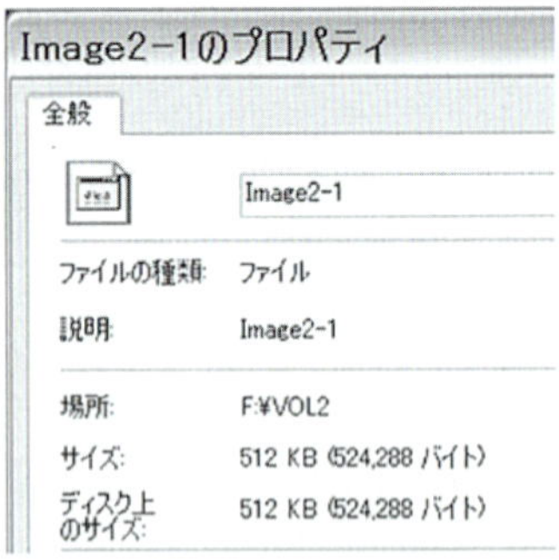


**(그림 9-3)**

## 리틀엔디어니스와 빅엔디어니스에서 데이터의 배열차이

● byte수에 의한 배열이 다음과 같이 된다.

**2byte**

| | |
|---|---|
| BIG Endian | 12 34 |
| Little Endian | 34 12 |

**4byte**

| | |
|---|---|
| BIG Endian | 12 34 56 78 |
| Little Endian | 78 56 34 12 |

**8byte**

| | |
|---|---|
| BIG Endian | 12 34 56 78 9A BC DE F0 |
| Little Endian | F0 DE BC 9A 78 56 34 12 |

**4byte**

| | |
|---|---|
| BIG Endian | 00 20 00 00 |
| Little Endian | 00 00 20 00 |

→ &H200000

20×10000·········&H20=32

·········&H10000=256×256

=32×256×256

=2×4×4×256×256

=2×1024×1024

**(그림 9-4)**

## A Q1, Q2의 해답

**Q 1.** 「F800」은 10진수로 63488이다. 이러한 신호량을 출력하는 모달리티는 없으므로 추측컨대 부호가 있는 것으로 생각하는 것이 옳다. 따라서 &hf800 − &h10000 = 63488−65536 = −2048이 된다.

**Q 2.** 16 bit로서 종·횡이 같은 매트릭스수 이므로 524288/2 = 262144, 이것의 평방근을 구하면 512가 된다. Q1으로부터 "부호있음" 512 × 512 매트릭스로서 모달리티는 CT라고 생각된다.

DICOM파일은 파일헤더에 여러 가지 화상이나 환자에 대한 부대정보가 기록되어 있다. 각각의 정보는 태크(Data Element Tag), 표시값(VR : Value Representation), 표시길이(VM : Value Multiplicity), 표시영역(Value Field)의 4개의 영역으로 구성되어 있다.

- 표시값(VR)은 기재되어 있는 정보의 서식을 나타내고 있다**(표 9-1)**.
- 표시길이(VM)는 기재되어 있는 정보의 길이이다.
- 표시영역(VF)은 기재되어 있는 정보 즉 실제의 데이터의 부분이다.
- 태그는 정보의 종류를 식별하기 위한 것으로서 그룹번호 2 byte, 요소번호 2 byte로 구성되어 있다 **(표 9-2)**.

또한 DICOM의 구조에는 명시적 VR구조와 암묵적 VR구조가 있다. 암묵적 VR구조에는 VR이 생략되어 있다.

| VR이름 | | 길이 |
|---|---|---|
| AE | 응용 엔티티 | 최대 16 byte |
| AS | 나이 | 4 byte 고정 |
| AT | 속성DET | 4 byte 고정 |
| CS | 코드열(줄) | 최대 16 byte |
| DA | 날짜 | 8 byte 고정 |
| DS | 10진수열 | 최대 16 byte |
| DT | 일시 | 최대 26 byte |
| LO | 길이열 | 최대 64 byte |
| OB | Byte열 | 제한 없음 |
| OW | 워드열 | 제한 없음 |
| PN | 이름 | 최대 64 byte |
| SH | 짧은열 | 최대 16 byte |
| TM | 시간 | 최대 16 byte |
| UI | (고유식별자)UID | 최대 64 byte |
| US | 부호없는 단정수 | 2 byte 고정 |

**중요한 VR (표 9-1)**

| Data Element Tag | 내용 | VR | VM |
|---|---|---|---|
| (0008,0020) Study Date | 검사일시 | DA | 1 |
| (0008,0033) Image Time | 화상시각 | TM | 1 |
| (0008,0050) Accession number | 접수번호 | SH | 1 |
| (0008,0060) Modality | 모달리티 | CS | 1 |
| (0008,0080) Institution Name | 시설명 | LO | 1 |
| (0010,0010) patient's Name | 환자성명 | PN | 1 |
| (0018,0010) Contrast/Bolus Agent | 조영제 | LO | 1 |
| (0018,0050) Slice Thickness | 슬라이스두께 | PS | 1 |
| (0028,0010) Rows | 가로열 | US | 1 |
| (0028,0011) Columns | 세로열 | US | 1 |
| (0028,0100) Bits Allocated | 할당비트 | US | 1 |
| (0028,0101) Bits Stored | 격납비트 | US | 1 |
| (0028,1050) Window Center | 윈도우중심 | DS | 1-n |
| (0028,1051) Window Width | 윈도우 폭 | DS | 1-n |
| (0028,1052) Rescale Intercept | 리스케일 절편 | DS | 1 |
| (0028,1053) Rescale Slope | 리스케일 경사 | DS | 1 |
| (0028,1054) Rescale Type | 리스케일 타잎 | LO | 1 |
| (7FE0,0010) Pixel Data | 화소데이터 | OW/OB | 1 |

**중요한 태그 (표 9-2)**

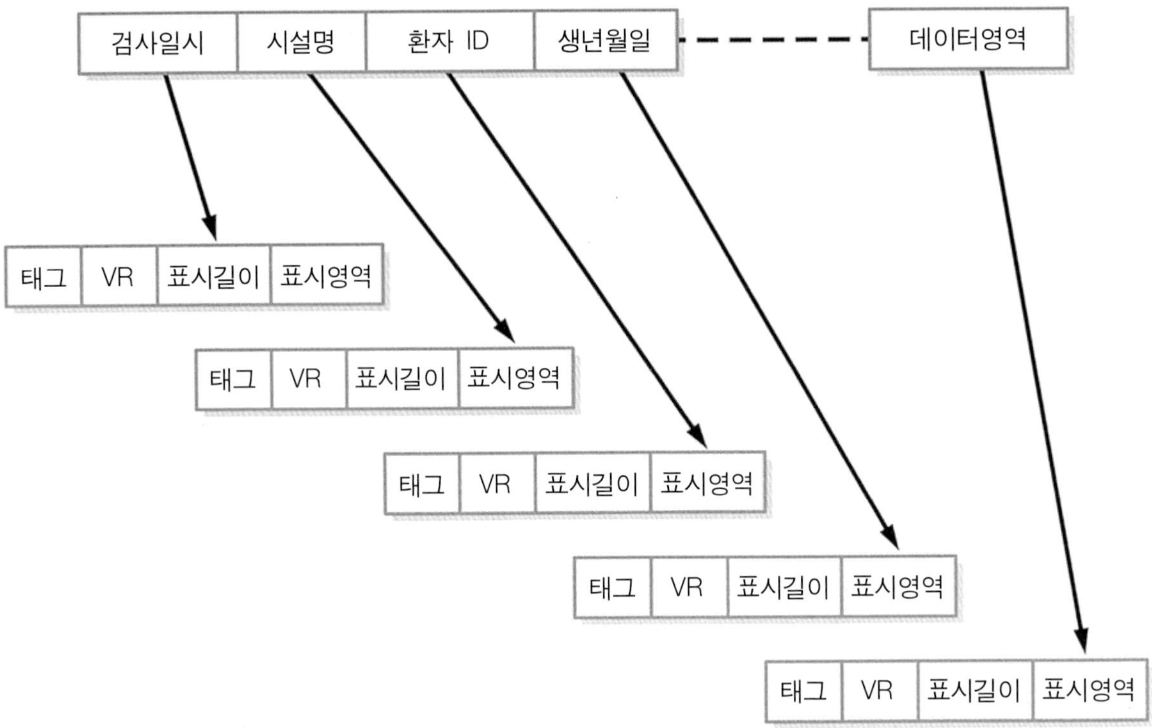


**예 : 검사일시 2004년 4월 12일**

검사일시의 태그 : (0008,0020) → 08 00 20 00
VR : DA → 44 41
표시길이 : 8 byte 고정을 4 byte로 표시 → 08 00 00 00
표시영역 : 8 byte 고정(20040412) → 32 30 30 34 30 34 31 32
각각 리틀엔디어니스

실제 데이터의 정렬

| 08 00 20 00 | 08 00 00 00 | 32 30 30 34 30 34 31 32 |
|---|---|---|
| 태 그 | 표시길이 | 표시영역 |

**VR이 없는 것은 DICOM의 구조가 2가지이기 때문** (그림 9-5)

명시적 VR 구조 : VR이 OB, OW, SQ, UN의 경우

| 태그 | | VR | | 표시길이 | 레벨 |
|---|---|---|---|---|---|
| 2byte | 2byte | 2byte | 2byte<br>00 00 | 4byte | 표시길이의 byte |

명시적 VR 구조

| 태그 | VR | 표시길이 | 표시영역 |
|---|---|---|---|

명시적 VR 구조 : VR이 OB, OW, SQ, UN이외의 경우

| 태그 | | VR | 표시길이 | 레벨 |
|---|---|---|---|---|
| 2byte | 2byte | 2byte | 2byte | 표시길이의 byte |

암묵적 VR 구조

| 태그 | 표시길이 | 표시영역 |
|---|---|---|

| 태그 | | 표시길이 | 레벨 |
|---|---|---|---|
| 2byte | 2byte | 4byte | 표시길이의 byte |

**검사일시의 경우는 암묵적 VR구조이기 때문에 VR영역이 없다.**

9

실제 데이터의 정렬

| 08 00 20 00<br>태그 | 08 00 00 00<br>표시길이 | 32 30 30 34 30 34 31 32<br>표시영역 |
|---|---|---|

숫자로 표시하면
20040412

(그림 9-6)

## 연습 B

1. 바이널리에디터 Stirling.exe를 기동시킨다.
2. 「파일」로부터 Vol 2폴더의 Image 2-2를 연다. 이 파일은 DICOM파일이다.
3. DICOM 파일로부터 부대정보를 찾아본다.
4. 예를 들어 「검사일시」는 (0008,0020)의 뒤에 검사일시 데이터가 기록되어 있다.
5. 우선 (0008,0020)을 찾아보자.
6. 바이널리에디터 Stirling의 「검색·이동」으로부터 「검색」을 클릭하면, 검색용 윈도우가 열린다**(그림 9-7)**.
7. 검색데이터를 써넣는 난에 0800 2000을 써넣는다 (DICOM에서는 리틀엔리언스이기 때문에 0008 0020은 0800 2000이 된다)**(그림 9-8)**.
8. 데이터의 종별은, 16진수 데이터를 선택하고 검색범위는 데이터 전체를 선택해서 「다음검색」을 클릭한다.
9. 해당하는 것을 검색하고 나타나는 것을 봐서 목적하는 것이 아닐 때에는 다음검색을 진행한다.

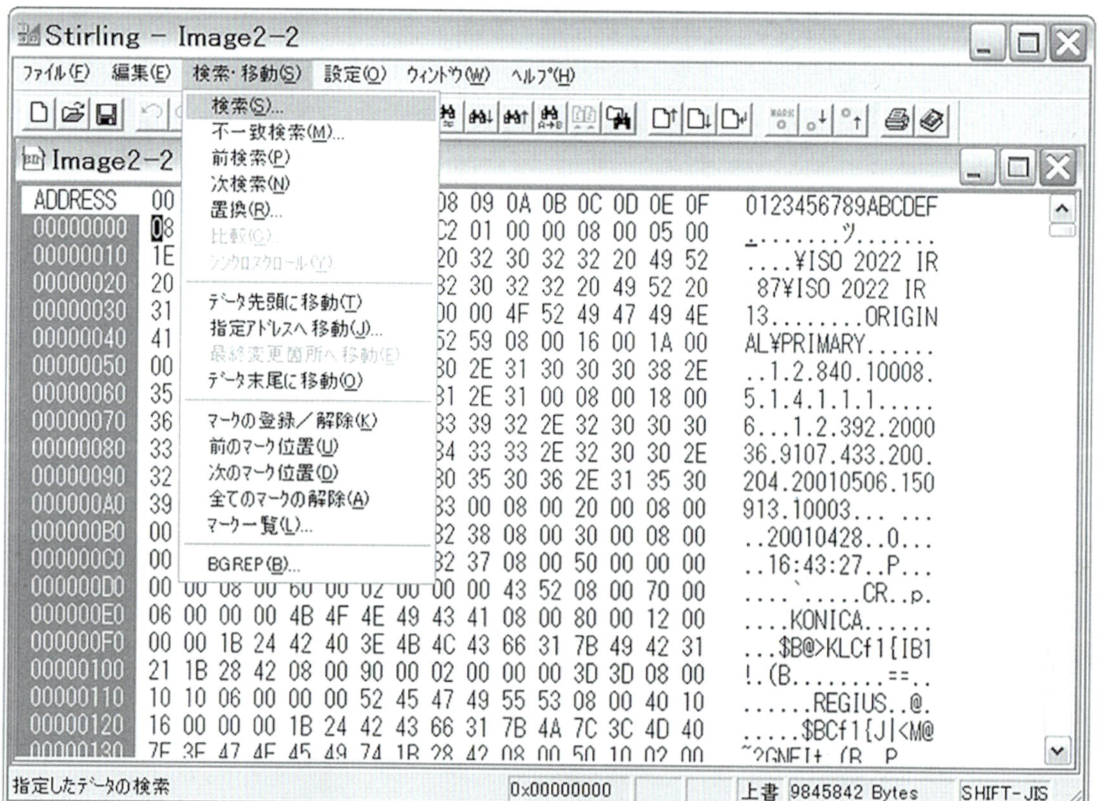

**(그림 9-7)**

10. **그림 9-9**는 실제 검색한 화면을 나타낸 것이다.
11. 「검사일시」의 데이터 타입은 DA로서, 8 byte고정이다.
12. **그림 9-9**에는 08 00 20 00 다음에 byte로 08 00 00 00 결국 00000008의 8 byte길이로 표시되어 있고, 그 뒤에 숫자로서 날짜가 적혀있다. (8 byte로서 32 30 30 31 30 34 32 38은 2001년 04월 28일 의미한다)
13. 결국 이 화상 파일은 암묵적 VR로서 태그가 4 byte, 표시길이가 4 byte로 표시되어 있음을 알수 있다.

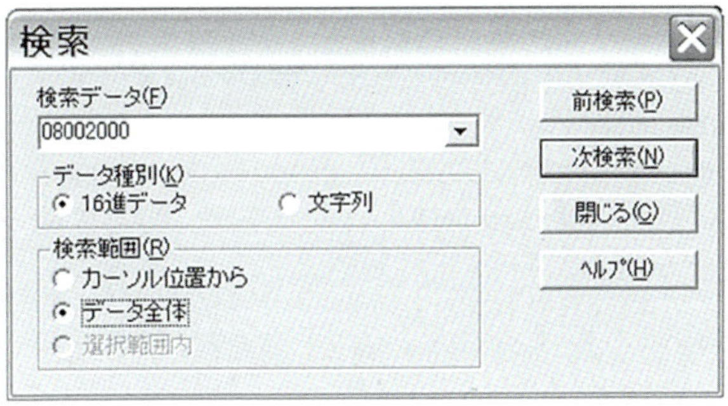


(그림 9-8)

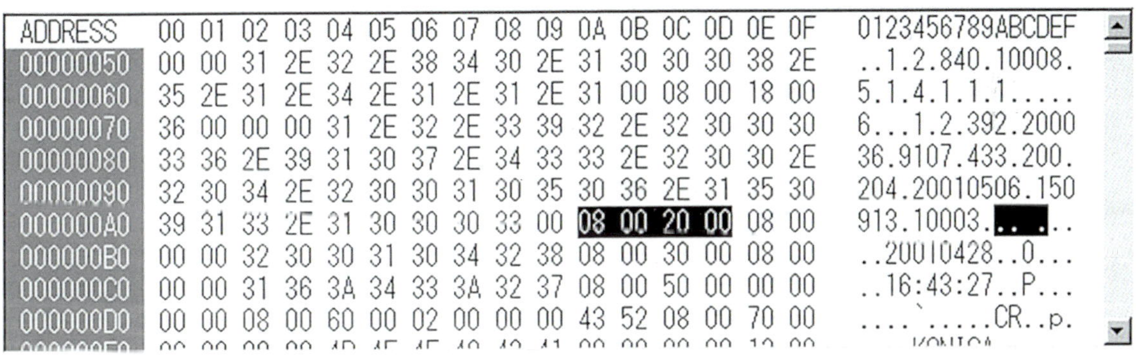


(그림 9-9)

## Q 질 문

**Q 3.** 이 화상 데이터의 세로 매트릭스(행)와 가로 매트릭스(열)는 얼마인가?

**Q 4.** 화상 데이터의 시작 주소(ADDRESS)는 어디에 있는가?

## A Q3, Q4의 해답

**Q 3.** 열의 태그는 **표 9-2**와 같이 (0028,0011)이므로 검색하면 28 00 11 00 그 뒤에 02 00 00 00 DA 07라고 되어 있다. VR이 숫자로 표시되어 있지 않기 때문에 암묵적 VR이라고 보면 된다. 02000000의 표시 Size, 결국 00000002이므로 2 byte 표시가 되는 것이다. 매트릭스 수는 DA07 즉 07DA이기 때문에 10진수로는 2010이 된다. 행수의 태그는 (0028, 0010)이다. 검색하면 2800 1000, 그 뒤에 02 00 00 00 8E 09라고 되어 있다. 8E09는 결국 098E가 되고 10진수로는 2449가 된다.

**Q 4.** 화상 데이터의 태그는 **표 9-2**로부터(7FE0, 0010)이다. 검색하면 E0 7F 10 00, 그 뒤에 D8 09 96 00으로 되어 있다. 이것도 암묵적 VR로 보여 진다. D8 09 96 00 즉 009609D8이 화상 데이터의 크기가 되고 10진수로는 9832920이 된다. 이것은 Q3의 가로 × 세로 × 2 = 2446 × 2010 × 2 = 9832920의 값이 되는 것이다. 데이터의 시작 번지(주소)는 327A이다.

## 9.2 바이널리에디터에 의한 데이터의 해석(Mac용)

바이널리에디터는 8 bit의 16진수를 직접 표시하며 편집도 가능한 어플리케이션 소프트웨어이다. 화상의 데이터를 16진수로 추정하고, 부대정보를 삭제하여 화상데이터만을 편집하기도 하고, 부대정보로부터 화상데이터의 파라메터를 읽어들일 수 있는 유용한 소프트웨어이다.

16진수 그대로는 내용을 알기 어렵기 때문에 동시에 8 bit의 문자(영, 숫자)로 변환해서 표시한다. 이것을 캐릭터 문자라고 한다. JIS등에서는 규격화된 코드표에 의해 변환한다. 따라서 문자가 나타내는 어떤 의미가 있는 것은 아니지만 데이터로서 이름, 날짜, 회사명 등이 캐릭터 코드로 입력되어 있는 경우가 많아 파일의 내용을 추측할 수가 있다. 파일의 내용을 16진수로 표시한 것을 뎀플리스트라고 한다.

### 연습 A

1. 부록 CD의 Vol 2의 HexEdit1.90J 폴더로부터 바이너리에디터 HexEdit_Jfat를 더블클릭하여 작동시킨다.
2. 「파일」로부터 Vol 2 폴더의 Image2-1을 선택한다.
3. 소프트웨어의 아래쪽에는 데이터 선택 부분의 byte수와 파일 전체의 byte수가 표시된다.
4. 화면상의 데이터는 16 bit의 가로·세로가 같은 매트릭스의 의료용 화상 데이터이다**(맥 그림 9-10)**.

### Q 질 문

**Q 1.** 이 화상데이터의 「F800」은 16진수로 얼마인가?

**Q 2.** 매트릭스 수는 얼마(몇개)인가? 무슨 모달리티라고 생각하는가?

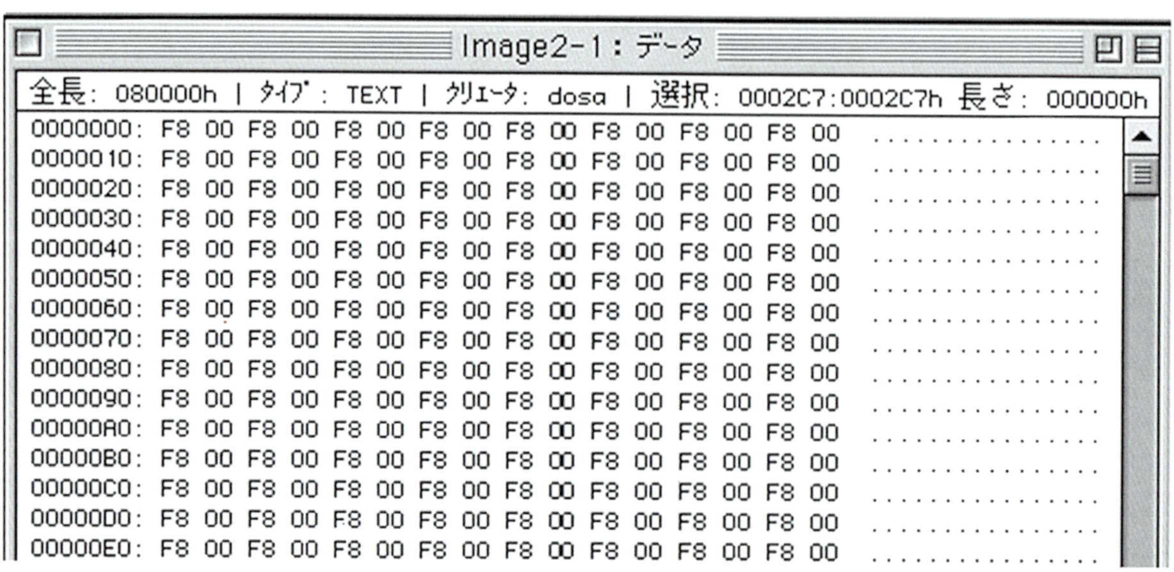


**(맥 그림 9-10)**

**그림 9-11**은 전술한 파일의 프로퍼티이다. 이 파일의 사이즈는 512 kB(524,288 byte) ( )안은 바이널리 에디터 HexEditJ와 같은 byte수를 표시하고 있으며, ( )앞의 수치인 512 kB는 [1 kbyte = 1024($2^{10}$) byte]인 경우 파일 사이즈이다.

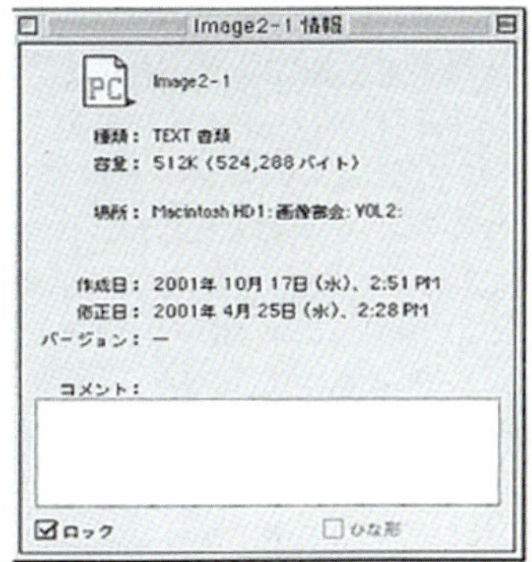


(맥 그림 9-11)

### 리틀엔디어니스와 빅엔디어니스에서 데이터의 배열차이

● byte수에 의한 배열이 다음과 같이 된다.

**2byte**

| | |
|---|---|
| BIG Endian | 12 34 |
| Little Endian | 34 12 |

**4byte**

| | |
|---|---|
| BIG Endian | 12 34 56 78 |
| Little Endian | 78 56 34 12 |

**8byte**

| | |
|---|---|
| BIG Endian | 12 34 56 78 9A BC DE F0 |
| Little Endian | F0 DE BC 9A 78 56 34 12 |

**4byte**

| | |
|---|---|
| BIG Endian | 00 20 00 00 |
| Little Endian | 00 00 20 00 |

→ &H200000

20×10000·········&H20=32

·········&H10000=256×256

=32×256×256

=2×4×4×256×256

=2×1024×1024

(맥 그림 9-12)

## A Q1, Q2의 해답

**Q 1.** 「F800」은 10진수로 63488이다. 이러한 신호량을 출력하는 모달리티는 없으므로 추측컨대 부호가 있는 것으로 생각하는 것이 옳다. 따라서 &hf800 − &h10000 = 63488−65536 = −2048이 된다.

**Q 2.** 16 bit로서 종·횡이 같은 매트릭스수 이므로 524288/2=262144, 이것이 평방근을 구하면 512가 된다. Q1으로부터 "부호있음" 512 × 512 매트릭스로서 모달리티는 CT라고 생각된다.

9

## 연습 B

1. 바이널리에디터 HexEdit.J를 기동시킨다.
2. 「파일」로부터 Vol 2폴더의 Image 2-2를 연다. 이 파일은 DICOM파일이다.
3. DICOM 파일로부터 부대정보를 찾아본다.
4. 예를 들어 「검사일시」는 (0008,0020)의 뒤에 검사 일시 데이터가 기록되어 있다.
5. 우선 (0008,0020)을 찾아보자.
6. 바이널리에디터 HexEdit.J의 「검색·이동」으로부터 「검색」을 클릭하면, 검색용 윈도우가 열린다**(맥 그림 9-13)**.
7. 검색데이터를 써 넣는 난에 0800 2000을 써 넣는다(DICOM에서는 리틀엔디어니스이기 때문에 0008 0020은 0800 2000이 된다)**(맥 그림 9-14)**.
8. 데이터의 종별은, 16진수 데이터를 선택하고 검색범위는 데이터 전체를 선택해서 「다음검색」을 클릭한다.
9. 해당하는 것을 검색하고 나타나는 것을 봐서 목적하는 것이 아닐 때에는 다음검색을 진행한다.

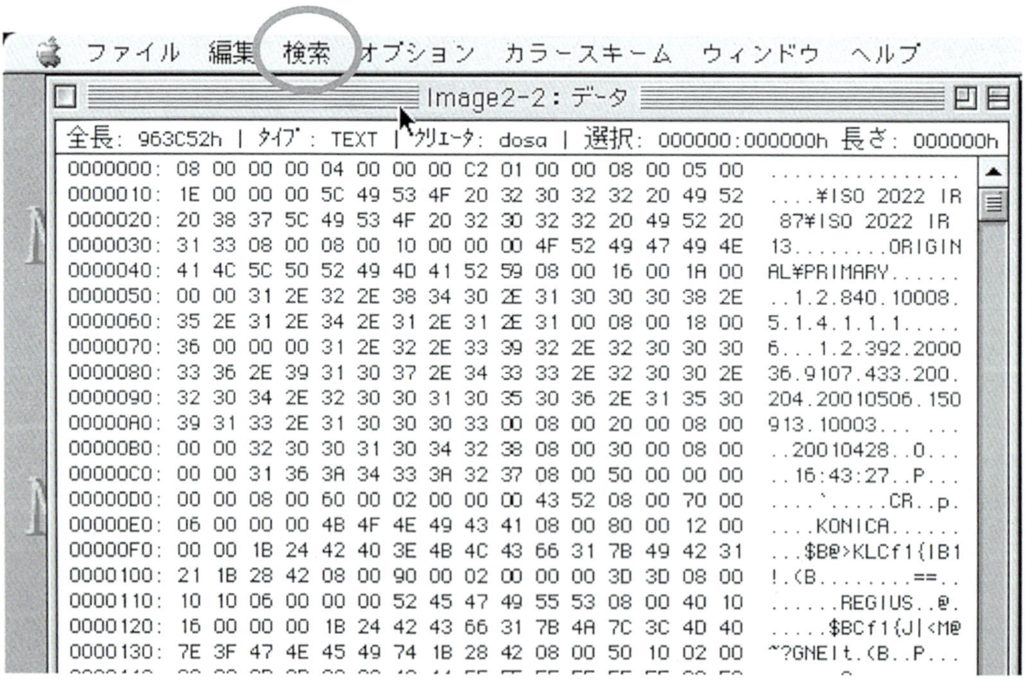


**(맥 그림 9-13)**

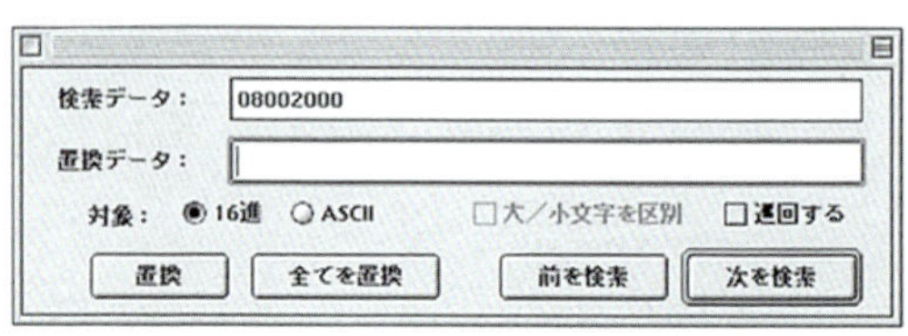


**(맥 그림 9-14)**

10. **맥 그림 9-15**는 실제 검색한 화면을 나타낸 것이다.
11. 「검사일시」의 데이터 타입은 DA로서, 8 byte고정이다.
12. **맥 그림 9-15**에는 08 00 20 00 다음에 byte로 08 00 00 00 결국 00000008의 8 byte길이로 표시되어 있고, 그 뒤에 숫자로서 날짜가 적혀있다. (8 byte로서 32 30 30 31 30 34 32 38은 2001년 04월 28일 의미한다)
13. 결국 이 화상 파일은 암묵적 VR로서 태그가 4 byte, 표시길이가 4 byte로 표시되어 있음을 알 수 있다.

## Q 질 문

**Q 3.** 이 화상 데이터의 세로 매트릭스(행)과 가로 매트릭스(열)은 얼마인가?

**Q 4.** 화상 데이터의 시작 주소(ADDRESS)는 어디에 있는가?

```
Image2-2：データ
全長: 963C52h | ﾀｲﾌﾟ : TEXT | ｸﾘｴｰﾀ: dosa | 選択: 0000AA:0000AEh 長さ: 000004h
0000000: 08 00 00 00 04 00 00 00 C2 01 00 00 08 00 05 00   ........ﾂ.......
0000010: 1E 00 00 00 5C 49 53 4F 20 32 30 32 32 20 49 52   ....¥ISO 2022 IR
0000020: 20 38 37 5C 49 53 4F 20 32 30 32 32 20 49 52 20    87¥ISO 2022 IR
0000030: 31 33 08 00 08 00 10 00 00 00 4F 52 49 47 49 4E   13........ORIGIN
0000040: 41 4C 5C 50 52 49 4D 41 52 59 08 00 16 00 1A 00   AL¥PRIMARY......
0000050: 00 00 31 2E 32 2E 38 34 30 2E 31 30 30 30 38 2E   ..1.2.840.10008.
0000060: 35 2E 31 2E 34 2E 31 2E 31 2E 31 00 08 00 18 00   5.1.4.1.1.1.....
0000070: 36 00 00 00 31 2E 32 2E 33 39 32 2E 32 30 30 30   6...1.2.392.2000
0000080: 33 36 2E 39 31 30 37 2E 34 33 33 2E 32 30 30 2E   36.9107.433.200.
0000090: 32 30 34 2E 32 30 30 31 30 35 30 36 2E 31 35 30   204.20010506.150
00000A0: 39 31 33 2E 31 30 30 30 33 00 08 00 20 00 08 00   913.10003.......
00000B0: 00 00 32 30 30 31 30 34 32 38 08 00 30 00 08 00   ..20010428..0...
```

(맥 그림 9-15)

## A Q3, Q4의 해답

**Q 3.** 열의 태그는 **표 9-2**와 같이 (0028,0011)이므로 검색하면 28 00 11 00 그 뒤에 02 00 00 00 DA 07 01 라고 되어 있다. VR이 숫자로 표시되어 있지 않기 때문에 암묵적 VR이라고 보면 된다. 02 00 00 00이 표시 Size, 결국 00 00 00 02이므로 2 byte 표시가 되는 것이다. 매트릭스 수는 DA07 즉 07DA이기 때문에 10진수로는 2010이 된다.

행수의 태그는 (0028, 0010)이다. 검색하면 28 00 10 00, 그 뒤에 02 00 00 00 8E 09라고 되어 있다. 8E09는 결국 098E가 되고 10진수로는 2449가 된다.

**Q 4.** 화상데이터의 태그는 **표 9-2**로부터(7FE0, 0010)이다. 검색하면 E0 7F 10 00, 그 뒤에 D8 09 96 00으로 되어 있다. 이것도 암묵적 VR로 보여 진다. D8 09 96 00 즉 009609D8이 화상데이터의 크기가 되고 10진수로는 9832920이 된다. 이것은 Q3의 가로 × 세로 × 2 = 2446 × 2010 × 2 = 9832920의 값이 되는 것이다. 데이터의 시작번지(주소)는 327A이다.

# 10 Viewer Soft OSIRIS에 의한 화상데이터의 표시·측정

## 10.1 OSIRIS의 인스톨(Windows용)

OSIRIS(오실리스)는 스위스의 쥬네프 대학 병원에서 제작된 화상데이터 표시용 Viewer Soft이다.

부록의 CD-ROM을 이용해서 퍼스널 컴퓨터에 인스톨 해보자. CD-ROM의(Vol 3) OSIRIS폴더내에 **그림 10-1**과 같이 4개의 OSIRIS폴더가 수록되어 있다.

OSIRIS라고 쓰여진 뒤의 번호는 버전 번호로서 클수록 최신버젼이다. 각자 가지고 있는 컴퓨터에 맞는 것을 선택하여 사용하도록 한다.

최신 버젼으로 인스톨이 잘 안되면 삭제하고 아래 버전을 사용해 보도록 한다. 이 책에서는 OSIRIS 418.PC 버전을 사용하였다.

이 폴더 안에는 많은 파일이 들어있으나 그 중의 Setup.exe를 더블클릭해서 OSIRIS를 인스톨하기 시작한다**(그림 10-2)**.

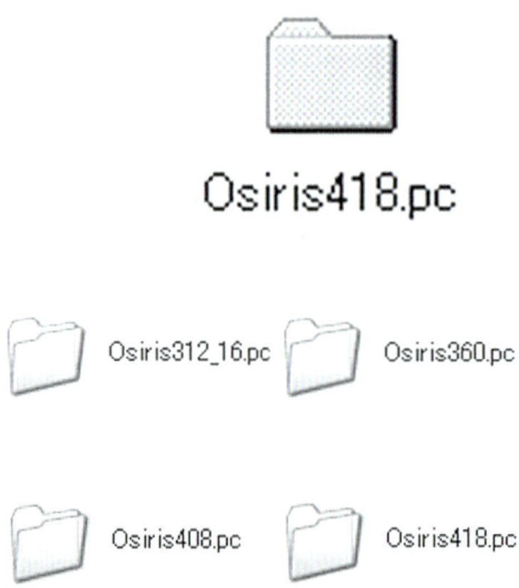


**(그림 10-1)**

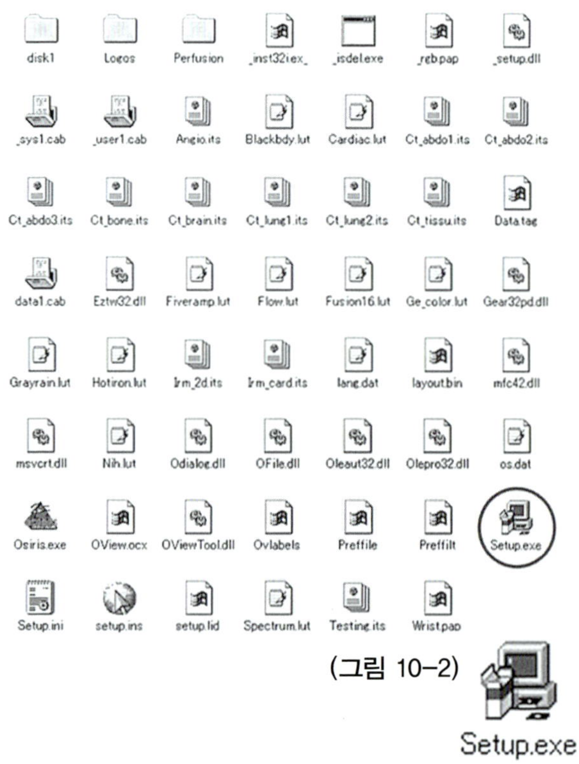


**(그림 10-2)**

도중에 인스톨 장소를 물어오면

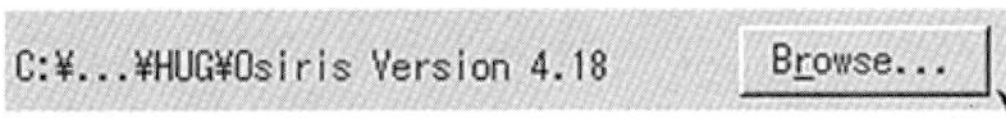


표시된 장소 이외에 인스톨 하는 경우에는 「Browse」로부터 선택한다.

인스톨장소를 확인하였으면 「Next」로 인스톨을 계속한다. 인스톨이 성공하면 성공했다는 화면과 인스톨 종료화면이 나타난다**(그림 10-3)**.

인스톨 뒤에는 「Hug」라고 하는 폴더가 만들어져 그중에 OSIRIS의 폴더가 있다. 그중에는 많은 파일이 있으며 실행파일은 Osiris.exe이다.

이 파일을 더블클릭해서 오실리스를 기동시킨다**(그림 10-4)**.

WindowsXP의 경우 일부 메뉴가 동작하지 않는 수가 있다.

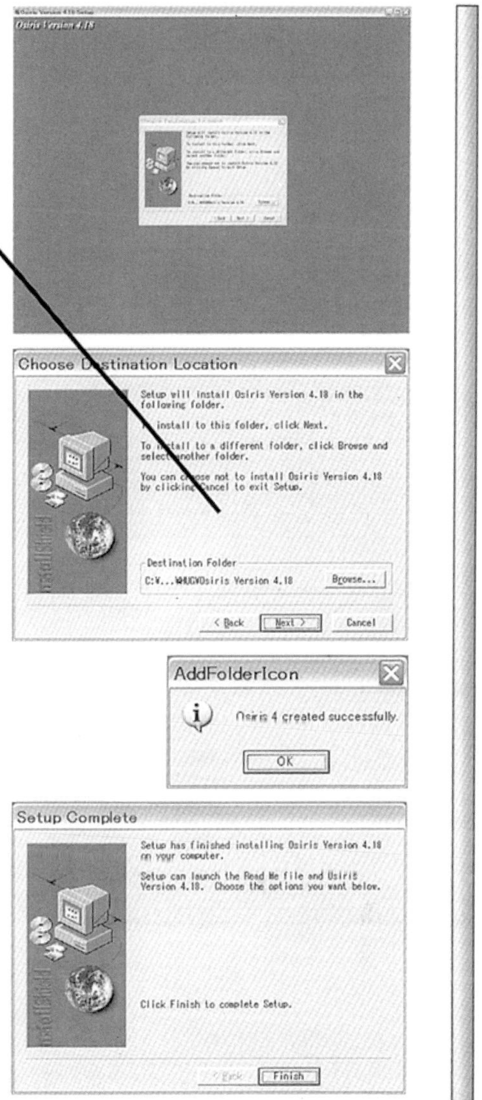


**(그림 10-3)**

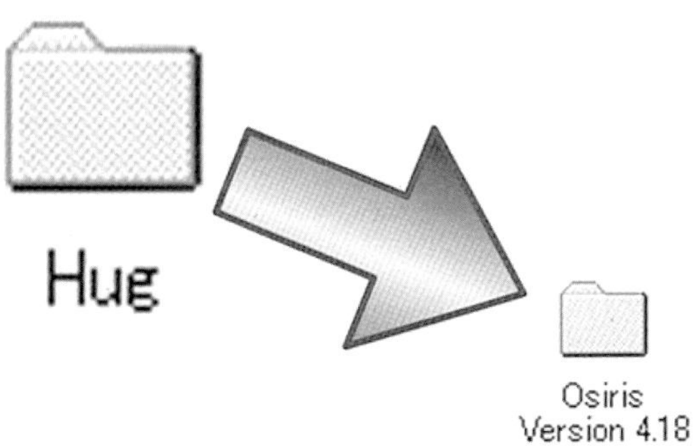


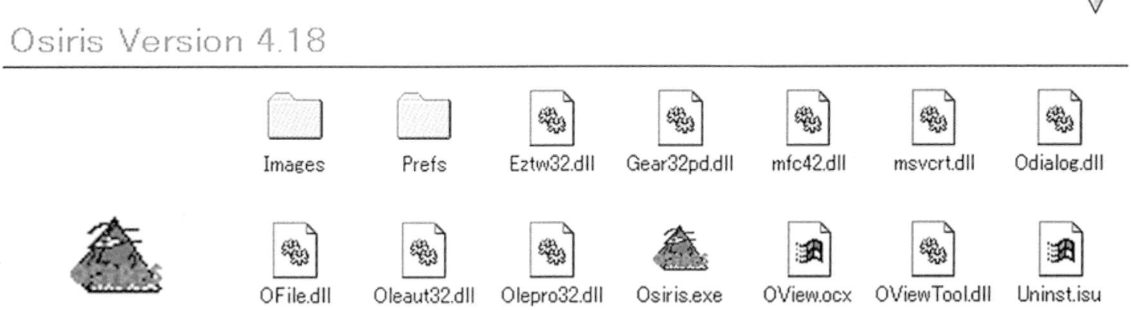


**(그림 10-4)**

10

## 10.2 OSIRIS의 인스톨(Mac용)

OSIRIS(오실리스)는 스위스의 쥬네프대학병원에서 제작한 화상데이터 표시용 Viewer Soft이다. 부록의 CD-ROM을 사용하여 OSIRIS를 설명하고자 한다. CD-ROM 내의(VOL3) OSIRIS 폴더안에 버전이 다른 3개의 폴더가 들어있다. OS9 이상에서는 Osiris4071이 가능하다고 생각되나 잘 안될때는 하위버젼을 시도해 본다. 예를 들어 Osiris4071을 사용할 경우 이 폴더마다 하드디스크에 카피한다.

기동은 폴더 내의 Osiris-4.071을 더블클릭하기만 하면 된다**(맥 그림 10-5)**.

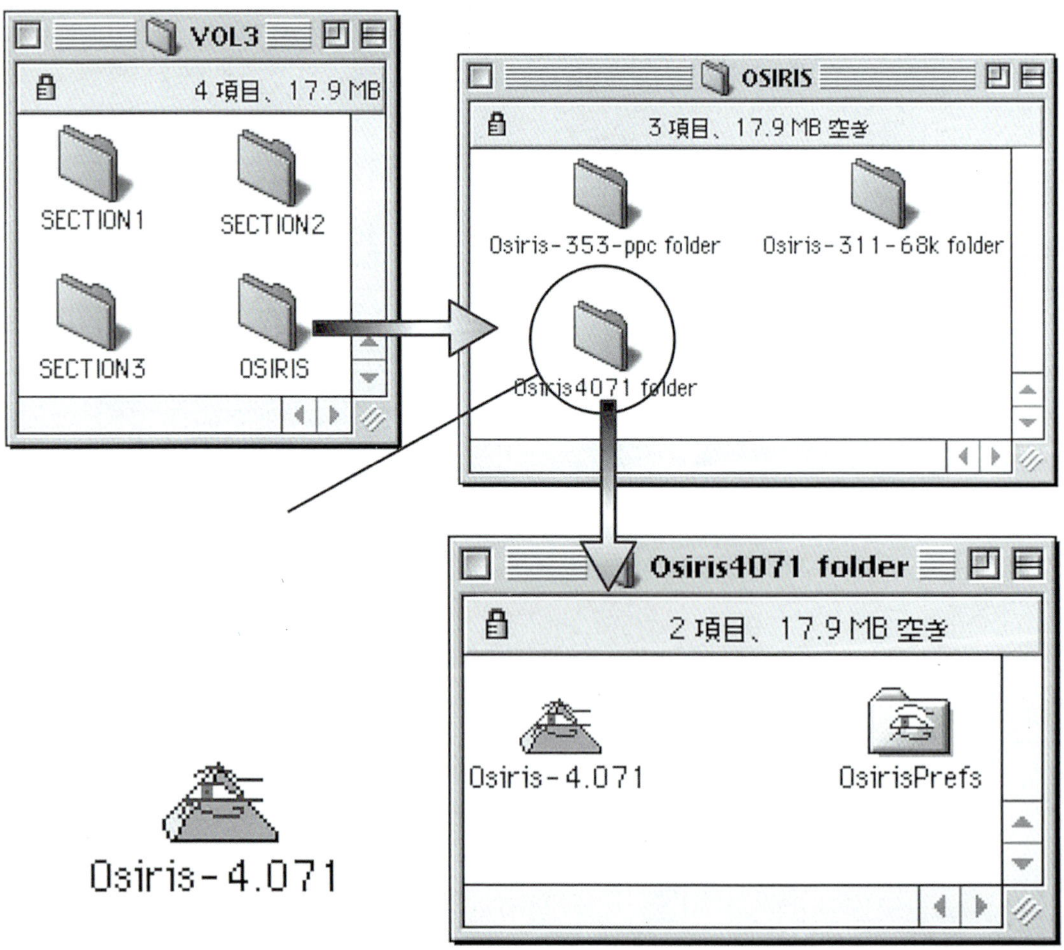


(맥 그림 10-5)

## 10.3 OSIRIS의 사용방법(Win & Mac)

1. OSIRIS의 아이콘을 더블클릭하면 **그림 10-6**과 같은 화면이 뜬다. 표시하려는 파일이 있는 드라이브 또는 폴더(디렉토리)를 선택하면 파일의 타입이 표시된다. 책의 처음에 말한 바와 같이 드라이브명, 폴더명, 파일명은 반각영자로 써야 충돌을 피할수 있다. 모두 지정이 되었으면 OK를 클릭한다.
2. Raw Data Dialog가 자동으로 열린다**(그림 10-7)**, Depth라는 것은 농도분해능(양자화 레벨, 계조수)를 말하는 것으로 256계조 이하는 8 bit, 이상의 경우는 16 bit를 선택한다. 또한 16 bit는 2 byte이므로 표시가 잘 되지 않을 경우에는 Swapped를 선택한다.
3. Min and Max Pixel Values에는 화상데이터의 화소치 범위를 삽입한다. 10 bit라면 Minimum이 0, Maximum은 1023이다. 통상 Automatic으로 하여도 별 문제는 없다.
4. Range of value는 "부호있음" 인가 "부호없음" 인가의 선택이다. CT와 같이 마이너스 값을 가지고 데이터 사제가 -로 나타나는 것(업셋을 하지 않는 것)은 부호있음(Signed Values)을 선택한다.
5. Width(폭), Height(높이)는 화상데이터의 가로·세로 매트릭스수를 의미하며, Swap라는 것은 가로·세로 매트릭스수의 교환을 의미한다.
6. File Header라는 것은 화상데이터의 부대정보(환자이름, 촬영 년, 월, 일)가 들어있는 부분이고, Image Header라는 것은 화상에 관한 데이터가 적혀있는 부분이다.(특히 1개의 파일에 복수의 화상이 들어있는 경우 화상마다 적혀 있다.) 보통은 알 수 없으며 매트릭스를 삽입하고 Guess(추정의 의미)를 클릭하면 파일 사이즈와 매트릭스 수, byte 수로부터 Header를 계산해 준다.
7. Calibration factor는 ROI, Line Calliper등(면적, 거리측정)의 범주에 반영된다. Remove prefs(Save Prefs)는 이들 조건이 보존된다. 특히 같은 파라메타로 복수의 데이터를 열 때에는 편리하다. 파라메타를 전부입력 하였으면 OK를 클릭한다.

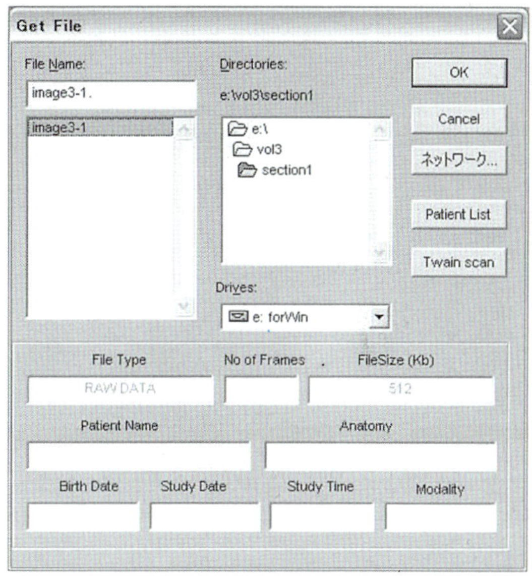


(그림 10-6)

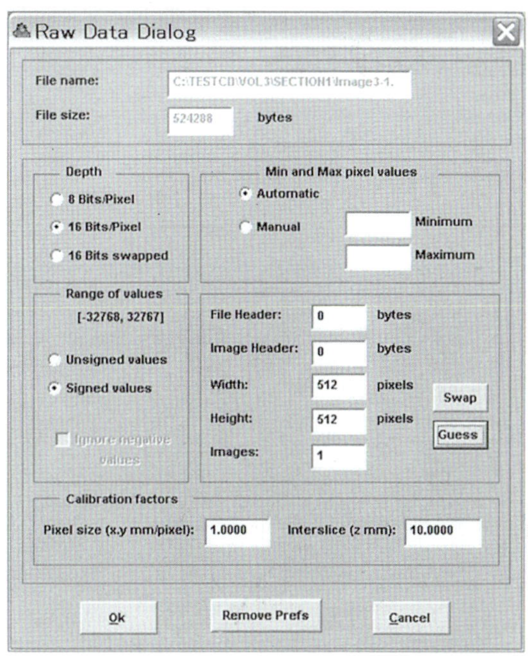


(그림 10-7)

8. 파라메타의 설정이 성공하면(**그림 10-8**)과 같은 표시가 나타난다. 데이터는 CD-ROM안에 있는 VoL3의 Section1의 Image3-1이다. 이 데이터는 16 bit swap 안함, Signed Value(신호있음), File Header 없음, 512 × 512 매트릭스의 화상이다. **그림 10-8**에 대하여 윈도우잉 처리를 뇌실질에 맞추어 한 것이 **그림 10-9**이다. 이 데이터는 swap 안한 것으로 정상적으로 표시되어 있으나 퍼스널 컴퓨터의 CPU에 따라서는 16 bit swapped가 필요한 경우도 있다. 이 데이터를 사용해 부적절한 파라메타 때문에 화상표시가 잘못된 두 예를 소개한다.

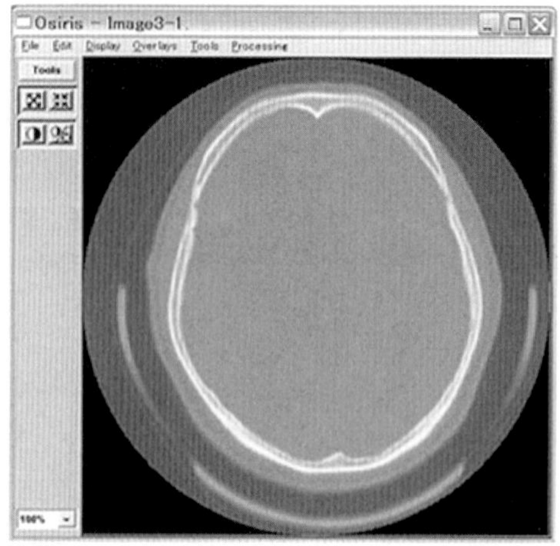


VOL 3 Section 1 Image 3-1
16 bit Signed Values 512 × 512

(그림 10-8)

① 엔디어니스가 다르면 상위 byte와 하위 byte가 바뀌기 때문에 흑·백 반전된 것 같은 느낌을 받는다. 그런데 상·하위 byte가 같은 경우(FFFF, 0202, 1111등)에는 변함이 없다. 따라서 완전히 흑·백이 반전되는 것이 아닌 화상이 된다. **그림 10-10**은 16 bit swapped로 했을 때의 화상이다.

② 다음으로 **그림 10-11**은 "부호있음" 인가 "부호없음" 인가 (Unsigned, Signed)의 차이를 보여주는 화상이다. CT화상과 같은 마이너스 값을 갖는 경우 Unsigned로 설정하면 마이너스 부분이 아주 큰 값으로 바뀌기 때문에 배경의 공기부분이 큰 CT 값으로 바뀌어 흰 바탕이 된다.(FFFF는 Signed에서는 -1 이지만 Unsigned로 하면 65535가 된다.), 또한 MRI 나 CR과 같이 +값 밖에 없는 경우에는 Unsigned 나 Singned에 관계없지만 서브트랙션 같은 처리를 할 경우에 -값이 생길 수 있으므로 주의를 요한다.

16bit/Pixel
Signed valus

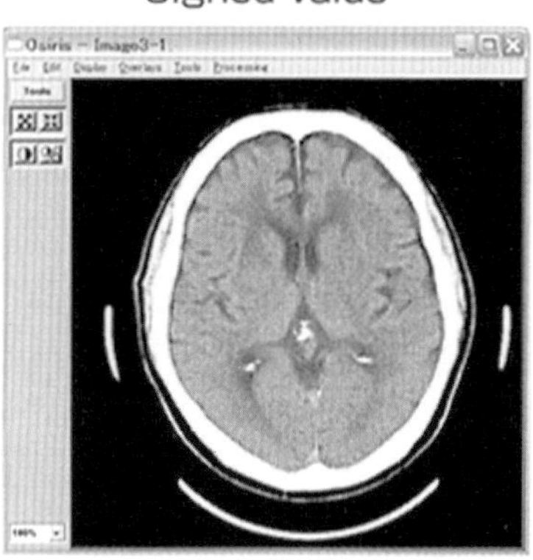

(그림 10-9)

16bit swapped
Signed valus

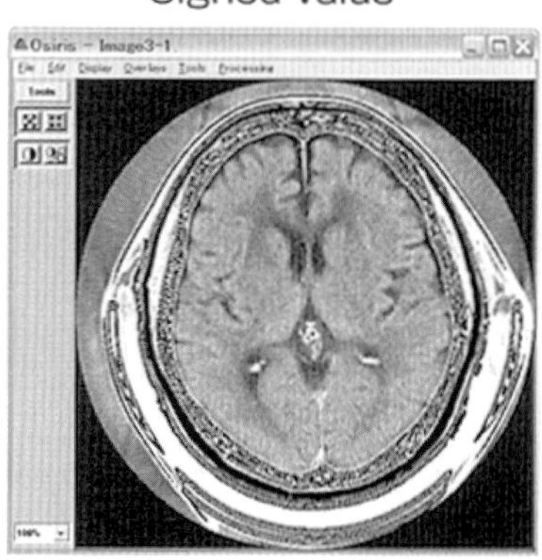

(그림 10-10)

16bit/Pixel
Unsigned valus

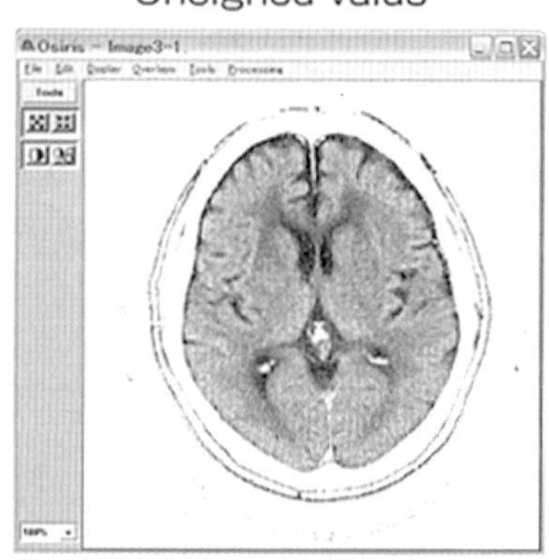

(그림 10-11)

VOL 3 Section1 Image3-1 512 × 512

## 메뉴바의 조작방법

### 1. File(그림 10-12)

- File에는 파일을 열고 저장하고 인쇄하는 작업을 할 수 있는 명령이 들어있다
- Open Image File은 각각의 화상 데이터를 열때 사용한다.
- Save PAPYRUS(정확하게는 PAPYRUS Ⅲ)는 DICOM에 준하는 형식이다. 이 형식은 다음에 파일을 열때에는 더블클릭만으로 열린다.
- Save AVI는 동영상(AVI형식)으로 저장가능하다. 한 파일안에 여러장의 화상을 담고 있는 파일은 동화상으로 저장이 가능하다. 저장된 파일은 AVI표시 소프트웨어(Quick Time player등)에서 관찰 가능하다.
- Save as는 3갈래의 파일형식으로 저장이 가능하고 화상데이터의 확대, 축소, 양자화 레벨의 선택 압축이 가능하다.

※화상파일이 한국어나 일본어 등으로 저장되어 있는 경우 열리지 않는 경우가 있으므로 반각영문이름을 붙여 하드디스크에 카피해 둔다.

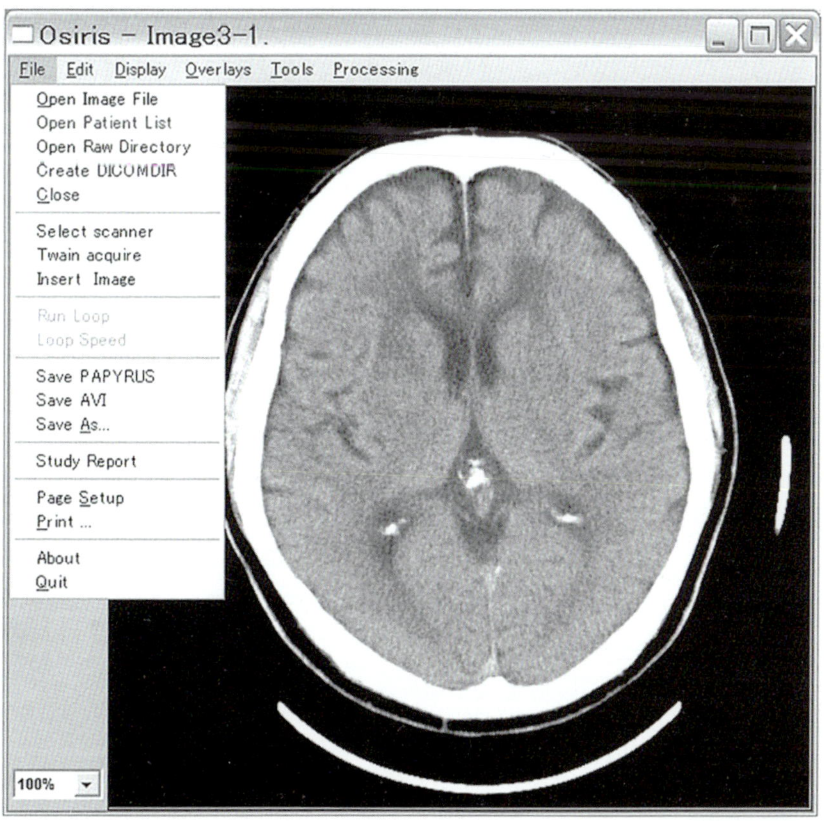


(그림 10-12)

### 1) Save as....

- 화상을 저장하는 경우 Image properties, Image Selection, Output Format 각각의 파라메타를 설정할 필요가 있다.

**① Image properties(그림 10-13)**

- Depth는 저장시 양자화 레벨을 선택하기 위한 것이다. 256계조이하면 8 bit로, 256을 넘으면 16 bit를 선택하고 16 bit데이터를 그대로 저장하고자 할때에는 16 bit를 선택한다.
- Dynamic은 화상 data의 값을 확장하고 Region Dynamic은 화상데이터의 Depth에 의존하며 통상 이것을 선택한다.
- Image Dynamic은 저장하고자 하는 화상을 구성하는 화소치의 Dynamic Range에 의존한다.
- Zoom factor는 확대, 축소시켜 저장한 경우 그 비율을 설정할 수 있다. 100%를 넘는 경우는 Interpolation(보간법)을 선택해야만 한다.
- Bilinear(1차내삽법)는 내삽하고자 하는 점의 화상데이터를 그점 주위 4점의 화상데이터를 이용하여 구하는 것으로서 오리지널의 데이터가 깨지는 결점이 있으나 평균화에 의한 평활화의 효과가 얻어지는 이점이 있다.
- Nearest neighbour (최근 인접내삽법)은 내삽하고자 하는 점에 가장 가까운 격자점의 화상데이터를 구해서 화상데이터를 한다. 오리지널 화상데이터를 깨뜨리지 않는 이점과 처리 알고리즘이 간단하다고 하는 이점이 있다.

**② Image Selection(그림 10-14)**

- 화상데이터가 복수의 화상으로 구성되어있는 경우를 선택한다. 화상이 메인 경우는 Active Images 또는 current Image를 선택한다.
- Active Images는 복수의 화상 중 몇 매를 선택한 경우에 셋트해서 저장할 수 있다.
- Current Image는 복수의 화상 중 현재 선택하고 있는 1장을 저장한다.

**③ Output Format(그림 10-15)**

- File Format는 Papyrus3, DICOM, Tiff의 3개 (최근에는 Bitmap포함) 중에 선택한다.
- Compression은 파일 압축의 선택을 의미한다.
- JPEG lossless는 JPEG의 가역압축을 의미한다. 압축률은 낮으나 압축을 풀 경우는 압축전과 같은 데이터로 복원이 가능하다. (JPEG라는 것은 파일 형식이 아니고 압축형식이다.)
- JPEG lossy는 비가역압축으로 압축률은 높으나 압축을 풀어도 원래 데이터로 복원할 수 없다.
- No compression은 압축을 하지 않는 것이다. Compression은 Tiff에서는 선택이 불가능하다.

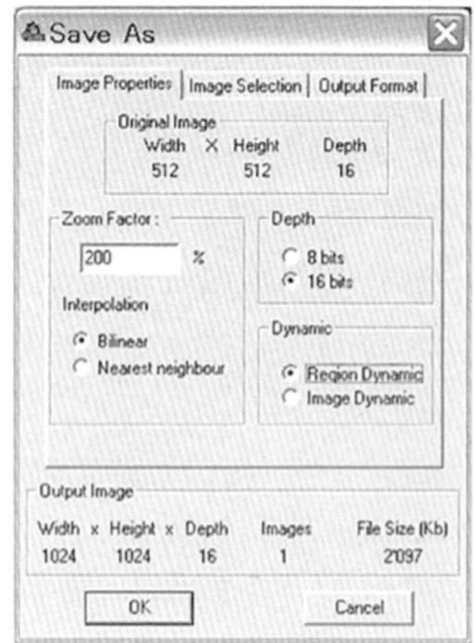


(그림 10-13)

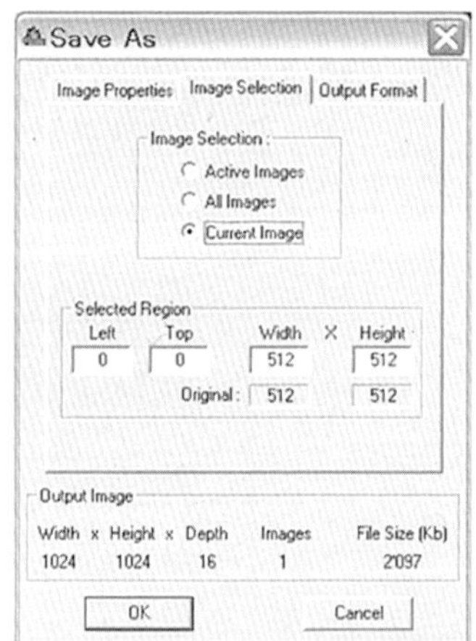


(그림 10-14)

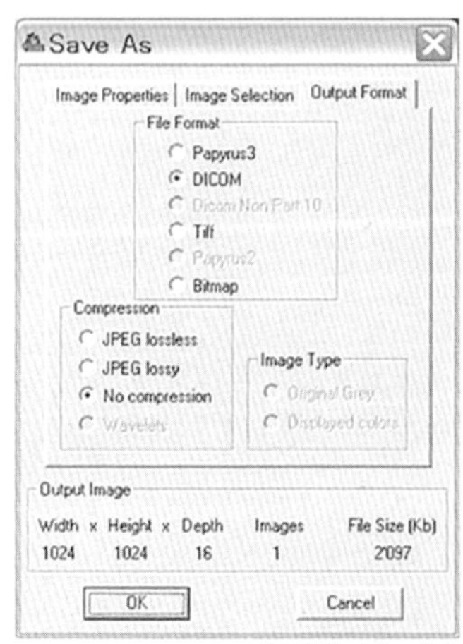


(그림 10-15)

• Image Type은 Tiff형식만을 대상으로 한다.

## 2. Edit(그림 10-16)

• ROI(관심영역)의 Cut, Copy, Paste를 할 수 있다.

• Special은 표시화면의 Copy가 가능하다.

(Copy 화상은 16 bit에서는 8bit의 화상데이터가 된다. 화면캡쳐와 같은 것이다)

• Enlarg Image는 화상 매트릭스수의 확대가 가능하다.

• Option은 화상데이터의 부가정보의 설정을 할 수 있다.

• Preferences는 각 항목 (ROI등)의 설정이다.

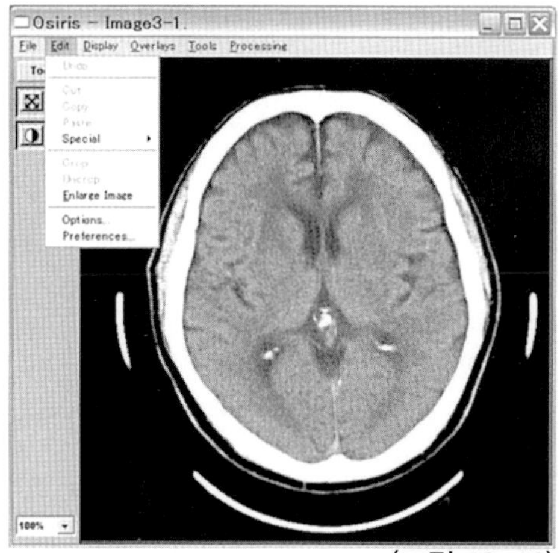

(그림 10-16)

## 3. Display(그림 10-17)

• Adjust color은 화상 표시 조건의 조정(윈도우잉 처리)이다.

• Color Adjust Mode

Relative mode (상대값 모드)

Absolute mode (절대값 모드)

• Color mask

어떤 범위의 픽셀 값에 대하여 색을 입힐 수 있다.

• Show coordinates **(그림 10-18)**

좌표와 픽셀치를 표시한다. 커서위치의 좌표와 픽셀값을 표시한다. "부호있음"의 경우에는 마이너스 값으로 표시된다.

• Show Rules

규정의 표시이다.

• Invert color

흑백 반전에 사용한다.

• Zoom

확대 표시이다.

• Rotate

화상의 회전이 가능하다.

• Flip

수평반전, 상하반전 등 뒤집기 할 수 있다.

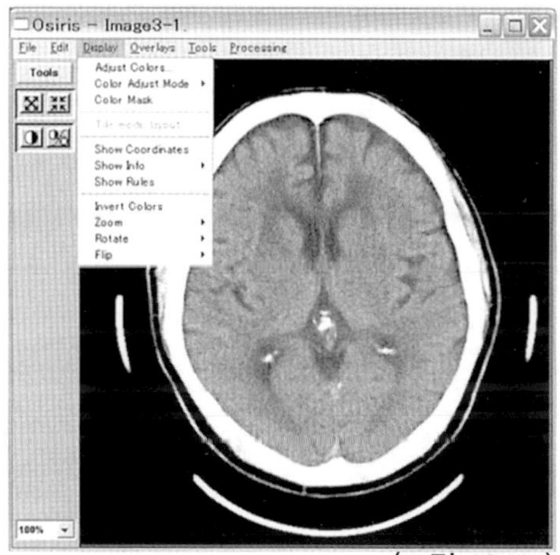

(그림 10-17)

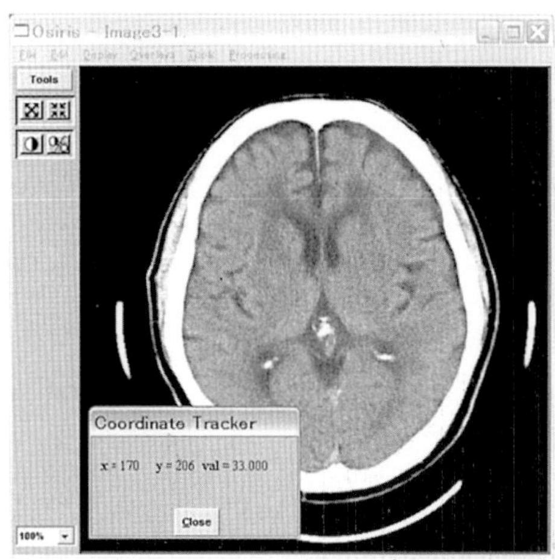

(그림 10-18)

## 4. Overlays(그림 10-19)

- Show overlays
  ROI의 표시이다. 색분해한 경우 색별 표시를 선택할 수 있다.
- Hide overlays
  ROI의 비(非)표시이다. 색 분해한 경우 색별로 비표시를 선택할 수 있다.
- Clear Overlays
  ROI의 삭제이다. 비표시는 아니기 때문에 일단 삭제하면 표시는 불가능하다.
- Show data
  ROI의 결과 표시이다. ROI의 크기나 평균치 등이 표시된다.

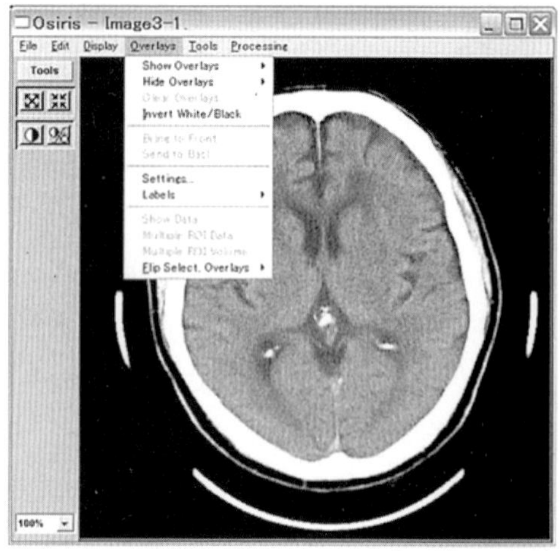


(그림 10-19)

## 5. Tools(그림 10-20)

이 기능은 Tools 아이콘에서도 같은 기능을 가진다 **(그림 10-21)**.

- Neutral Tool
  선택 Tool, 목적부분 (ROI)을 선택한다.
- Selector
  영역선택 Tool, 목적영역을 선택한다.
- Rect. ROI
  사각형 모양의 ROI
- Ellip. ROI
  원형의 ROI
- Polyg. ROI
  다각형 ROI
- Pencil
  부정형의 ROI
- Line Calliper
  직선거리를 계측한다.
- Circle Calliper
  임의의 원의 직경을 계측한다.
- Angle
  각도를 계측한다.
- Profiler
  임의의 직선의 픽셀값을 표시한다.
- Annotation
  문자의 삽입
- Mover
  화상의 윈도우내의 이동
- Magn. Glass
  윈도우의 확대표시

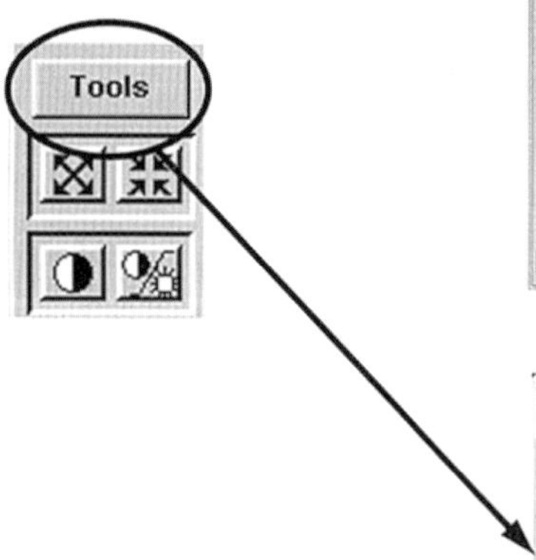


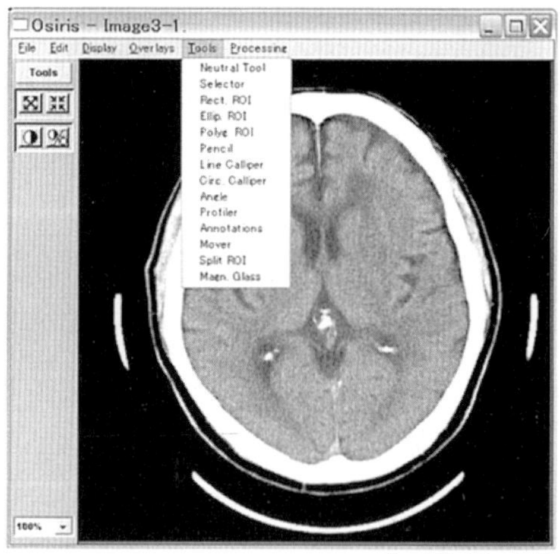


(그림 10-20)

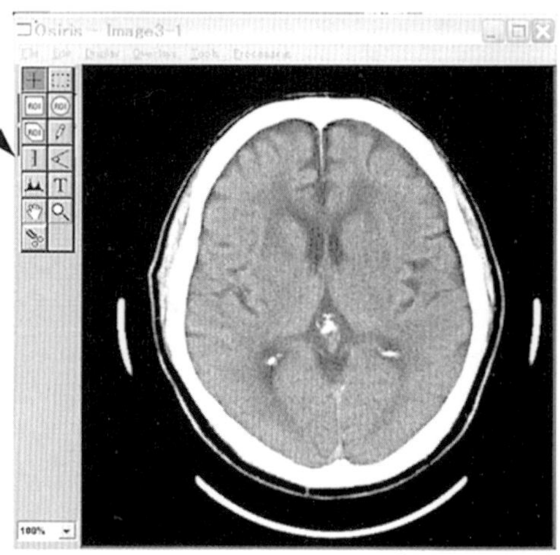


(그림 10-21)

## 6. Processing(그림 10-22)

- Filters
  화상처리에 사용하는 여러 가지 필터를 사용할 수 있다.
- Iso Contours
  설정한 화소값의 균등분포(윤곽)을 표시한다.
- Image Fusion, Ejection Fraction, Hist. Egualigation, Segmentation은 Multi Slices의 경우에 유용하다.
- 표시확대, 축소아이콘
  클릭할 때마다 확대, 축소된다. Display에 윈도우의 크기를 맞추려 할 때 아래에 아이콘으로 Fit할 크기를 선택한다(**그림 10-23**).
- 흑백 반전 아이콘
  화면의 흑백을 한순간에 반전시킨다.

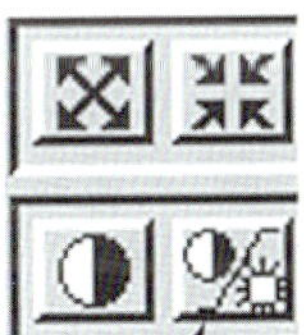

- 윈도우잉 처리 아이콘
  윈도우폭, 윈도우 레벨을 마우스 조작으로 변경한다. 이 아이콘을 클릭하고 마우스의 왼쪽 보턴을 누른 상태에서 전후로 이동하면 윈도우 레벨이 리얼타임으로 변화되며 좌우 방향으로 이동하면 윈도우 폭이 변화한다.

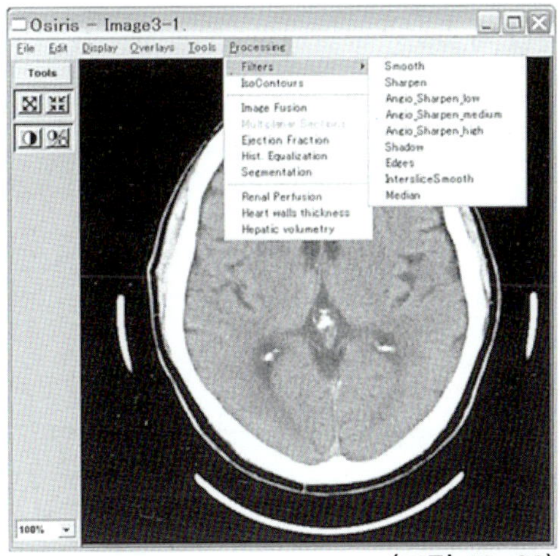


(그림 10-22)

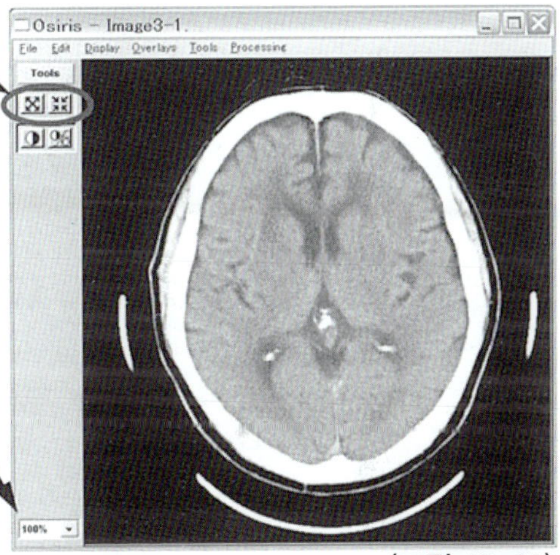


(그림 10-23)

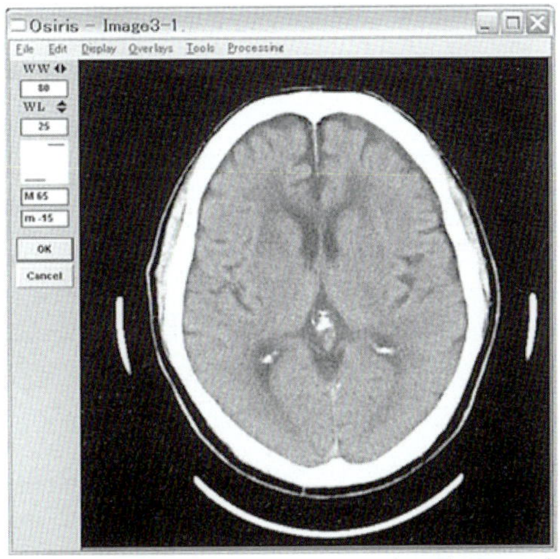


(그림 10-23)

## 10.4 각종 화상 데이터의 표시

### 10.4-a DICOMIII

OSIRIS의 경우 DICOM파일은 파일을 선택하기만 하면 열린다. 열리지 않을 경우에는 Rawdata Dialog (파라메타 설정 화면)이 열린다.

#### 매트릭스 수, 농도분해능을 알고 있는 경우

1. 매트릭스 수, 농도분해능을 매뉴얼로 설정한다.

#### 매트릭스 수, 농도분해능을 모르는 경우

1. 바이널리에디터를 사용하여 부대정보 부분에서 부대정보 등을 읽어들인다.
2. 매트릭스 수, 농도 분해능을 매뉴얼로 설정한다.

### 10.4-b Raw DATA

#### 매트릭스 수, 농도분해능을 알고 있을 경우

1. 매트릭스 수, 농도 분해능을 매뉴얼로 설정한다.

#### 매트릭스 수, 농도분해능을 모르는 경우

1. 화상표시가 되지 않는 경우에는 매트릭스수의 차이라고 생각할 수 있으므로 먼저 농도분해능이 8 bit인가 16 bit인가를 추정하여 결정한다.
2. 의료용 화상의 경우 초음파, 일부의 DR화상 이외에는 거의가 16 bit이므로 먼저 16bit로 시작해 본다.
3. 다음으로 매트릭스 수를 맞추는데, 예를 들어 CT에서는 거의 대부분 512×512이므로 모달리티를 생각해서 추정한다. 단 시스템의 사용자 매뉴얼에 써 있는 데로 매트릭스를 계산해도 실제 화상 파일에서는 다소 차이가 있는 경우가 있으므로 주의한다. (예를 들면 512 × 512가 504 × 504가 되는 경우가 있다)
4. 그 다음으로 선두 데이터의 오차(시작데이터로부터 시작하지 못한 경우)가 있는 경우에는 File Header(업셋 값)으로 조정한다. 업셋은 농도분해능 16 bit의 경우 짝수(우수)값을 설정한다.

## 연습 화상 데이터의 표시

1. 우선 기본화상 Vol3 Section2 Image3-2a(**그림 10-25**)를 16 bit Swapped Unsigned Value 512 × 512 File Header 0로 연다. 이 데이터는 CT화상이지만 데이터 값은 +의 정수로 변환되어 있다. 또한 정상 표시되지 않을 경우에는 "Swapped 하지 않음"을 선택한다.
2. Vol3 Section2 Image3-2b(**그림 10-26**)를 16 bit Swapped Unsigned Value 512 × 512 File Header 0로 연다. 또한 기본 화상이 "Swapped 하지않음"으로 정상 표시되었다면 "Swapped 하지않음"을 선택한다. 이 화상은 횡방향의 매트릭스 수가 실제의 매트릭스수와 맞지 않는 경우를 나타내고 있다. 줄무늬가 많으면 많을수록 매트릭스 차이가 많이 나는 것을 의미한다. 매트릭스가 정상에 가까울수록 줄무늬가 적어진다. 정상표시는 Width 500 × Height 520이다.
3. Vol3 Section2 Image3-2c(**그림 10-27**)을 16 bit Swapped Unsigned Value 512 × 512 File Header 0로 연다. 기본 화상이 16it Swapped 안했을 때 열렸다면 Swapped 안함을 선택한다. 이 화상은 반복상이 나타나게 보이며 선두데이터의 오차에 의해서 이렇게 보이는 것이다. 가로매트릭스 수는 정확하기 때문에 **그림 10-26**과 같이 줄무늬는 나타나지 않지만 File Header의 정확한 값을 지정하지 않는 한 반복화상은 계속 될 것이다. 정상표시는 File Header 174, Width 512 × Height 500이다.
4. Vol3 Section2 Image3-2d(**그림 10-28**)을 16 bit Swapped Unsigned Value 512 × 512 File Header 0로 연다. 기본화상이 16 bit Swapped 하지 않았을때 정상 표시되었다면 16 bit Swapped 하지 않음을 선택한다. 이 화상은 엔디어니스의 차이 즉, Swap를 했을 때와 하지 않았을 때의 차이처럼 보여지지만 Vol3 Section2 Image3-2a의 파일에 업셋 1 byte를 부가한 것이다. 이것은 엔디어니스의 차이와 같은 효과를 낸다.
정상표시는 File Header 1 , Width 512 × Height 512로 설정한다. 그런데도 정상표시 되지 않을 경우에는 16 bit Swapped 안함을 선택한다(Swap 할 때와 안할때의 차이를 비교해 보아라).

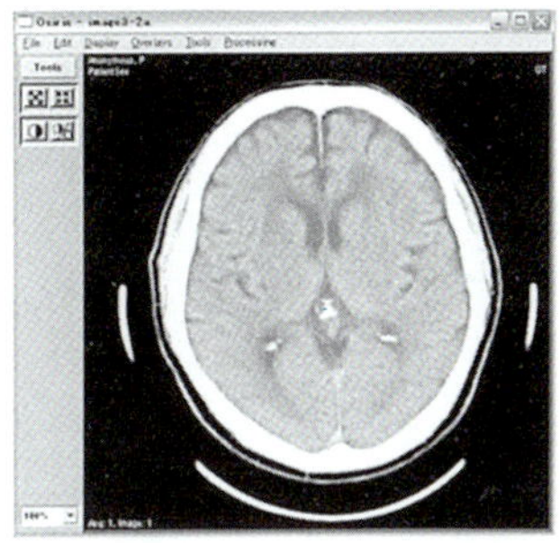
(그림 10-25)

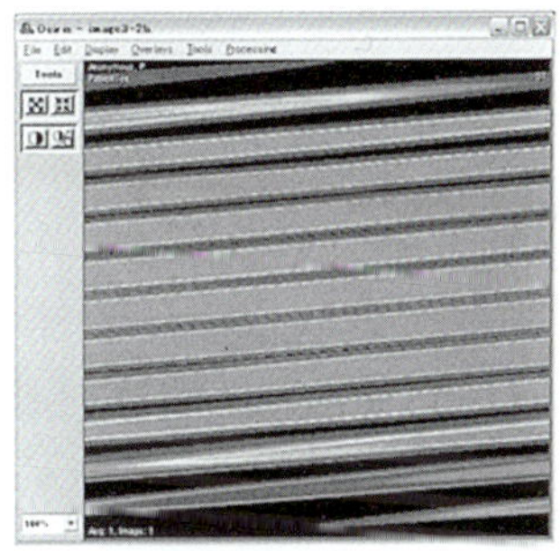
(그림 10-26)

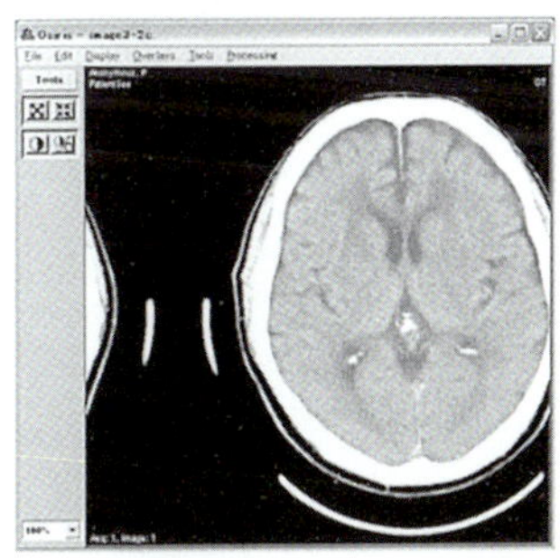
(그림 10-27)

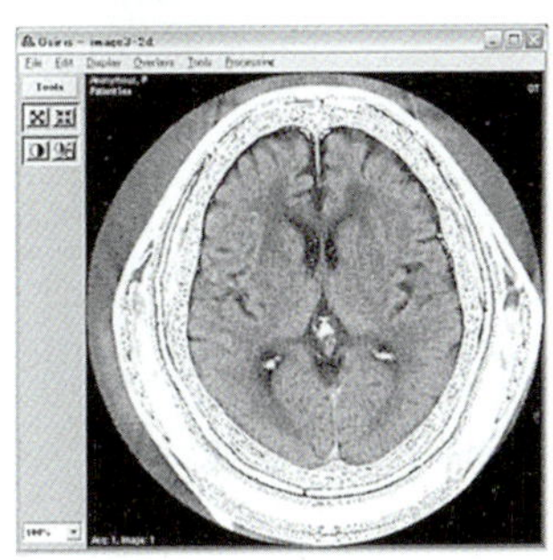
(그림 10-28)

## 10.4-c 압축된 DICOM File의 복구

압축된 DICOM File은 통상 OSIRIS로서 간단히 열리고 화상표시가 되지만 그대로는 압축을 푼 데이터를 얻을 수 없다. 여기서 OSIRIS의 파일저장을 이용해서 압축을 푼 후의 데이터를 얻어본다.

사용하는 파일은 Vol3 Section2 Image3-2e이다. 이 데이터는 DR화상으로 1024 × 1024의 16 bit이므로 간단히 생각해도 화상데이터 부분만으로도 1024 × 1024 × 2 = 2097152 byte가 되지만 실제의 용량은 677564 byte밖에 되지 않는다. 바이널리에디터로 비교하면 **그림 10-29**와 같이 파일 중앙부터 데이터가 2 byte로 생각하기에는 너무나 큰 값을 나타내고 있다. 이것은 압축되어 있기 때문에 2 byte 데이터 군이 아니고 1 byte의 데이터로 변하였기 때문이다. 압축파일은 파일사이즈라든가 바이널리에디터의 표시로 확인이 가능하다.

**압축된 DICOM파일**

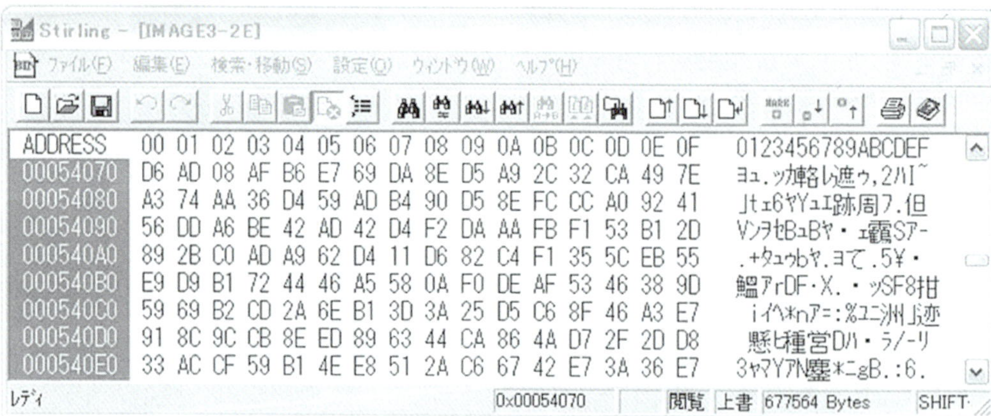


(그림 10-29)

**압축을 푼 DICOM 파일**

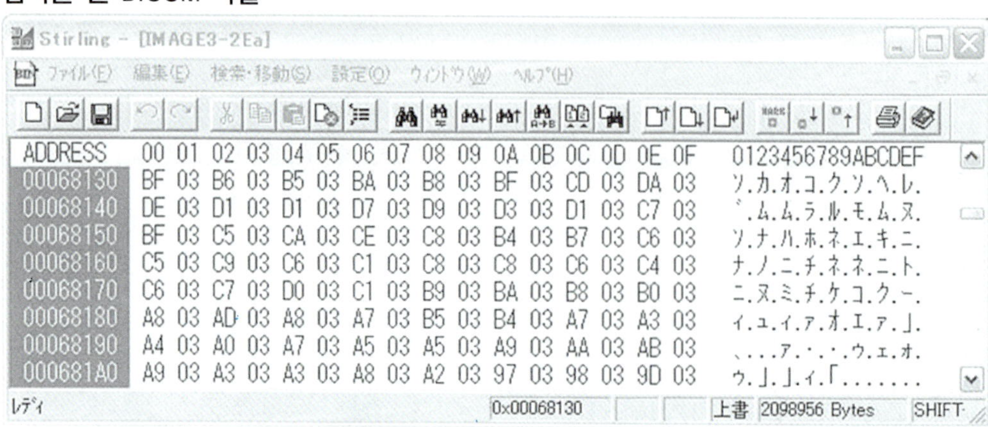


(그림 10-30)

## 연습 압축된 DICOM파일의 복구방법－

1. 압축된 DICOM파일 Vol3 Section2 Image3-2e를 OSIRIS로 연다.
2. Save as...(저장)으로 Zoom Factor 100%, Depth 16 bit, Region Dynamic, DICOM File Format, No Compression으로 Save한다.
   File Name은 적당히 붙이고 작업용 폴더에 저장한다.

## 압축된 DICOM파일의 매트릭스 수의 확인방법

1. 압축된 DICOM파일, Vol3 Section2 Image3-2e를 바이널리 에디터로 연다.
2. 바이널리에디터의 「검색·이동」으로부터 「검색」을 선택한다.
3. DICOM파일의 매트릭스 수를 나타내는 태그는 가로(0028, 0010), 세로(0028, 0011)이다. 우선 가로 매트릭스부터 시작한다. 검색데이터의 난에 2800 1000을 입력한다. 그리고 검색범위에 데이터 전체를 선택하고 「다음검색」을 클릭한다.
4. 그러면 28 00 10 00 55 53 02 00 00 04라고 하는 데이터 군이 보일 것이다**(그림 10-31)**. 2800 1000이 태그이다. 5553이 VR이고 문자로 바꾸어 US, "부호있음"의 2 byte의 데이터임을 나타낸다. 다음의 0200이 데이터의 길이로서 리틀엔디어니스이기 때문에 0002, 즉 2 byte를 의미한다. 최후의 0004, 이것이 가로매트릭스 수이다. 0004는 10진수로는 1024이다. **(표 9-2)** 같은 방법으로 세로 매트릭스도 찾아본다.

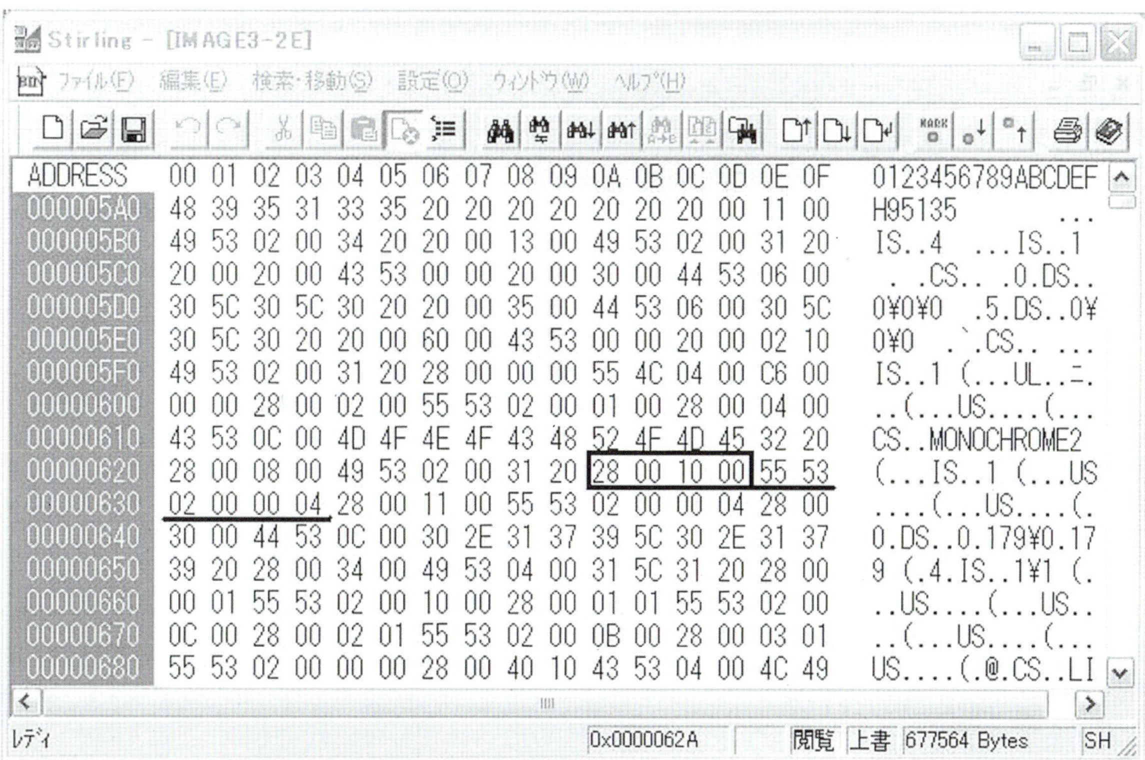


(그림 10-31)

## 10.5 화상 데이터의 응용

### 10.5-a ROI 값의 측정

OSIRIS에서 ROI값의 측정법은 간단하다.

#### ROI값의 측정방법

1. Vol3 Section3 Image3-3 16 bit Swap안함. Signed Value 512×512 File Header 0로 연다**(그림 10-32)**.
2. Tools로부터 적당한 ROI를 선택한다.
3. 측정부의 ROI를 설정한다.
4. Overlays의 Show Data를 선택하고 결과를 기다린다.
5. ROI Data로서 ROI안의 픽셀값의 최대치, 최소치, 평균치, 표준편차, 면적, ROI외의 픽셀값의 합계 ROI의 장소를 나타내는 픽셀좌표, 픽셀값을 표시한 ROI의 크기가 표시된다**(그림 10-33)**.
6. 다음으로, 한번 확인한 ROI라도 Neutral Tool에서 드래그 하면 Real Time으로 ROI Data 값이 변경된다.
7. 적당한 이름을 붙여 Save하면 ***.DAT File 이 되고 워드 프로그램에서 열면 ROI안의 데이터가 누적 도수(히스토그램)로 표시되어진다**(그림 10-34)**.

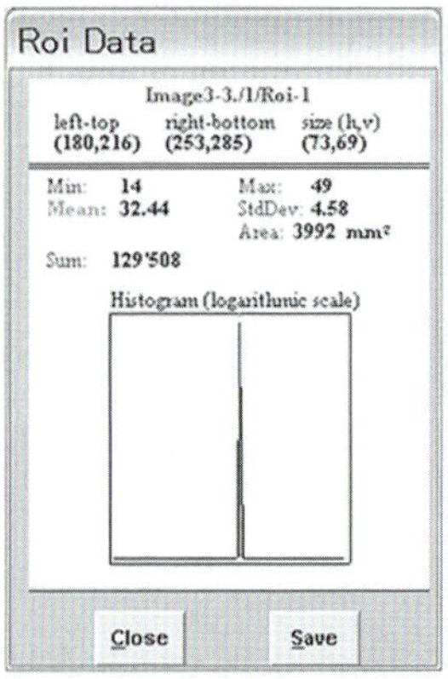


(그림 10-33)

VOL3 Section3 Image3-3 16 bit
Signed values swap 512 × 512

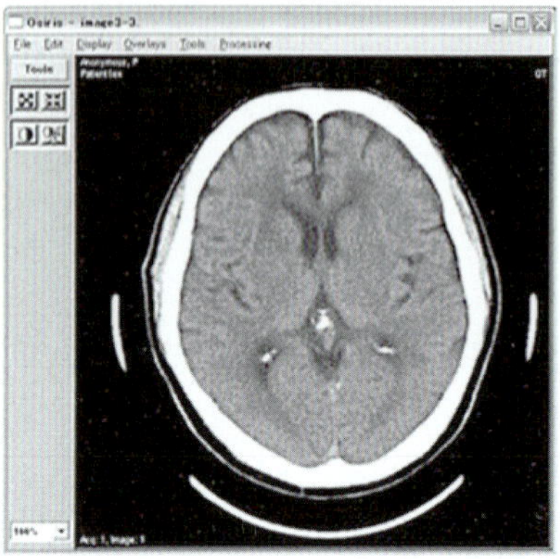

(그림 10-32)

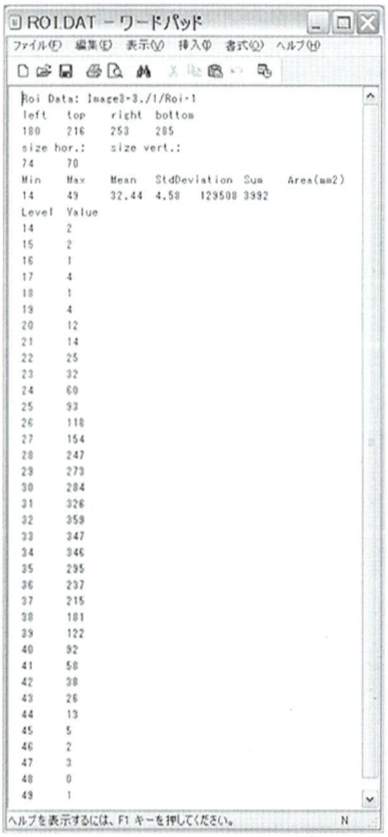

ROI.DAT − ワードパッド

ファイル(F) 編集(E) 表示(V) 挿入(I) 書式(O) ヘルプ(H)

Roi Data: Image3-3./1/Roi-1

| left | top | right | bottom |
|---|---|---|---|
| 180 | 216 | 253 | 285 |

| size hor.: | size vert.: |
|---|---|
| 74 | 70 |

| Min | Max | Mean | StdDeviation | Sum | Area(mm2) |
|---|---|---|---|---|---|
| 14 | 49 | 32.44 | 4.58 | 129508 | 3992 |

| Level | Value |
|---|---|
| 14 | 2 |
| 15 | 2 |
| 16 | 1 |
| 17 | 4 |
| 18 | 1 |
| 19 | 4 |
| 20 | 12 |
| 21 | 14 |
| 22 | 25 |
| 23 | 32 |
| 24 | 60 |
| 25 | 93 |
| 26 | 118 |
| 27 | 154 |
| 28 | 247 |
| 29 | 273 |
| 30 | 284 |
| 31 | 326 |
| 32 | 359 |
| 33 | 347 |
| 34 | 346 |
| 35 | 295 |
| 36 | 237 |
| 37 | 215 |
| 38 | 181 |
| 39 | 122 |
| 40 | 92 |
| 41 | 58 |
| 42 | 38 |
| 43 | 26 |
| 44 | 13 |
| 45 | 5 |
| 46 | 2 |
| 47 | 3 |
| 48 | 0 |
| 49 | 1 |

ヘルプを表示するには、F1 キーを押してください。

(그림 10-34)

## 10.5-b 프로파일 커브측정

프로파일커브는 화상의 두 점 사이의 픽셀값 변화를 나타내는 커브이다. X선 사진을 마이크로덴시토메터로 주사했을 때의 농도 변화 커브와 같은 것이다.

### 프로파일 커브의 측정방법

1. Vol3 Section3 Image3-3을 16 bit Swap안함, Signed Value 512×512 File Header 0로 연다.
2. Tools로부터 Profiler를 선택한다.
3. 측정부를 클릭하고 드래그하여 직선라인을 설정한다.
4. 설정하면 동시에 **그림 10-35**와 같은 프로파일 커브가 나타난다.
5. 프로파일 커브의 그래프 안을 좌측 클릭하면 그 부분의 픽셀값을 그래프내에 보여준다. 그 부분의 화상 좌표도 리얼타임으로 보여준다.
6. 적당한 이름을 붙여 Save하면 ***.DAT File이 되고 워드 프로그램에서 열면 데이터 전부가 나타난다.
7. 그리고 일단 확인한 ROI에서도 Neutral Tool(+)로 측정라인을 드래그 하면 리얼타임으로 ROI, Data 값이 변경된다.

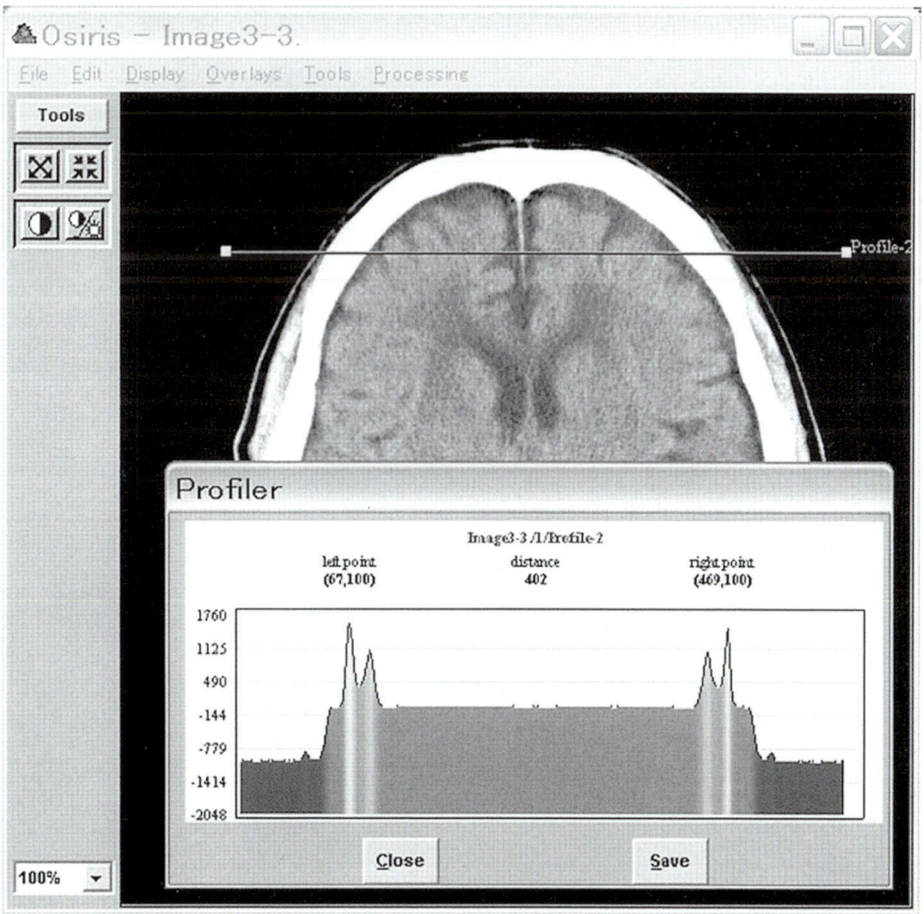


(그림 10-35)

## 10.5-c 프로파일 커브를 Excell로 표시

여기서는 표 계산 소프트웨어인 Excell로 프로파일 커브데이터를 취급하는 방법에 대하여 논하겠다.

### 프로파일 커브의 데이터 변환 방법

1. Excell을 기동한다.
2. Excell의 「파일 open」을 선택한다.
3. OSIRIS에서 저장된 프로파일커브의 ***.DAT 파일을 연다.(「열기」다이얼로그에 파일의 종류가 「모든 파일」이 아니면 확장자 태그가 보이지 않는데 주의할 것)**(그림 10-36)**
4. 텍스트 파일 "위져드"가 자동적으로 열린다. 이것은 파일이 Excell파일이 아닌 경우 파일 내용을 표 계산용셀에 맞추기 위한 내비게이터용 소프트웨어이다**(그림 10-37)**. 원래 데이터의 형식에서 「콤마나 탭 등의 구획문자에 의해 필드마다 구획된 데이터」를 선택하고 「다음」을 클릭한다.
5. **그림 10-38**에서는 구절문자로 「탭」을 선택하고 다음을 클릭한다.
6. **그림 10-39**에서는 열의 데이터 형식이 G/표준으로 선택되어 있을테니까 「완료」를 클릭한다.
7. 틀렸으면 「복귀」를 클릭한다. 데이터의 미리보기는 데이터의 구분상황이 리얼타임으로 표시되기 때문에 확인해 가면서 진행한다.

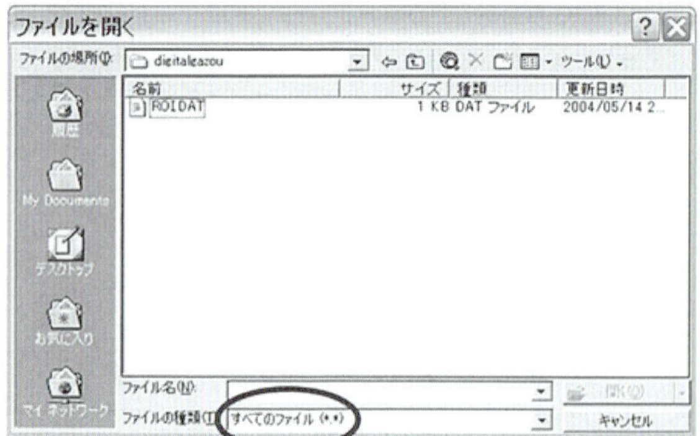


(그림 10-36)

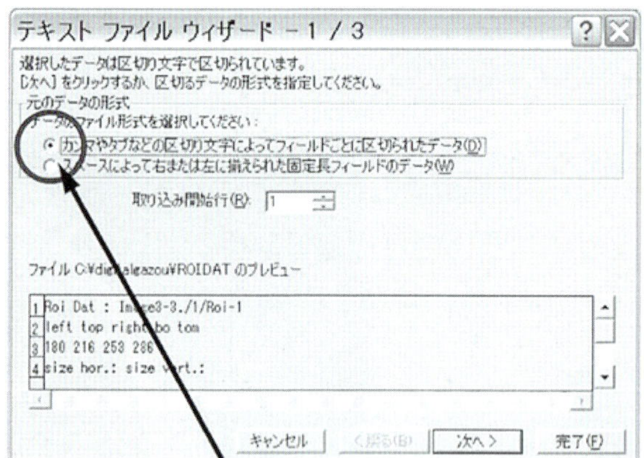


(그림 10-37)

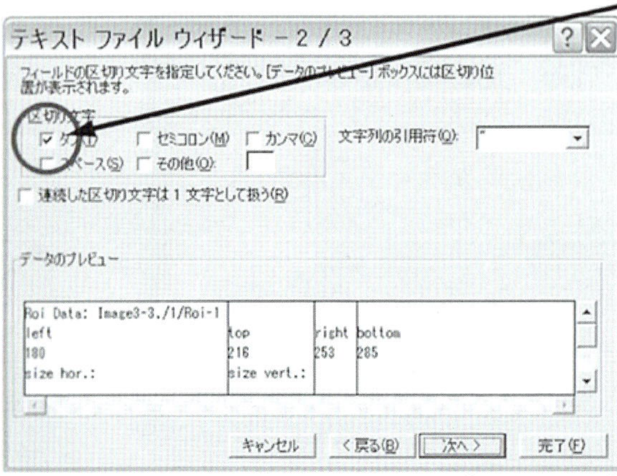


(그림 10-38)

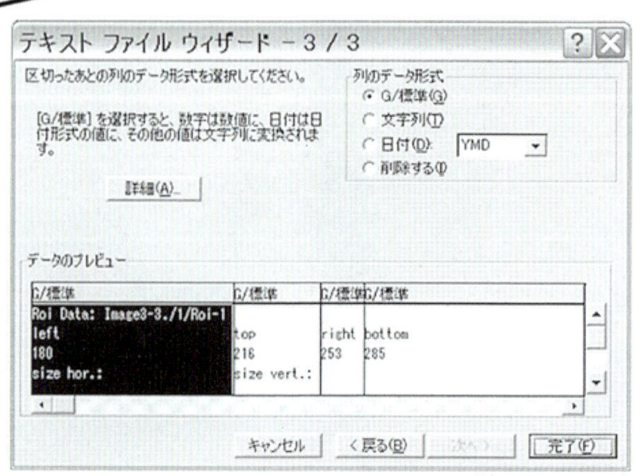


(그림 10-39)

8. Excell에는 **그림 10-40**의 모양으로 들어간다.
9. X,Y는 프로파일 커브의 픽셀값의 좌표데이터이다.
10. Excell 그래프유져드에서 셀을 선택하고 꺽은선 그래프나 분산형을 선택하면 **그림 10-41**과 같은 그래프가 그려진다.

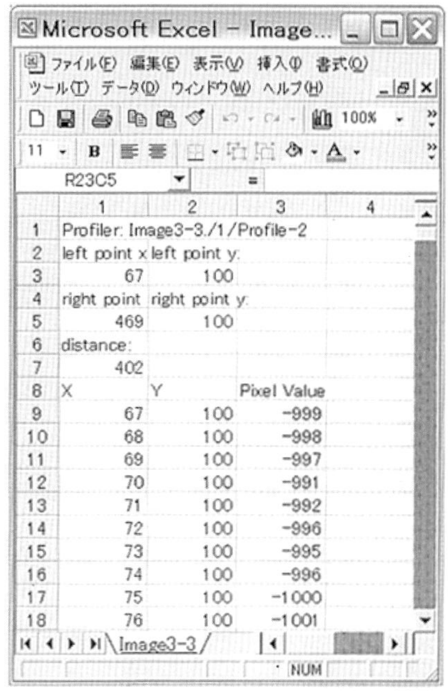


(그림 10-40)

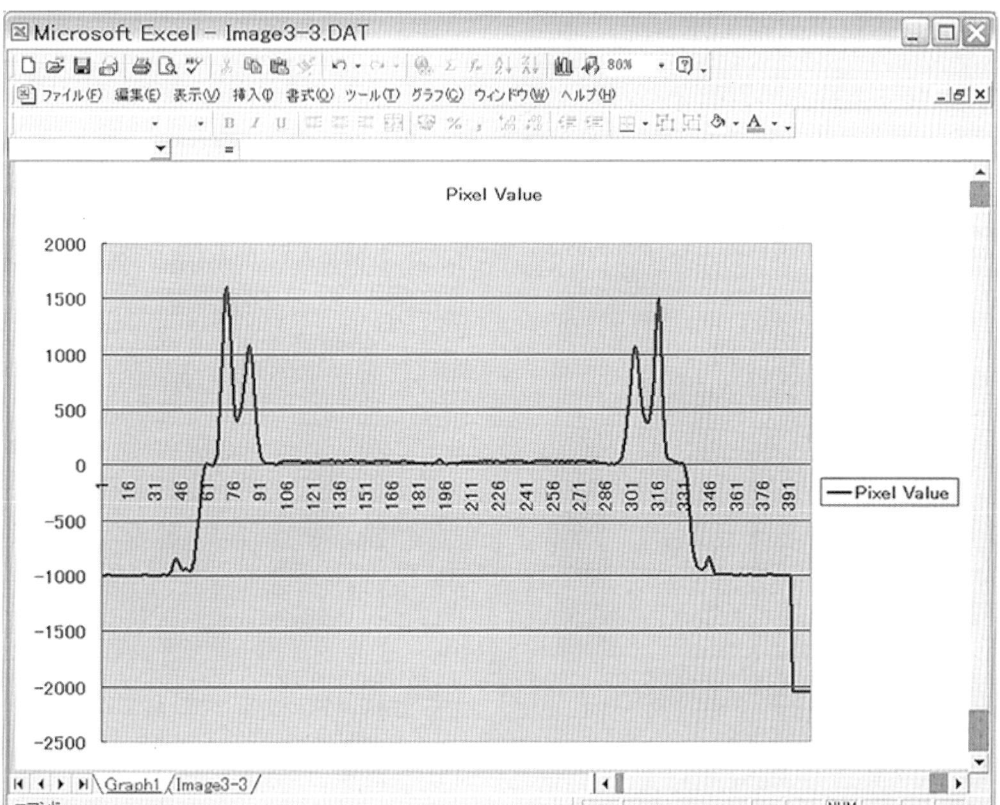


(그림 10-41)

10

## 10.5-d ROI측정 데이터 값과 표시값의 정확성에 관하여

**그림 10-42, 43**은 CR의 DICOM파일을 OSIRIS로 표시한 것이다. **그림 10-42**는 최초의 표시상태, **그림 10-43**은 흑백반전(INVERS) 시킨 것이다. 문제는 화소값의 표시이다. CR의 경우 X선량이 많으면 화소값이 크고, 필름농도로는 고농도를 나타낸다. **그림 10-42**의 표시는 흑백이 맞게 나와 있으나 화소값을 보면 고농도에서 낮고 저농도에서 높게 표시되어 있다. 한편 **그림 10-43**은 흑백이 반전되어 있지만 X선 고흡수 부분은 화소값이 낮고, 저 흡수 부분은 높게 표시하고 있다. 일반적으로는 퍼스널컴퓨터의 흑백표시는 화소값이 높으면 희고, 낮으면 검게 표시한다. OSIRIS 같은 데서도 같은 식이다. 따라서 **그림 10-43**과 같이 표시하는 것이 맞기 때문에 화소값의 표시고 **그림 10-43**이 맞다. 그러나 이 CR파일을 OSIRIS로 열 때 **그림 10-42**처럼 열린다. 이것은 DICOM 파일에는 Photometric Interpretation 이라는 항목이 있어 여기에 MONOCHROME1, 또는 MONOCHRME2라고 하는 정보가 들어있다. MONOCHROME1이라고 하는 것은 화소값이 작은 것을 희게 표시하는 것으로 CR 등이 여기에 해당된다.

MONOCHROME2는 반대로 화소값이 큰 것은 희게 표시하는 것으로서 CT, MR 등이 여기에 해당된다.

OSIRIS는 이 정보를 읽어들여 어떤 방식이든지 표시할 수 있으나 퍼스널컴퓨터는 값이 높을수록 희게 나타나므로 MONOCHROME 1 또는 2에 의하여 화소값의 표현을 내부적으로 바꾸게 된다. 따라서 CR의 경우에는 화상은 바르게 표시되지만 화소값의 정보는 내부 데이터와 다르다. 화소값에 우선하는 것은 CR의 경우 Display중 Invert Color로서 흑백 반전시킬 수 있다.

이 CR화상은 2가지 문제점이 있다. 그것은 이 CR 화상이 10 bit 디지털 화상으로, 10bit디지털 화상이라면 화소값이 0~1023까지 정수로 구성되어 있어야 하나 이 화상의 화소값은 1023을 넘는 것도 있으며 소수점 이하의 수치도 가지고 있다.

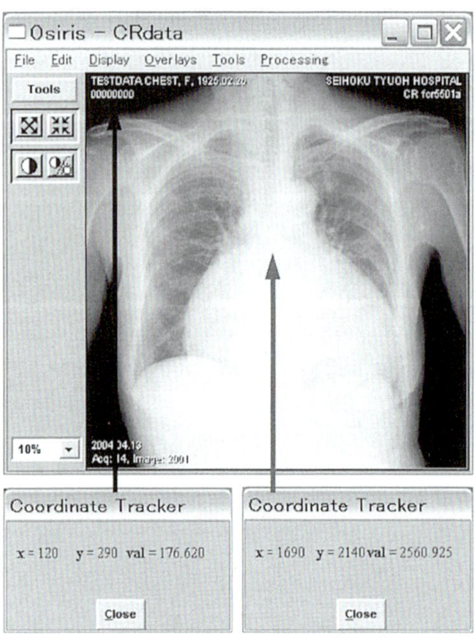

(그림 10-42)

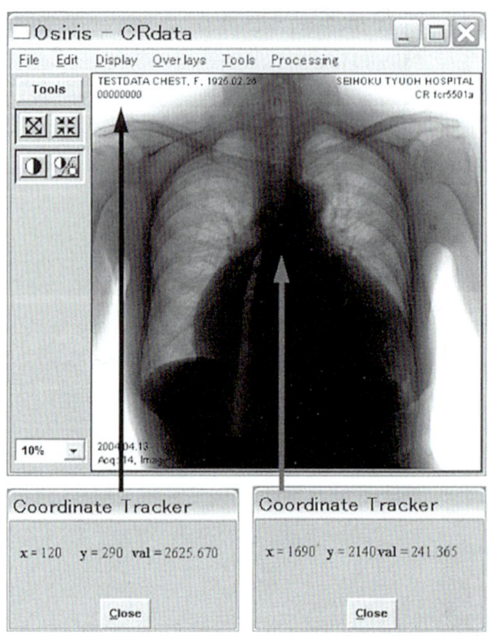

(그림 10-43)

OSIRIS의 Display안에 Show Info에 Image Info가 있다**(그림 10-44)**. 이것은 이 화상 태그정보를 보여주고 있다. 앞에서 Photometric Interpretation에서도 나타난 바 있으나**(그림 10-45)** 이중의 Module MODALITY LUT이라는 부분에 주목하길 바란다**(그림 10-46)**.

보는 바와 같이 Rescale Intercept-240, Rescale Slope 2.81525, Rescale type OD라고 써 있다. 이것은 [2.81525 × 화소값 (DICOM파일)-240]의 식으로 계산해서 나온 값으로 광학적 농도에 해당하는 화소값으로 표시한 것을 의미한다. 결국 OSIRIS에서는 화상을 흑백 반전시켜 화소값이 높은 것을 희게 표시하고 위의 식에 의해서 최종적으로 표시하고 있는 것이다.

따라서 정확하게 정수를 나타나지 않는 것이다. 여기서 바이널리에디터를 사용하여 파일데이터 내의 파라메터를 직접 바꾸어 보자.

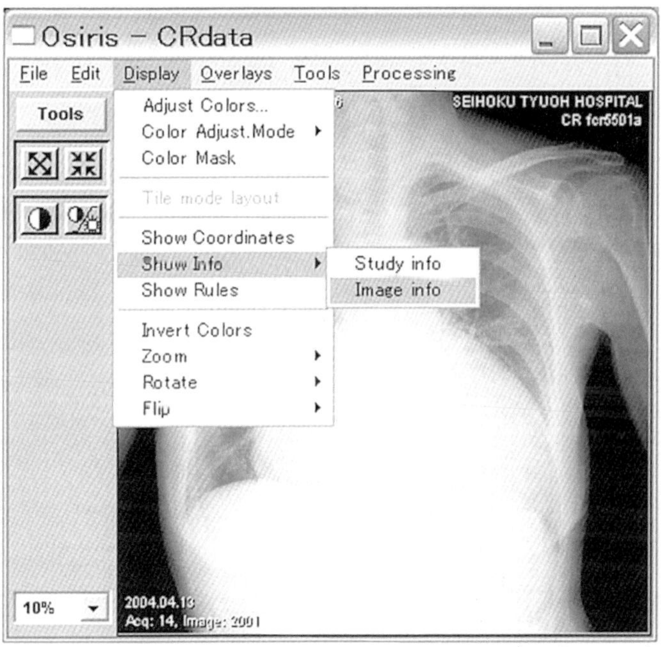

(그림 10-44)

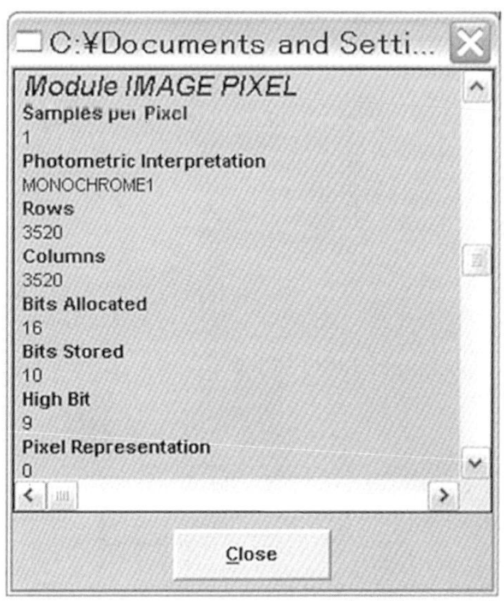

(그림 10-45)

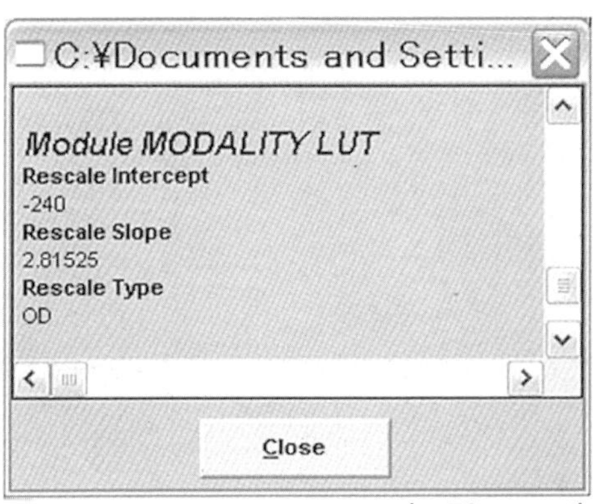

(그림 10-46)

## 바이널리에디터로 검색

1. OSIRIS에서 Vol3 Section3 CR data 파일을 열어 **그림 10-47**의 정보를 확인한다. 바이널리에디터로 Rescale의 경사와 절편을 경사 1 절편을 0로 변화시킨다. Rescale Intercept의 태그는 (0028, 1052), Rescale Slope는 (0028,1053)이다.
2. 편집한 파일, Vol3 Section3 CR data를 작업용 디렉토리에 복사한다. 이동된 파일을 바이널리에디터로 연다. 이때 속성을 바꿀까 하고 물어오면 「예」를 선택한다.
3. 바이널리에디터의 「검색·이동」에서 「검색」을 선택한다. 검색데이터의 난에 28005210을 입력한다.
4. 데이터의 종류는 16진수데이터, 검색 범위는 데이터전체를 선택하고 「다음검색」을 클릭하여 검색하면 **그림 10-47**과 같은 화면이 나타난다. 캐릭터문자의 -240이 절편이다. 이 바이널리에디터는 직접 숫자나 기호를 입력하면 데이터 편집이 가능하기 때문에 -240을 -000으로 변경한다. 여기서 조심해야 할 것은 아래쪽에 있는 「저장」라고 하는 부분으로 키보드의 「Ins」키를 누르면 「저장」「삽입」이 바뀌므로 「저장」로 설정한 후에 편집을 해야 한다. 같은 방법으로 Rescale Slope (0028,1053)도 2.81525를 1.0000으로 바꿔준다.
5. 끝나면 파일이름을 붙여 저장한다.

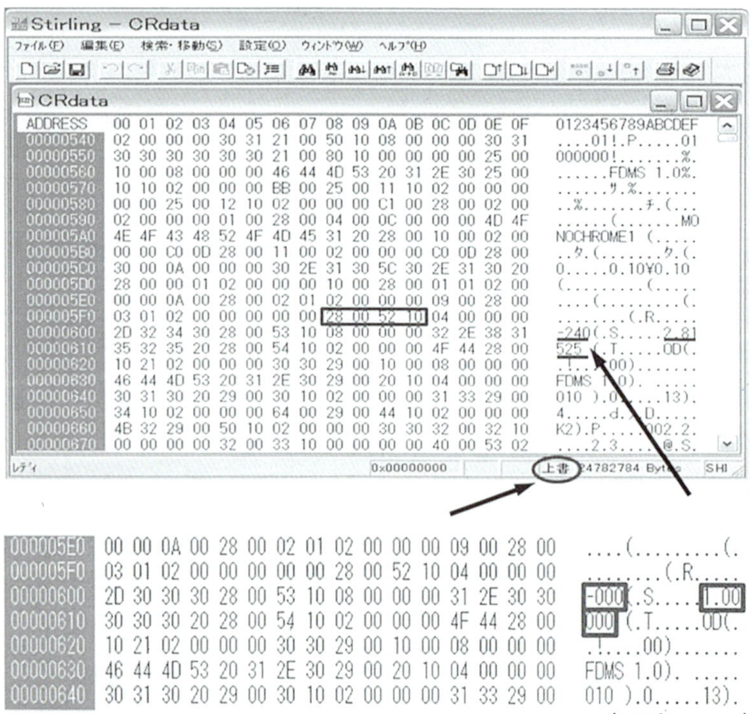


(그림 10-47)

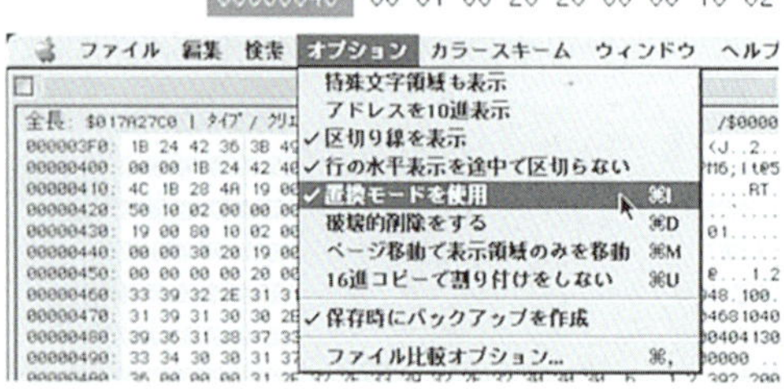

(맥 그림 10-48)

## 파일 정보의 비교

파일정보를 변경전과 변경후에 비교해 보자(**그림 10-49**).

화소값이 10 bit화상데이터의 0~1023이내의 정수값만으로 바뀌었다. 이렇게 되면 히스토그램이나 프로파일커브에서 화상데이터를 그대로 반영할 수 있게 된 것이다.

일반적인 DICOM뷰어에서도 이러한 과정을 거쳐야 하는 점에 주의하길 바란다.

(변경전)

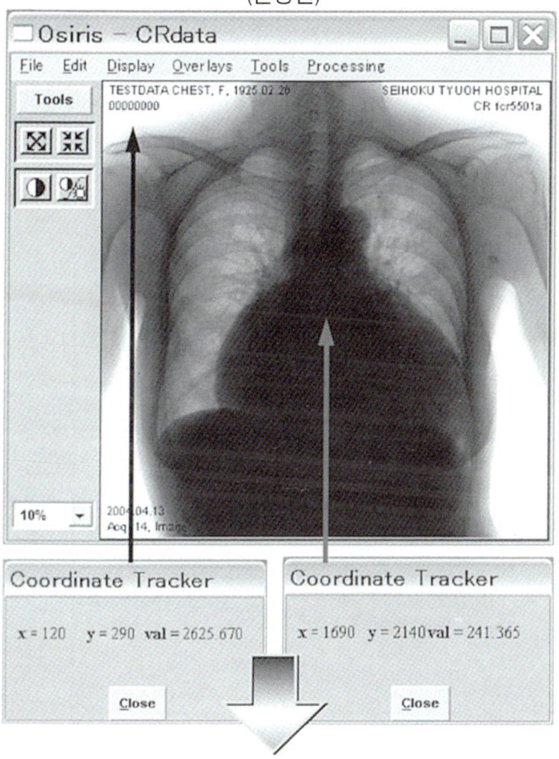


(변경후)

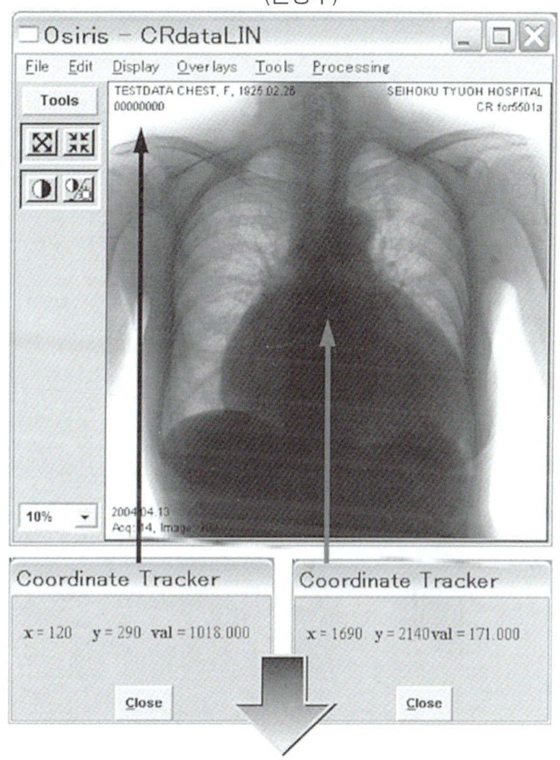


X=120, Y=290 부근의 변경전의 파일데이터의 표시에는 위의 그림과 같이 2625.670 이지만 파일 자체에 들어있는 값은 「FA03」 16진수로서 3FA즉 10진수로 1018이다.

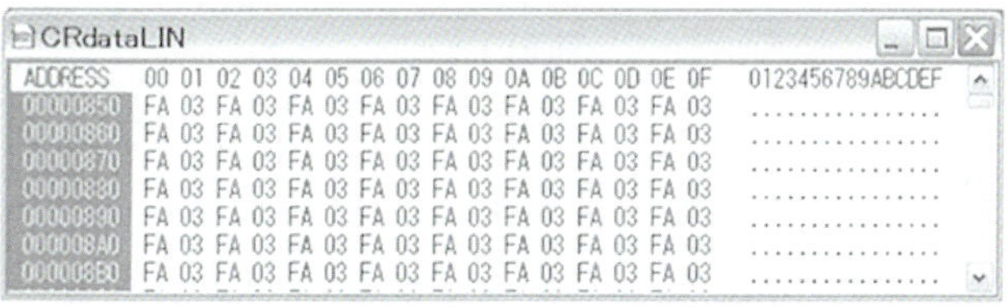


변경후의 Image Info

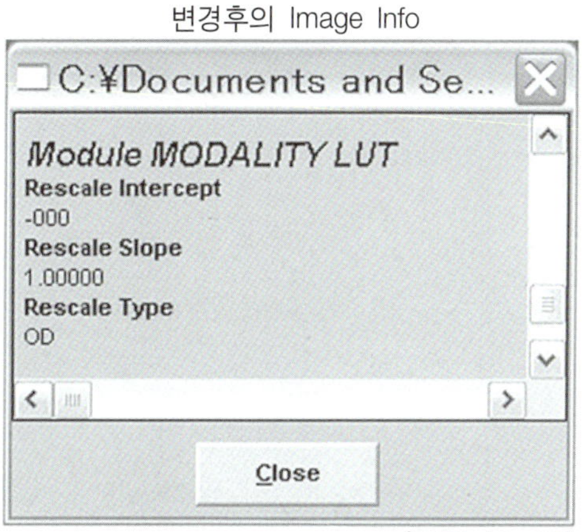


(그림 10-49)

# 11 일반화상데이터를 EXCEL로 변환방법(by Image J)

## 11.1 Image J의 인스톨(window용)

화상데이터를 표계산 소프트웨어인 EXCEL로 이동시키는 방법을 검토한다. 16진수, 2 byte로 구성되어 있는 화상데이터를 수치데이터로 변환하기 위해서는 Image J프로그램을 사용한다.

### Windows용 Image J의 인스톨 방법

1. Vol4 Image J의 폴더에는 **그림 11-1**과 같은 파일이 있다. 이 파일은 스스로 압축이 풀리기 때문에 더블클릭하면 인스톨이 시작된다.
2. 프로그램을 기동시키려면 Image J폴더 내에 있는 Image J를 더블클릭한다(**그림 11-2**).

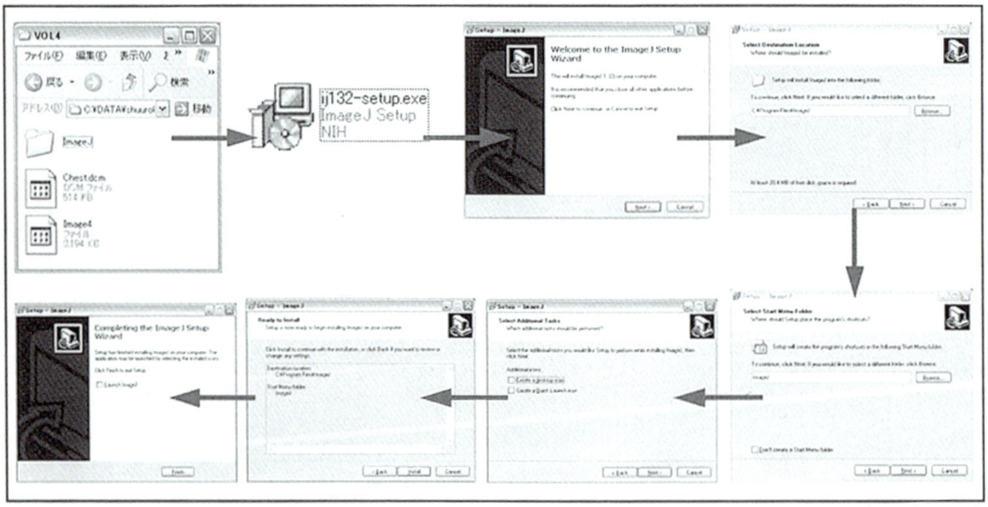


(그림 11-1)

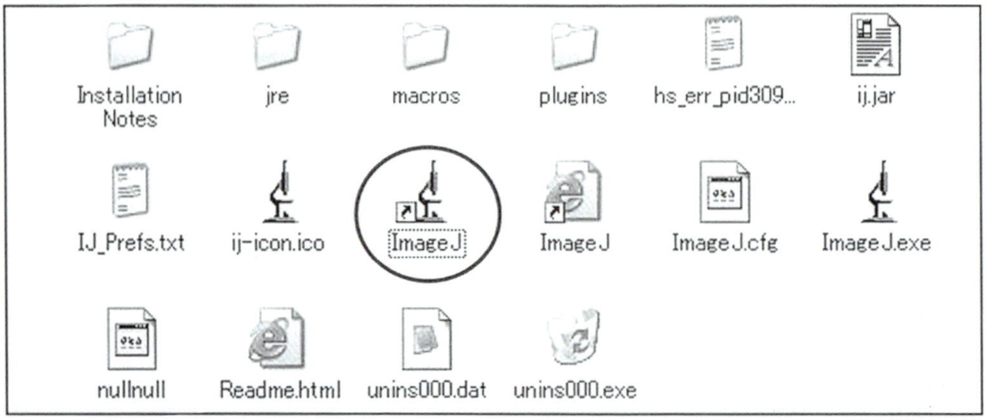


(그림 11-2)

## 11.2 Image J의 인스톨(Mac용)

### Mac용 Image J의 인스톨 방법

Vol4의 Image J 폴더에는 Mac OSX용과 그밖에 Mac OS용 폴더가 있다. Mac OSX용은 압축된 파일이고 이것을 더블클릭하면 압축이 풀리기 시작한다. 시작되지 않는다면 적당히 압축을 풀수 있는 프로그램을 사용하여 압축을 푼다.

압축이 풀리면서 Image J용 폴더가 생성된다.

그중에 Image J파일이 기동파일이다. 한편 기타의 MacOS용에는 압축파일과 압축파일을 푼 상태의 Image J 1.32 폴더가 수록되어 있다. 압축파일을 풀어서 사용해도 좋으나 압축을 풀 프로그램이 없는 경우에는 Image J 1.32폴더를 하드디스크에 복사해서 사용한다. 이 폴더내의 Image J파일이 기동파일이다. MacOS용 파일을 사용해 보기 바란다. 클래식 모드로 기동되는 경우가 있다**(맥 그림 11-3)**.

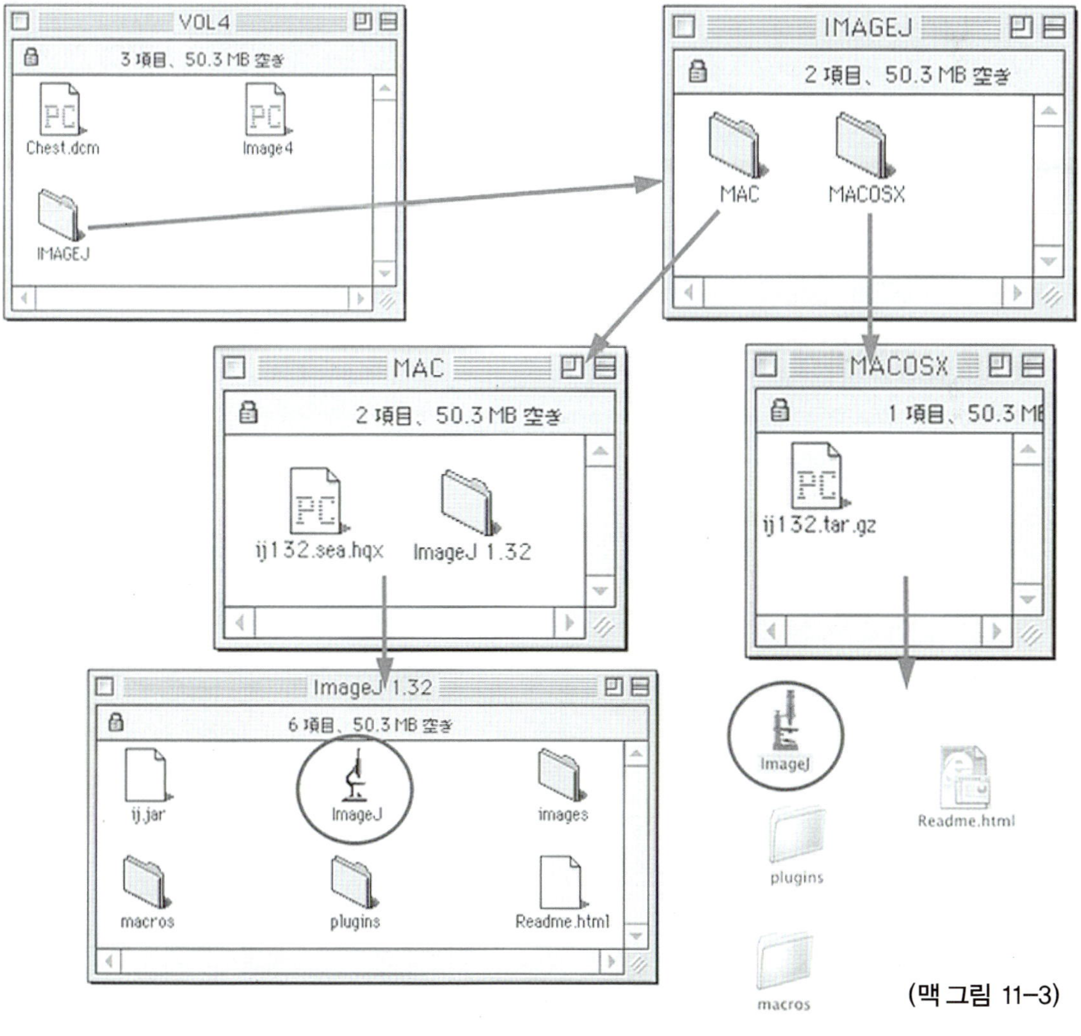


(맥 그림 11-3)

## 11.3 Image J의 사용법(Win & Mac)

Image J는 Java로 쓰여진 화상처리 소프트웨어로서 다음 장에 소개할 NIH Image(Windows에서는 Schion)를 직접 만든 Wayne Rasband에 의해 만들어진 것이다.

(Windows용)

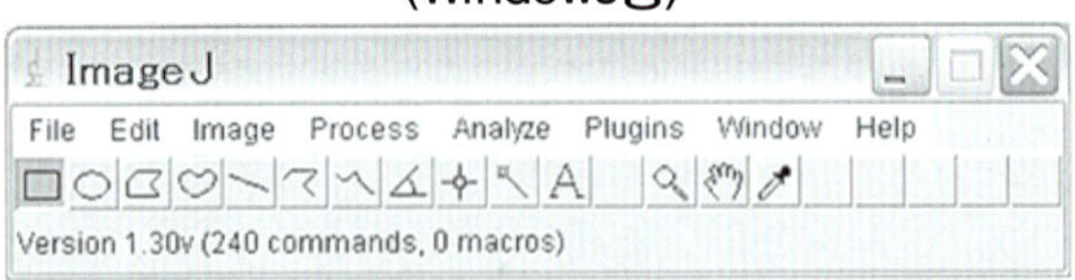


(그림 11-4)

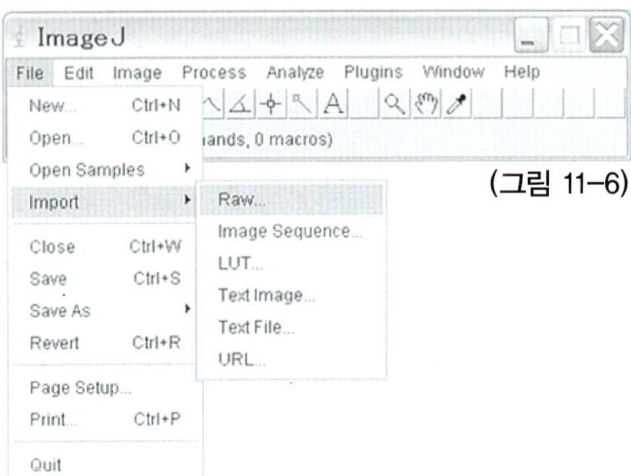


(그림 11-6)

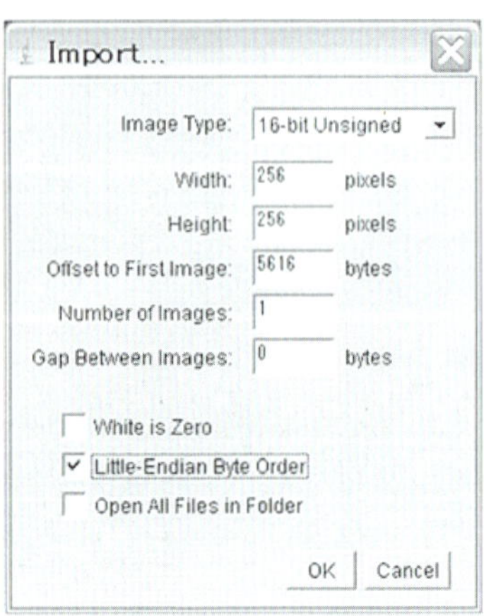


(그림 11-7)

프로그램을 열면 Windows, Mac 각각 **그림 11-4, 그림 11-5**와 같은 화면이 뜬다. 메뉴가 거의 같기 때문에 Windows용 화면으로 설명한다.

(Mac용)

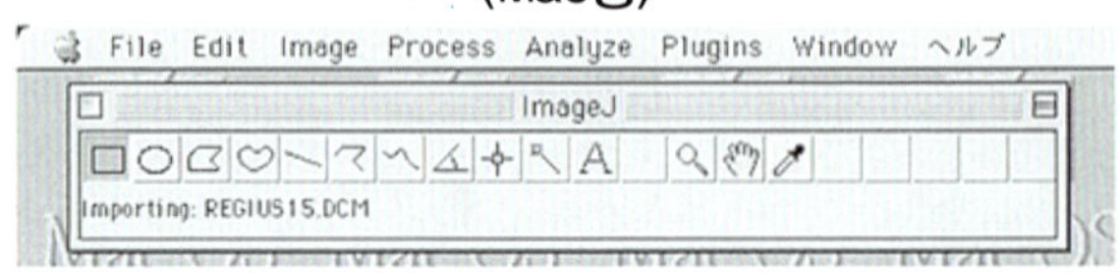


(그림 11-5)

### Image J의 사용방법

1. 파일을 연다. Image J에서는 DICOM 파일을 파일 메뉴의 Open으로 열 수 있다. 그러나 압축된 파일은 OSIRIS에서 일단 압축을 푼 다음 Image J에서 연다. DICOM파일 이외의 파일은 Import Raw…를 선택하여 연다(**그림 11-6**). OSIRIS와 비슷한 화면이 열린다(**그림 11-7**).
2. Image Type에서는 8, 16, 32 bit의 Signed나 Unsigned를 선택한다.
3. Width, Height에서 화상 매트릭스를 설정한다.
4. Offset to First Images는 헤더 사이즈를 입력한다.
5. Number of Images는 열고자 하는 파일에 몇 장의 화상이 들어있는가를 묻는 것이므로 DSA와 같이 1시리즈에 여러 장의 화상이 있는 경우에는 화상 매수를 설정한다.
6. Gap Between Images는 화상과 화상사이에 있는 정보량 즉 OSIRIS에서 말하는 1매 마다의 부대 정보량을 말한다.
7. White is Zero 는 화소값이 낮으면 희게 표시할까 하는 것이고
8. Little Endian Byte Order는 엔디어니스를 Swap할까 말까를 묻는 것이다. Swap한다면 체크한다.
9. Open All Files in Folder는 MDCT와 같이 대량의 화상 데이터를 같은 형식으로 열고자 할 때 선택한 파일이 있는 폴더 내의 모든 파일을 자동적으로 열어준다.

Image J에서는 화상의 정보가 메뉴화면에 표시된다. **(그림 11-8)**은 리스케일 되어있는 DICOM 파일로서 OSIRIS와 달리 리스케일의 영향을 받지 않는다. Vol3 Section3 CR.data를 Open으로 열어서 확인해 본다.

Image J에서는 압축된 파일은 열 수 없다. 앞에서 말한바와 같이 OSIRIS에서 압축을 풀어 DICOM파일로 저장하여 Image J에서 연다. 여기서 주의해야 할 것은 OSIRIS에서는 DICOM의 태그정보에 의존해서 압축을 풀기 때문에 실제의 파일데이터가 리스케일된 데이터로 전개된다. 또한 흑백 반전된 상태에서 DICOM파일로 저장하면 그 값이 그대로 저장된다. 먼저 리스케일의 태그정보를 바이널리에디터 등으로 조정해 가면서 주의해서 다뤄야 한다.

이번에는 화상파일을 텍스트(수치)로 변환시켜 저장할 목적으로 Image J를 사용하고 있으나, NIH Image(Schion)에 있는 같은 기능에서는 16 bit데이터가 8 bit로 변환되지만 이 Image J에서는 16 bit unsigned, Signed 어떤 식이든지 그대로 텍스트 데이터로 변환시킬 수 있다.

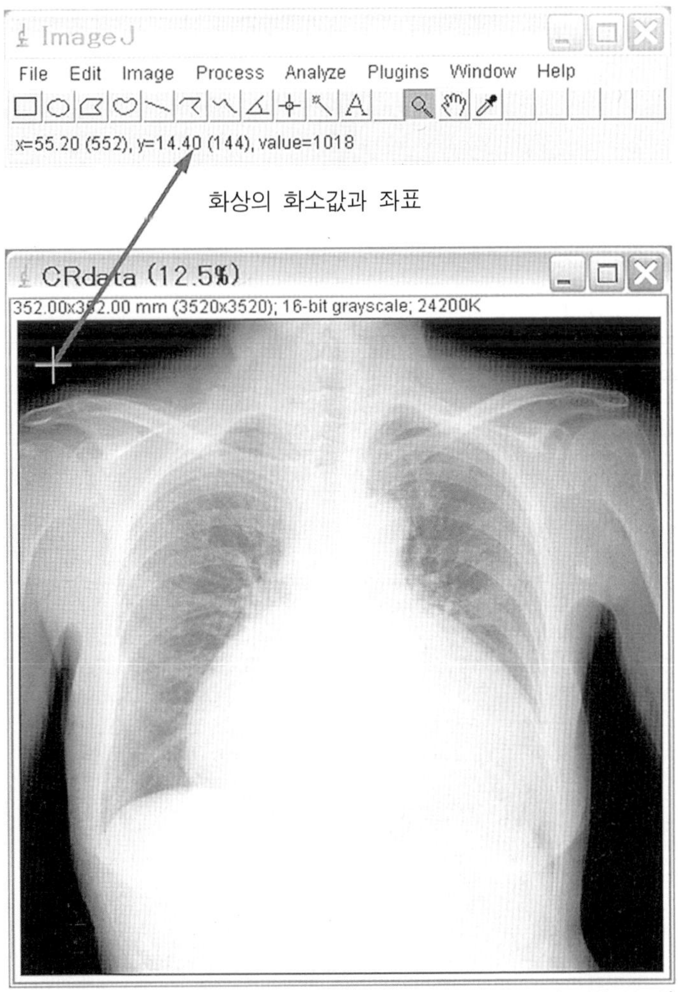


(그림 11-8)

## 11.4 CR화상 데이터를 엑셀에서 3D그래프로

화상데이터를 Excel에서 표시할 때 주의점은 Excel의 셀 수이다. Excel에는 세로축 셀은 65535개이지만 가로축 셀은 256개 밖에 되지 않는다. 그래서 필요한 만큼만 잘라서 표시하지 않으면 안된다. 3D 그래프가 목적이라면 그래프의 표현 능력을 생각해서 최대한 커도 128 × 256내에 담아야 한다.

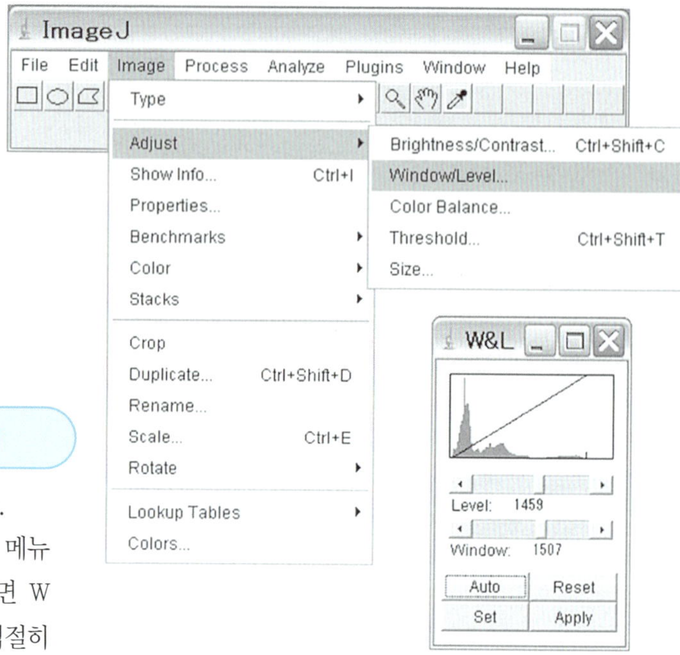


(그림 11-9)

### Excel에 의한 3D그래프의 표시방법

1. File Open에서 파일 Vol4 Image4를 연다.
2. 보기좋게 Contrast등을 조정한다. Image 메뉴의 Adjust로부터 Window level을 선택하면 W & L이 표시된다**(그림 11-9)**. 여기를 적절히 Windo-wing처리하여 조정한다.

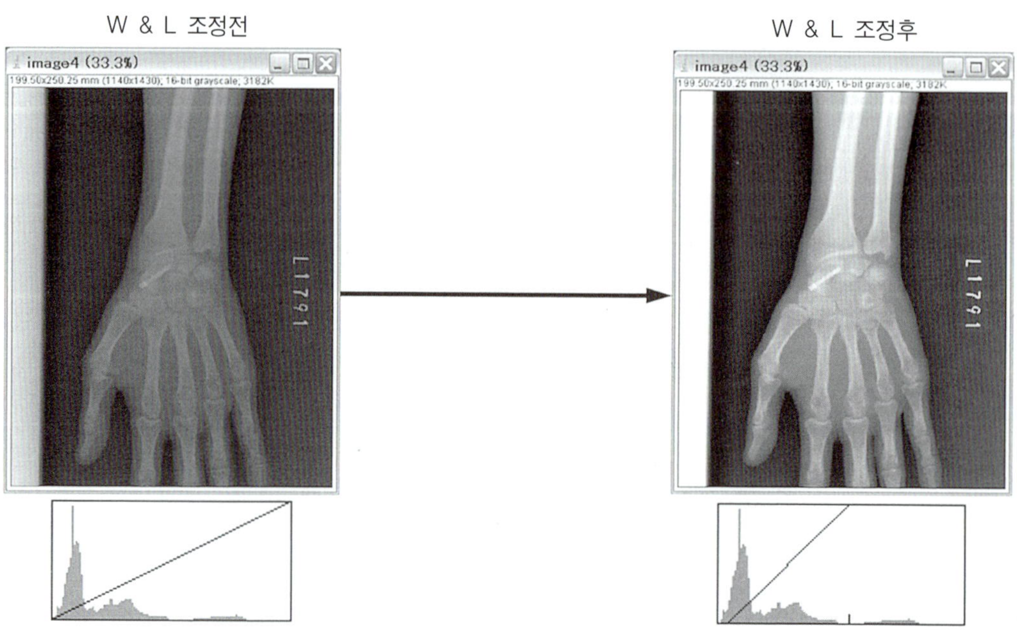


(그림 11-10)

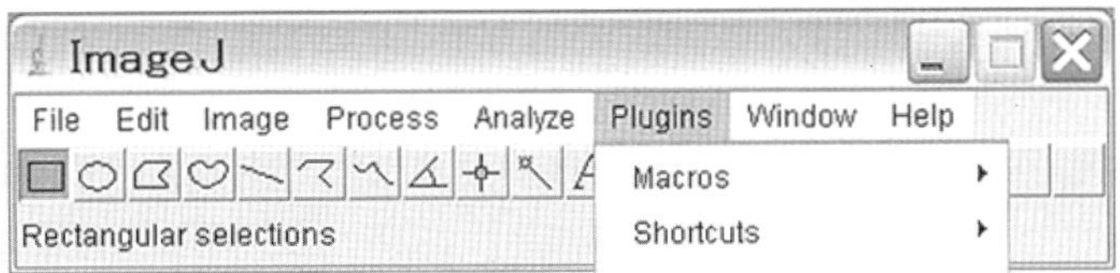


3. 선택할 영역의 크기를 결정한다.
메뉴의 Plugins, Analyze, Specify ROI를 선택한다. Specify ROI의 설정화면이 표시된다**(그림 11-11)**.
4. 잘라붙일 매트릭스 사이즈를 Width와 Height에 입력한다. 여기서는 128×128로 한다.
5. X coordinate, Y coordinate 라는 것은 ROI표시할 장소로서 우선 0,0으로 한다.
6. Slice 수는 1, Oval은 원형의 ROI를 선택할 때 쓰는 것이므로 여기서는 체크하지 않는다.
7. Centered는 ROI의 중심을 어느 좌표로 할 것인가 하는 것이므로 체크하지 않는다. 설정이 다 되었으면 「OK」를 선택한다. ROI가 표시된다.
8. ROI의 중앙부를 클릭하여 끌어서 목적부분까지 이동한다**(그림 11-12)**. 드래그가 안되면 Rectangula Selection을 선택했는가를 확인한다(메뉴의 왼쪽).

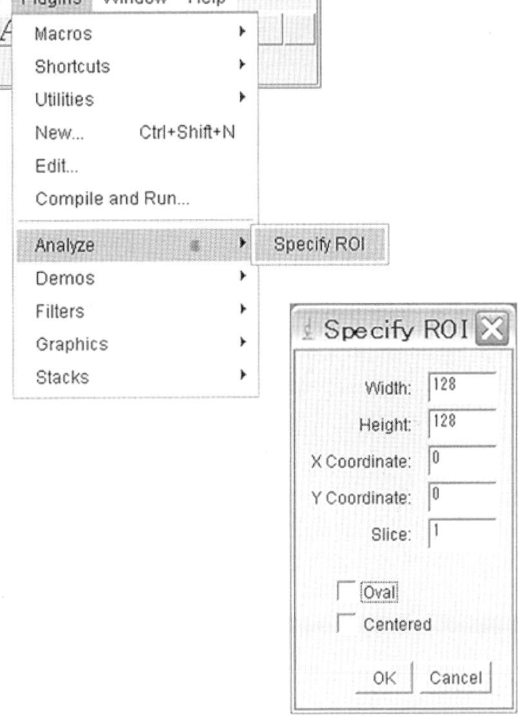


(그림 11-11)

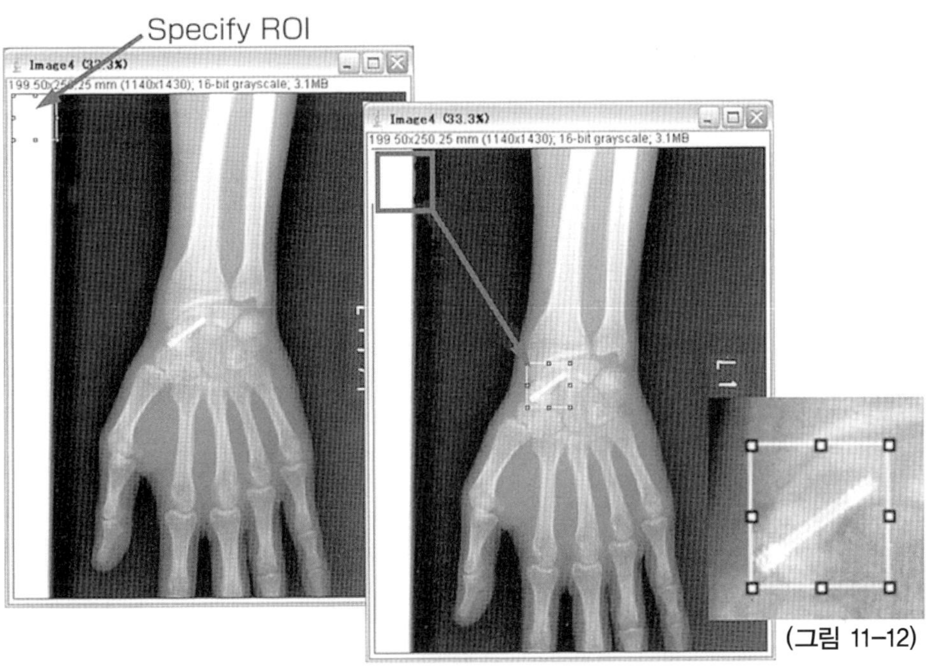


(그림 11-12)



11

9. 이 ROI 표시 중에 Analyze 메뉴의 Tools, ROI Manager…를 선택하면 ROI Manager가 표시된다**(그림 11-13)**.

10. Add를 선택하면 화상중의 ROI의 크기, 위치가 등록된다. 이 크기, 위치의 ROI를 표시하고자 하는 경우는 등록된 Rectangle 64-64를 클릭하기만 하면 화상중의 ROI가 표시된다. 위의 숫자는 좌표이다. 물론 Save하면 파일로서 저장이 가능하다 **(그림 11-14)**.

11. 잘라내기는 Image 메뉴의 Crop을 선택하면 ROI부분이 잘라진다**(그림 11-15)**.

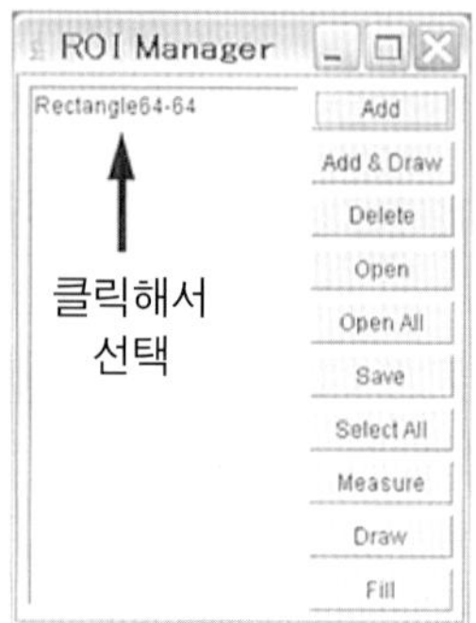

**(그림 11-14)**

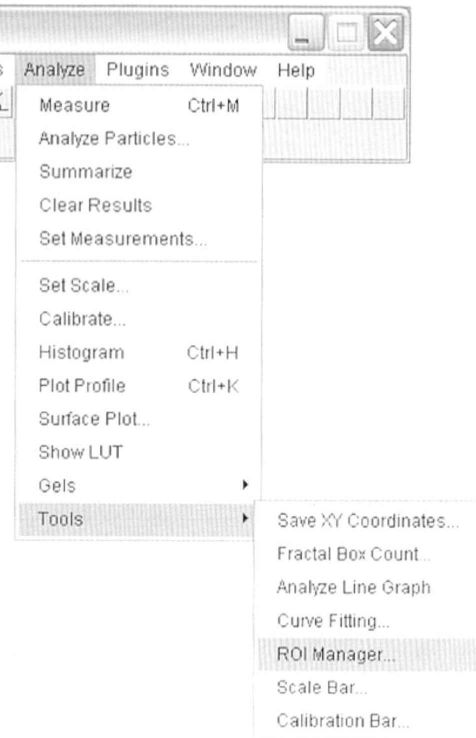

**(그림 11-13)**

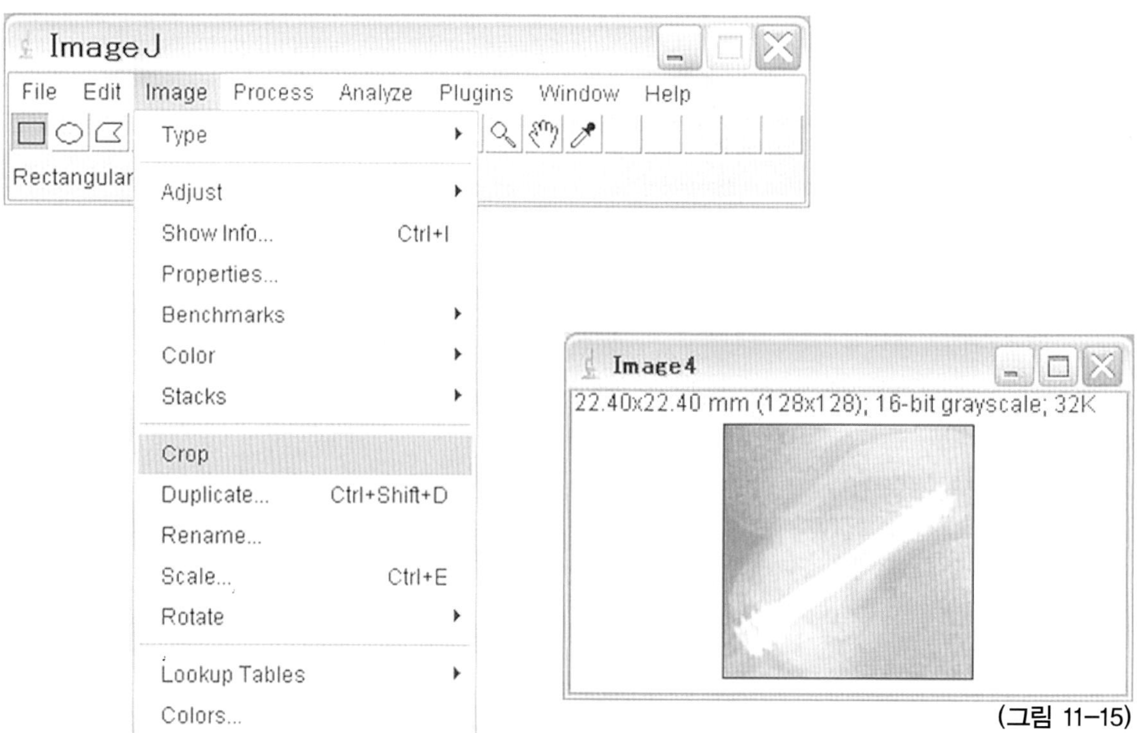

**(그림 11-15)**

12. 화상전체를 3차원 그래프로 제작하고자 하는 경우에는 화상을 축소해야만 한다. Image 메뉴의 Adjust의 Size를 선택하면**(그림 11-16)** Resize 메뉴가 표시되므로 축소매트릭스를 입력하면 된다**(그림 11-17)**.
13. Constrain Aspect Ratio는 화상의 가로·세로 비율을 유지하겠는가의 여부를 결정한다.
14. Interpolate는 화소값 사이를 보정하여 축소할까를 결정하는 것이다.

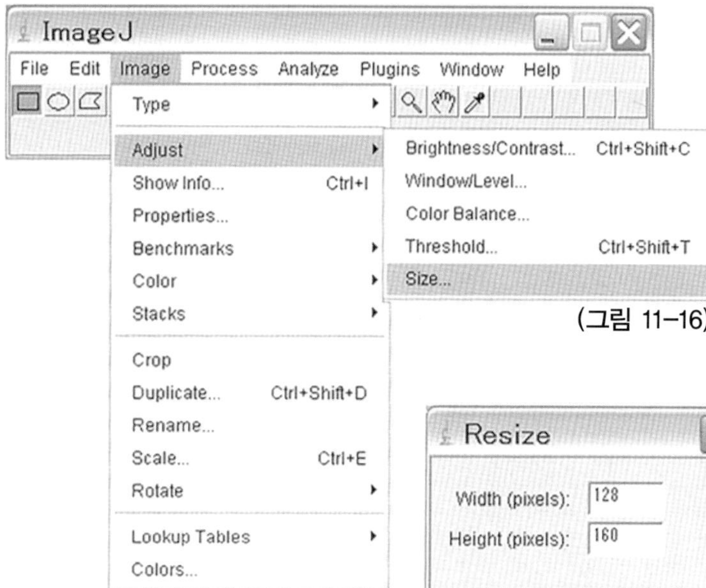


(그림 11-16)

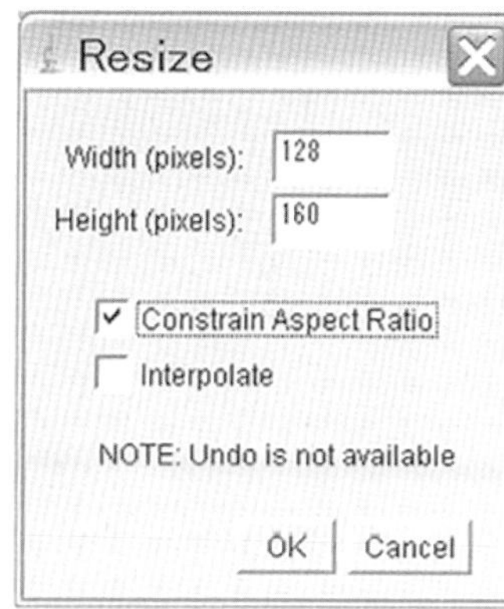


(그림 11-17)

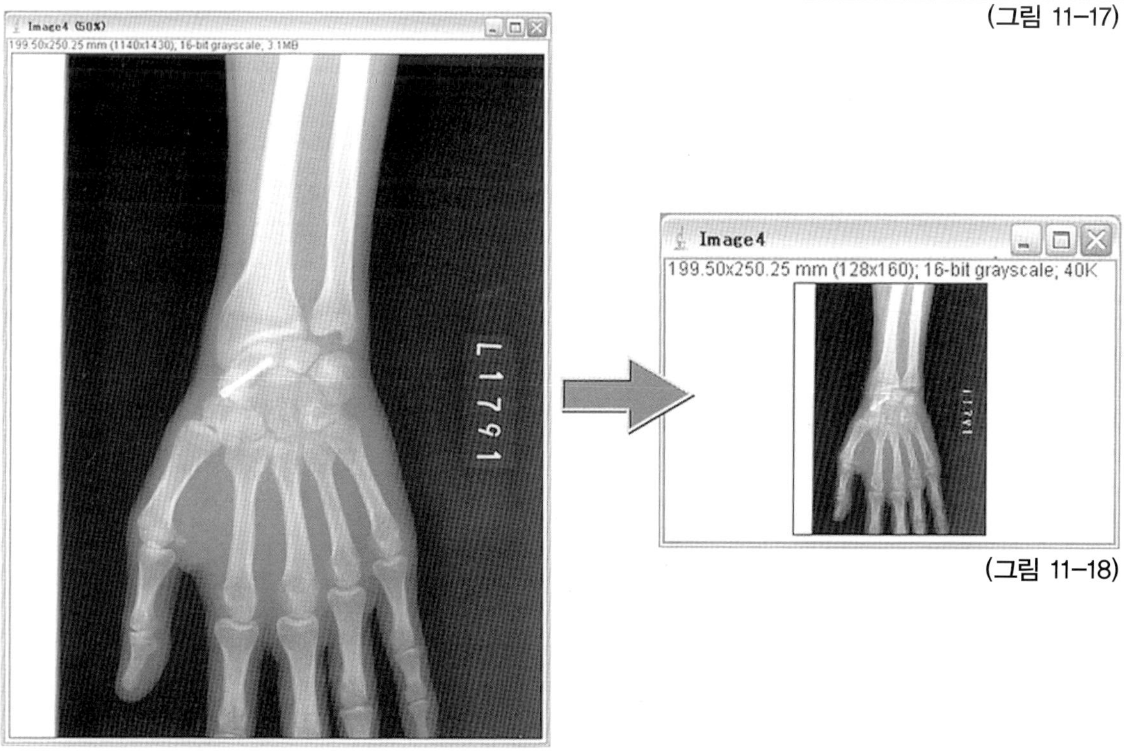


(그림 11-18)

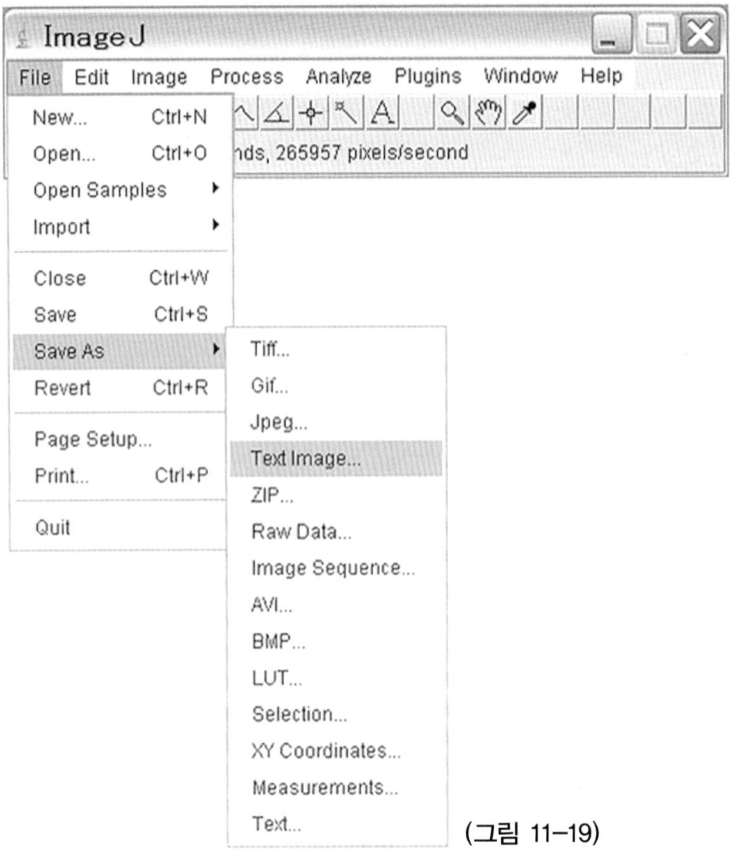


(그림 11-19)

15. 파일메뉴의 Save As의 Text Image에서 작업용 폴더에 저장한다. 이때 파일의 확장자는 txt로 한다 **(그림 11-19)**.
16. Excel을 띄우고 파일의 종류를 「모든파일」로 해서 txt 파일을 연다 **(그림 11-20)**.
17. Excel의 그래프 Tool로 모든 데이터를 선택해서 그래프를 그린다.

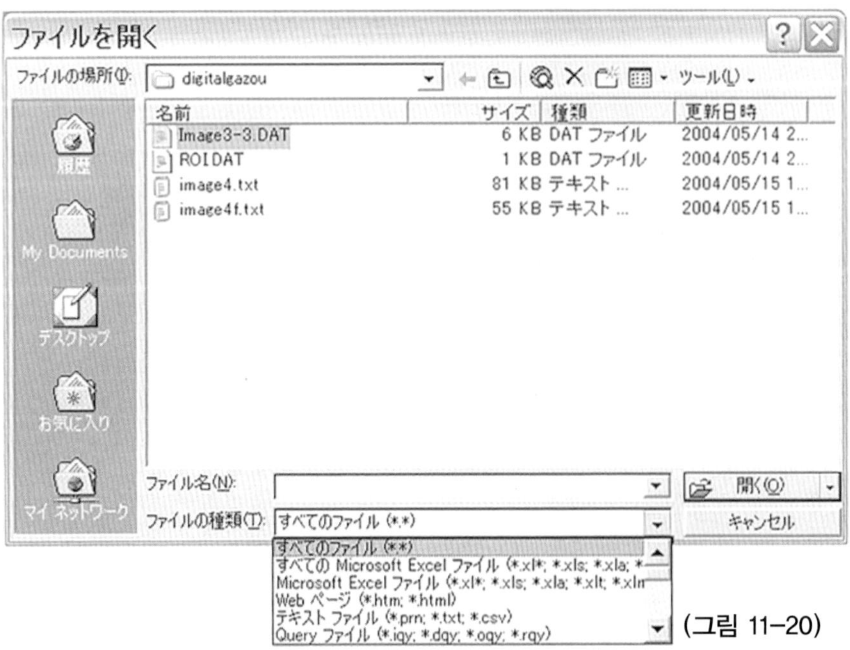


(그림 11-20)

18. 3D 그래프가 제작되었다(**그림 11-21**).

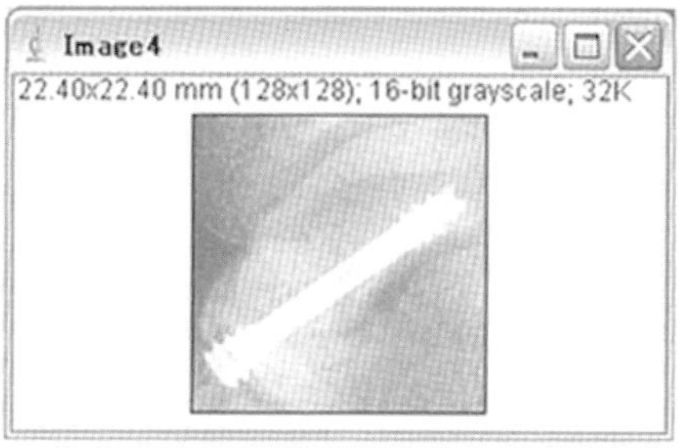


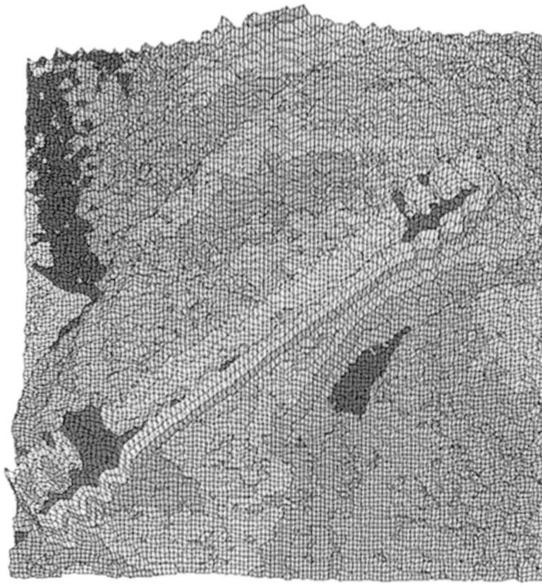

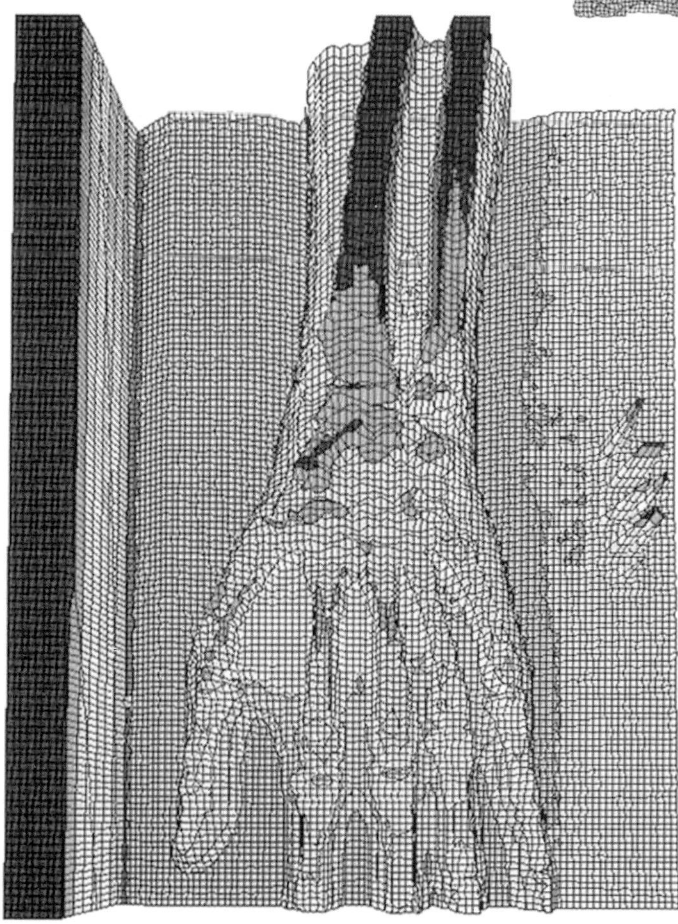

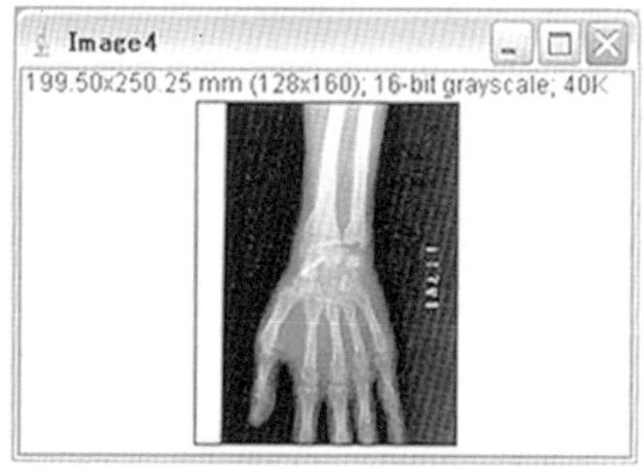


(그림 11-21)

## 11.5 CT화상 데이터의 EXCEL에 의한 3D그래프 표시

Image J에서는 DICOM화상을 txt로 변환해서 **그림 11-22**와 같이 매트릭스의 값을 저장한다. 단 OSIRIS에서 DICOM 변환한 것은 off set가 더해져 +의 정수가 되기 때문에 주의한다. 이 데이터는 Vol4 Chest.dcm이다. Image J에서는 그대로 Open메뉴로 열 수가 있다.

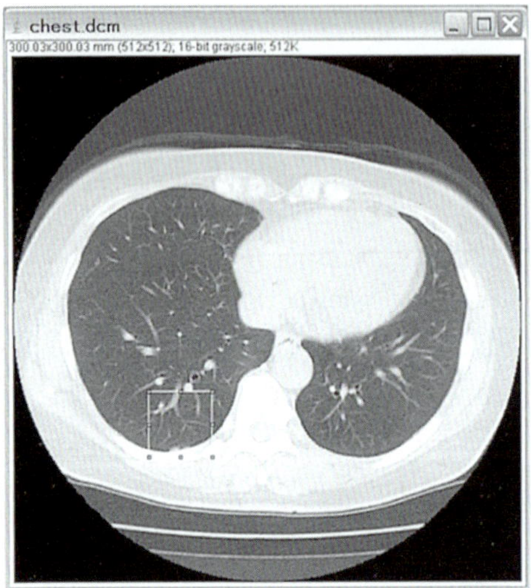


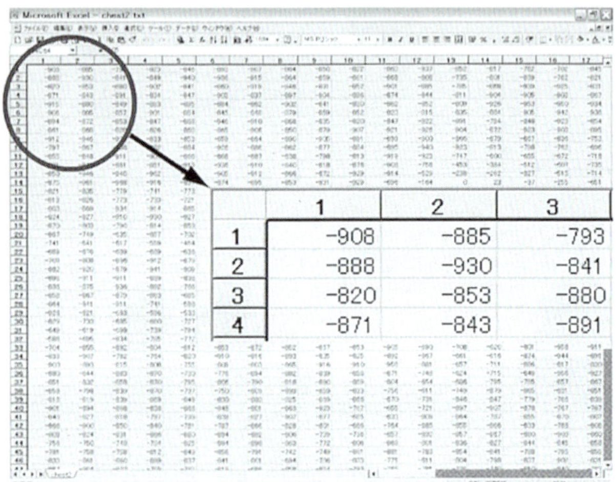


(그림 11-22)

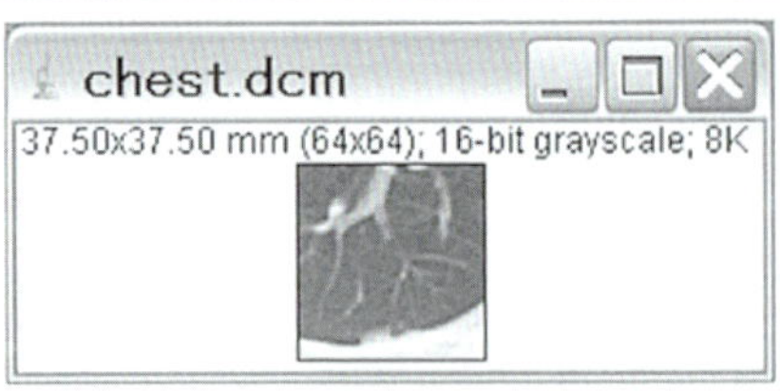


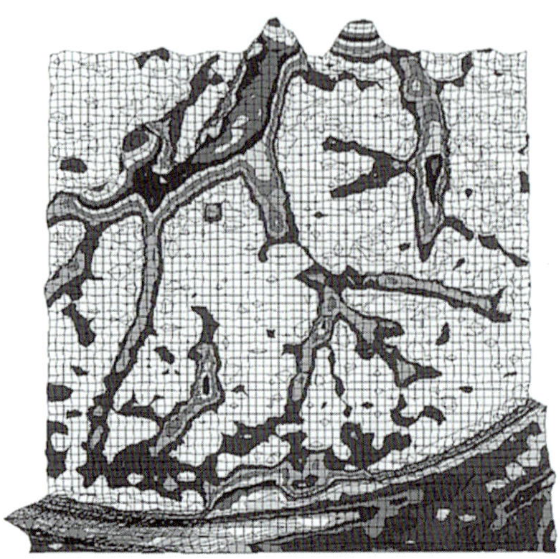

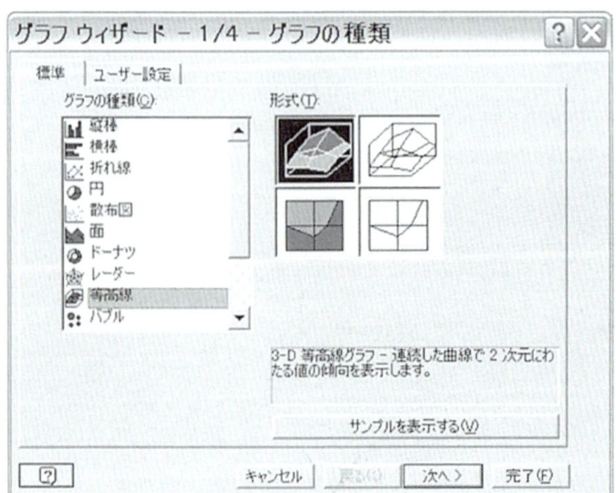

# 12 Scion Image에 의한 화상처리

## 12.1 Scion Image의 인스톨(Window용)

Scion은 오픈된 화상처리용 소프트웨어이다. Window용은 Scion Image라고 하고 Mac용은 NIH Image라고 한다. 최근에는 Scion과 Mac의 사용법이나 작동이 거의 같기 때문에 크게 구별할 필요가 없다. 그러나 다운로드 하는 곳은 다르다.

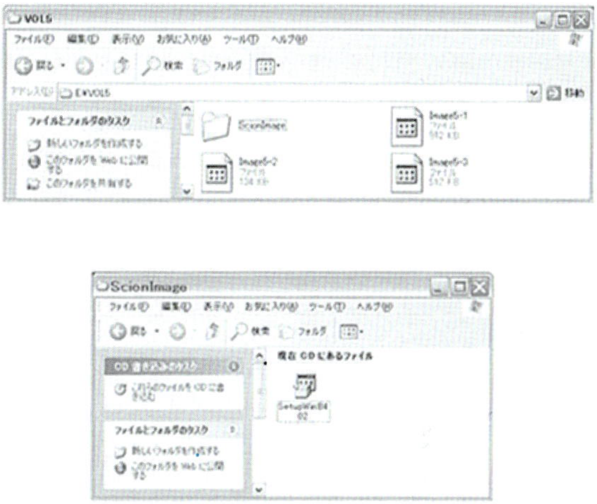


(그림 12-1)

### Scion Image의 인스톨 방법

1. 폴더 Vol5의 Scion Image 파일에 들어있는 Setup WinB402.exe를 더블클릭한다**(그림 12-1)**.
2. 인스톨 할 것인가를 물어오면 「예」를 선택한다.
3. 인스톨 준비가 시작된다. 인스톨 화면이 뜨고 화면이 바뀐다. 「Next」를 클릭하면 인스톨이 시작된다 **(그림 12-2)**.

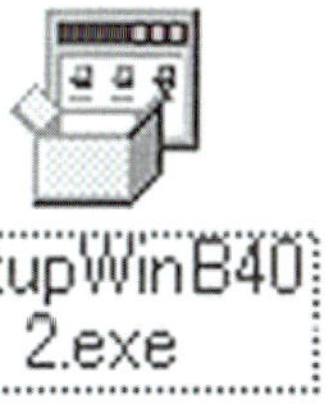


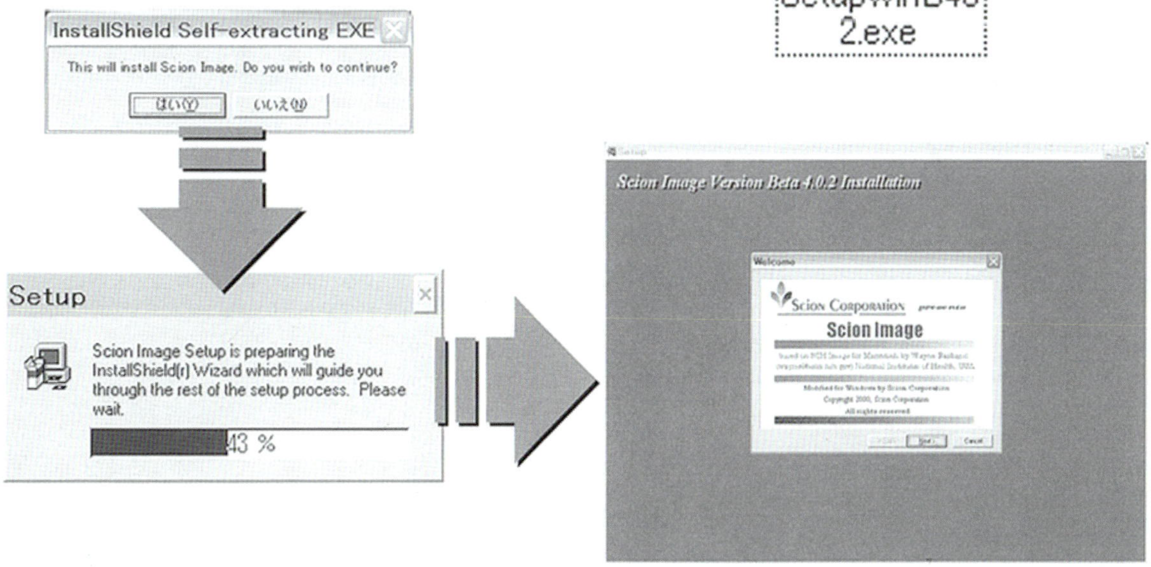


(그림 12-2)

4. 인스톨이 시작되고 「Name」과 「Company」를 물어올때 적당히 입력한다**(그림 12-3)**.
5. 인스톨 할 폴더를 물어온다. 변경하려면 「Browse」를 클릭하여 폴더를 변경한다. 다 되었으면 「Next」. 변경할 때에는 「Back」을 클릭한다.
6. 인스톨 정보의 확인 화면이 뜬다. 진행하려면 「Next」, 변경할 것이 있으면 「Back」을 클릭한다. 최종적으로 주의사항을 읽을 것인가가 표시되고 인스톨이 종료된다.
7. 인스톨 된 폴더중에 ScnImage.exe를 클릭하면 Scion이 동작한다. 주의사항이 2군데 표시되면 각각 「OK」를 클릭하여 Scion화면이 뜨게 한다(스타트 메뉴중에 프로그램에 숏카트가 제작된다. Scion Image 숏카트에서도 기동한다).

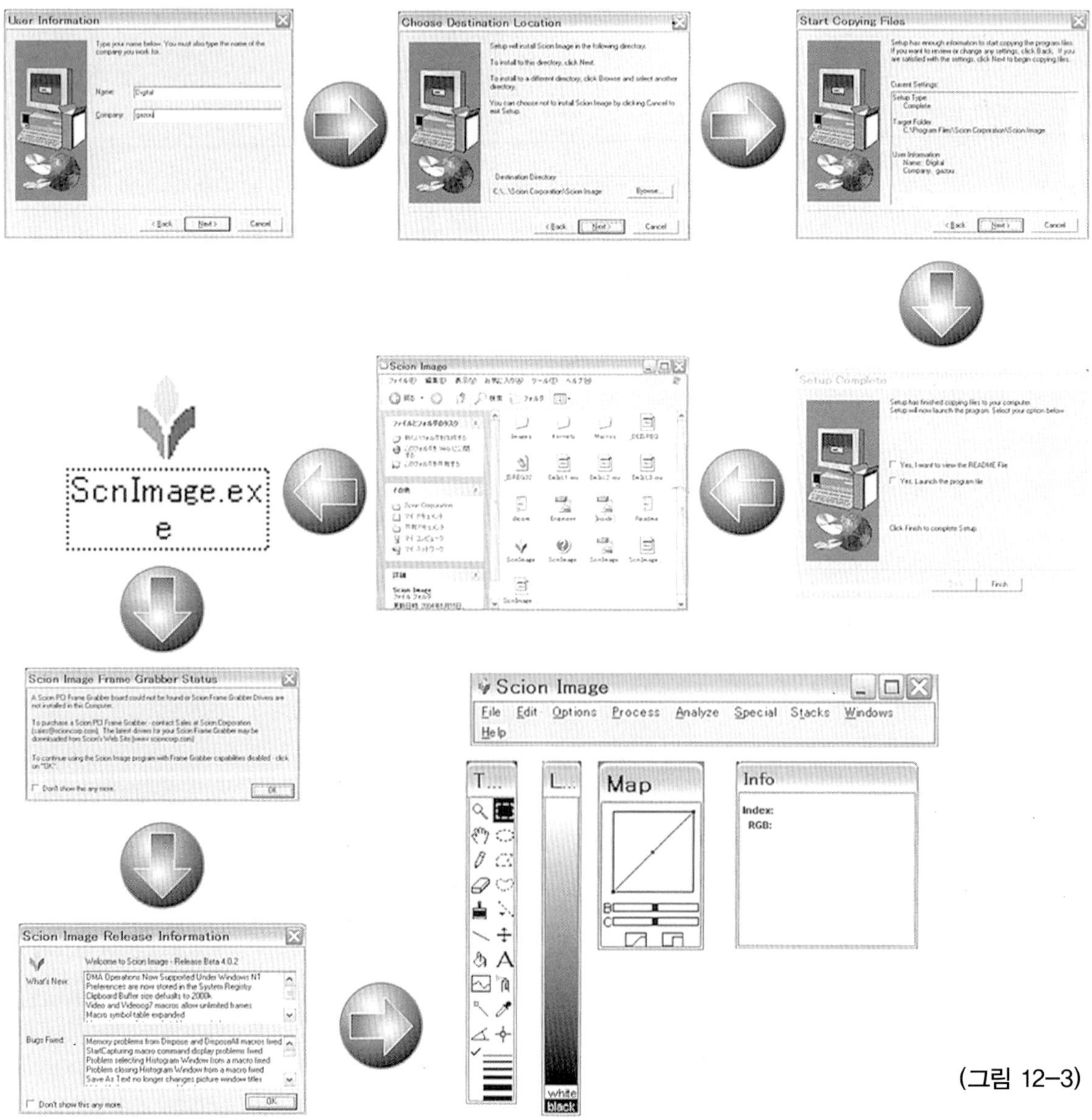


(그림 12-3)

## 12.2 Scion Image의 인스톨(Mac용)

Scion은 오픈된 화상처리용 소프트웨어이다. Window용은 Scion Image라고 하고 Mac용은 NIH Image라고 한다. 최근에는 Scion과 Mac의 사용법이나 작동이 거의 같기 때문에 크게 구별할 필요가 없다. 그러나 다운로드 하는 곳은 다르다.

### Scion Image의 인스톨 방법

1. 폴더 Vol5의 Scion폴더의 SCION안의 Scion Image 1.63을 하드디스크의 적당한 곳에 복사한다. 이 폴더안의 Scion Image 1.63이 기동파일이다 **(맥 그림 12-4)**.
2. 폴더 안에는 Scion을 사용할 Kernel이나 Macros의 폴더도 있기 때문에 이 폴더의 장소만은 기억해 둔다.

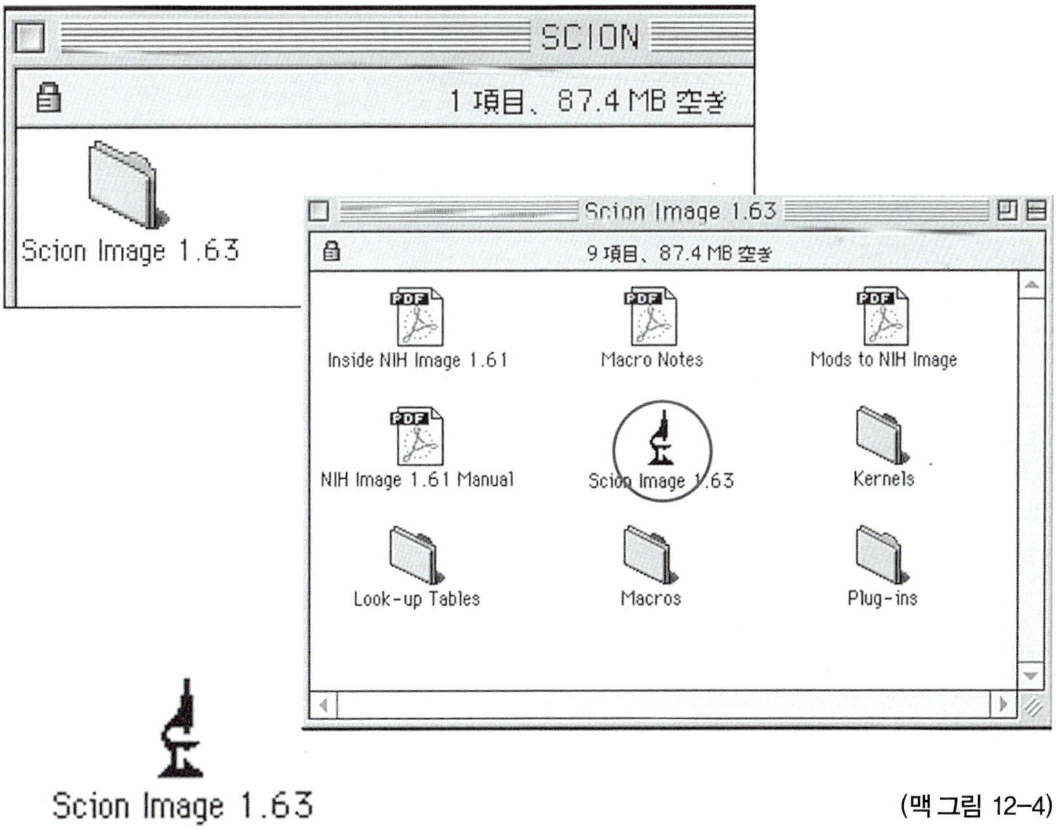


(맥 그림 12-4)

## 12.3 Scion Image의 사용방법(Win & Mac)

Windows나 Mac에서 조작법은 같기 때문에 여기서는 Windows용에 관하여 설명한다. 프로그램이 작동하면 **그림 12-5**와 같이 5개의 화면이 열린다(메인메뉴, Tools, LUT, Map, Info).

- Tools에는 여러 가지 도구가 모여있다. 영역선택, 선의 묘사, 색칠, 프로파일 커브, 지우개, 돋보기, 두점간 거리측정 등이 가능하다.
- LUT(Look Up Table)는 화소값과 색표시를 나타내며 변경이 가능하다.
- Map는 화상의 밝기와 콘트라스트의 변경을 표시한다.
- Info는 화상데이터 및 LUT에 의해 변경된 화상의 화소값 정보를 표시한다.

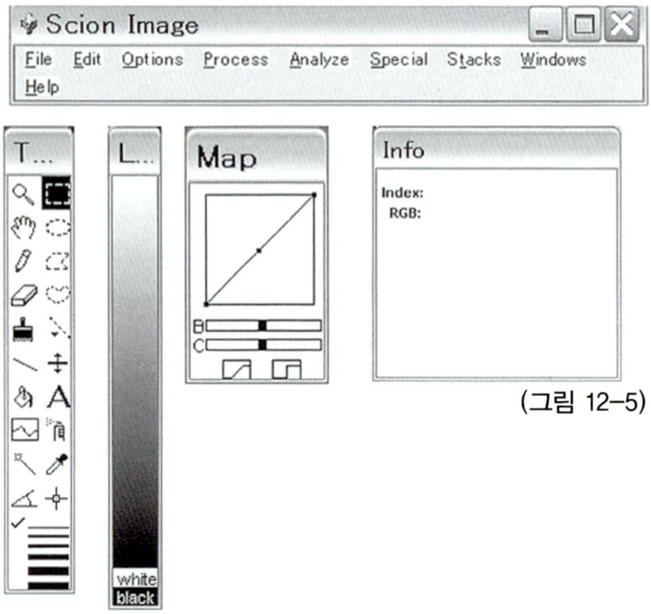


(그림 12-5)

### 메뉴 표시의 조작방법

### 1. File

#### 1) 화상 파일을 여는 법

- File을 선택하면, New, Open, Import가 선택 가능하다**(그림 12-6)**.
- New는 새로운 파일을 만드는 경우에 사용하며 화상 파일이나 텍스트(Text) 파일을 선택할 수 있다. 텍스트 파일의 경우에는 텍스트에디터가 되고, 커넬이나 매크로의 편집과 제작에 사용할 수 있다.
- Open은 Bmp, Tiff 파일을 대상으로 표시가능하다 (Mac용에서는 pict와 Tiff 형식).
- Import는 그 외의 형식(DICOM, RAW, Text)이 대상이 된다.
- Text 파일은 수치데이터가 하나하나의 글자처럼 저장되기 때문에, 에디터(워드프로세서)등에서 직접 열 수도 있다. 또한 NIH에서는 DICOM파일을 오토로 열고자 할 경우 DICOM dictionary가 필요하다.

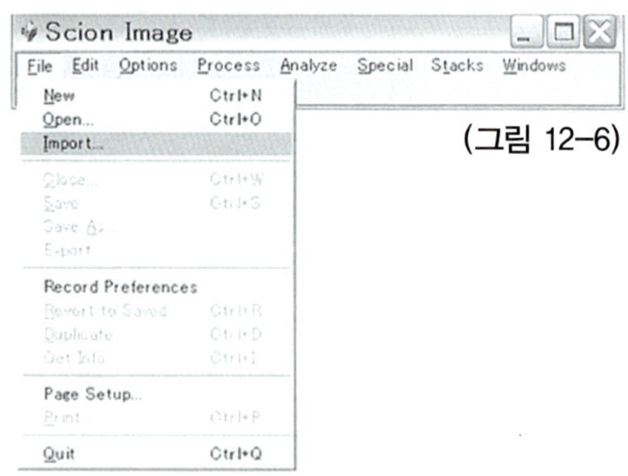


(그림 12-6)

#### 2) 파일의 저장

- Bmp, Tiff, Text, RAW 데이터 형식과 다른 여러가지 형식의 저장도 가능하지만 OSIRIS와 다른점은 16 bit의 데이터를 저장하면 8 bit로 저장된다는 것이다. 따라서 처리가 끝난 화상을 원래 장치로 되돌려보낼 수는 없게 된다.

## 연습

CT화상의 RAW데이터를 열어보자(Vol5 Image5-1).

데이터는 512 × 512 매트릭스, 부호있음, 16 bit 데이터이다.

## RAW 데이터의 조작방법

1. RAW 데이터이므로 Import File을 사용하여 연다 **(그림 12-7)**.
2. Custom을 체크해서 Set...을 클릭한다. 새로운 윈도우가 열린다. 매트릭스에 맞춰서 폭과 높이를 (512)입력한다**(그림 12-8)**.
3. Offset란 파일에 화상정보가 들어있는 경우(헤더) 2 byte수를 지정해 주어야만 부대정보를 버리고 화상데이터만을 선두로부터 배열할 수 있게 할 수 있다. 이 데이터의 경우 화상정보는 아무것도 들어있지 않으므로 0을 입력한다.
4. Fixed Scale은 Min-Max의 범위를 8 bit로 한정한다. Min이하의 수치는 Min이 되고 Max이상의 수치는 Max가 된다. 여기서는 Min을 0, Max를 100으로 해서 OK를 클릭하고 Window를 닫는다. 16 bit Signed를 선택하고 Swap Byte를 체크한다. 퍼스널 컴퓨터에 따라서는 빅엔디어니스로 반전된 상이 나타나는 수가 있다.
5. Calibrate는 자동적으로 선형의 농도 보정함수를 설정해서 오리지널의 16 bit 픽셀값의 근사치를 구해준다(전 영역을 선형 LUT에서 256계조로 변환한다). 여기서는 체크한 후 설정을 확인하고 「열기」를 클릭하면 **그림 12-9**와 같은 화상이 표시된다. Mac의 경우에서 **그림 12-9**와 같이 표시되지 않으면 Swap Byte의 체크를 지운다. 이하 Swap Byte의 표기로서 정상표시되지 않는 경우에는 Swap Byte의 체크를 지우고 진행한다.

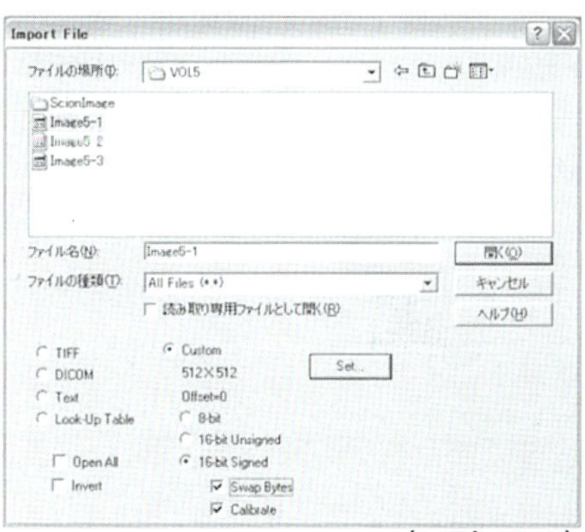


(그림 12-7)

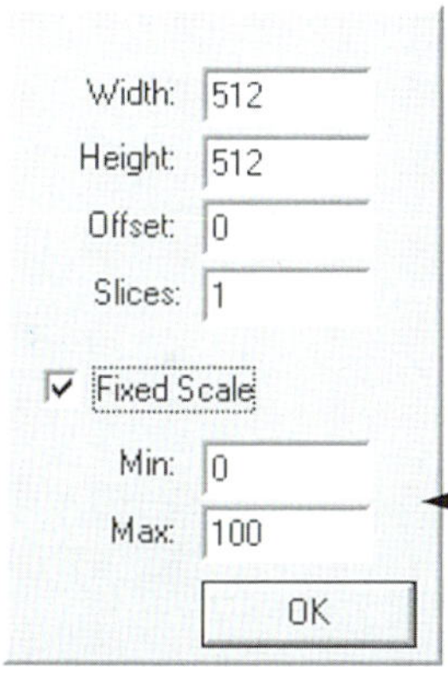


(그림 12-8)

Mac에서는 WW,WL로서 기능한다. 물론 마이너스값도 된다. WW80, WL30의 경우 OK라면 -10과 70을 입력한다.

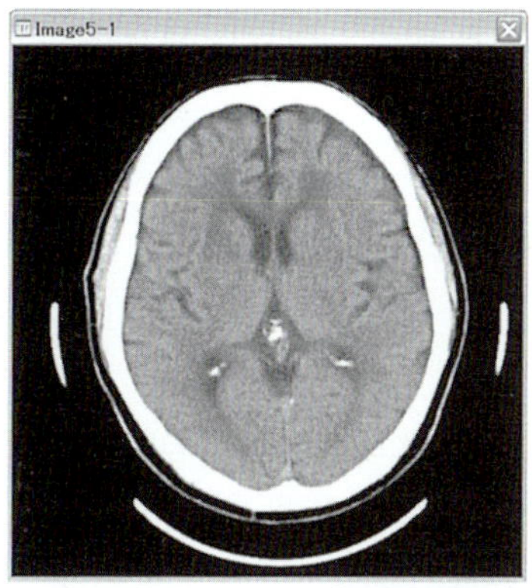


(그림 12-9)

VOL5 Images5-1 512×512 offset0 slices1
16bitsigned Swap Byte



12

## 2. Edit(그림 12-10)

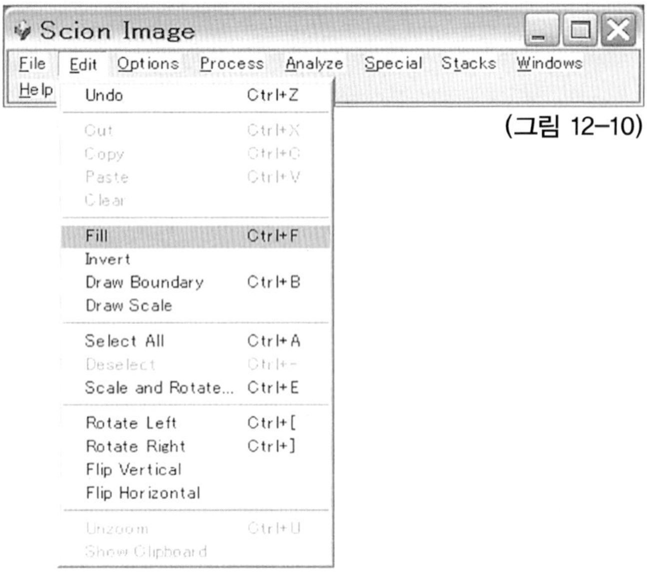

(그림 12-10)

- Undo: 직전의 작업을 취소한다.
- Cut: 선택범위의 내용을 클립보드에 들어있는 화상으로부터 잘라낸다.
- Copy: 선택범위의 내용을 클립보드에 복사한다.
- Paste: 클립보드의 내용을 화면에 붙인다.
- Fill: 선택범위를 현재의 배경색으로 칠한다.
- Invert: 선택범위의 내용을 반전시킨다(흑백반전).
- Draw Boundary: 선택범위의 외곽선을 그린다.
- Draw Scale: 선택범위의 그레이 스케일이나 칼라 스케일을 묘사.
- Select All: 모두를 선택한다.
- Deselect: 선택범위의 취소
- Scale and Rotate: 사각형 선택범위의 내용을 확대·축소·회전한다.
- Rotate Left: 사각형선택범위를 반시계 방향으로 90° 회전한다.
- Rotate Right: 사각형의 선택범위의 내용을 시계반향으로 90° 회전한다.
- Flip Vertical: 사각형의 선택범위를 좌우 반전한다.
- Flip Horizontal: 사각형의 선택범위를 상하 반전한다.

## 3. Options(그림 12-11)

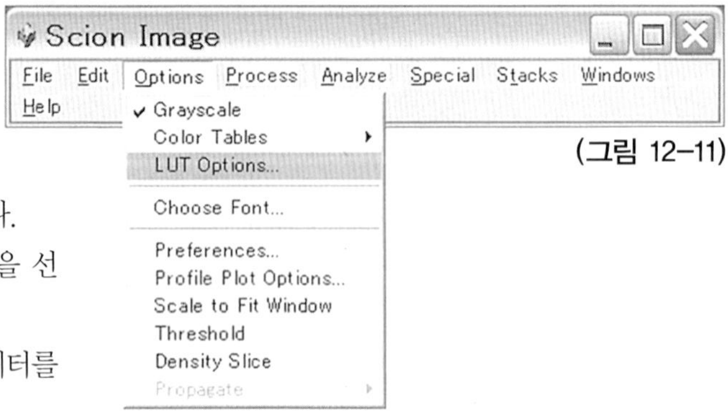

(그림 12-11)

- Grayscale: 디폴트의 그레이스케일 LUT을 읽어들인다.
- Color Table: 칼라 LUT을 선택할 수 있다.
- LUTOptions...: LUT의 색 수를 변경할 수 있다.
- Choose Font...: 텍스트의 폰트, 사이즈, Style을 선택한다.
- Preferences...: Image에 사용하는 여러 파라메터를 변경한다.
- Profile Plot Options: 프로파일 플롯 도구와 Plot Profile 명령어로 제작된 농도 프로파일 플롯 그래프에 관한 설정을 한다.
- Scale to Fit Window: 윈도우의 크기에 맞추어 화상의 크기를 변경할 수 있다.
- Threshold: 그레이 스케일의 역치를 설정한다.
- Density Slice: 그레이 레벨로 설정한 범위를 화상중에 붉은 색조로 표시한다.
- Propagate: 2개이상의 화상을 열때 유용하다. 어떤 화상의 그레이레벨, 픽셀스케일, 농도 스케일을 적응시킬 수 있다.

## 4. Process(그림 12-12)

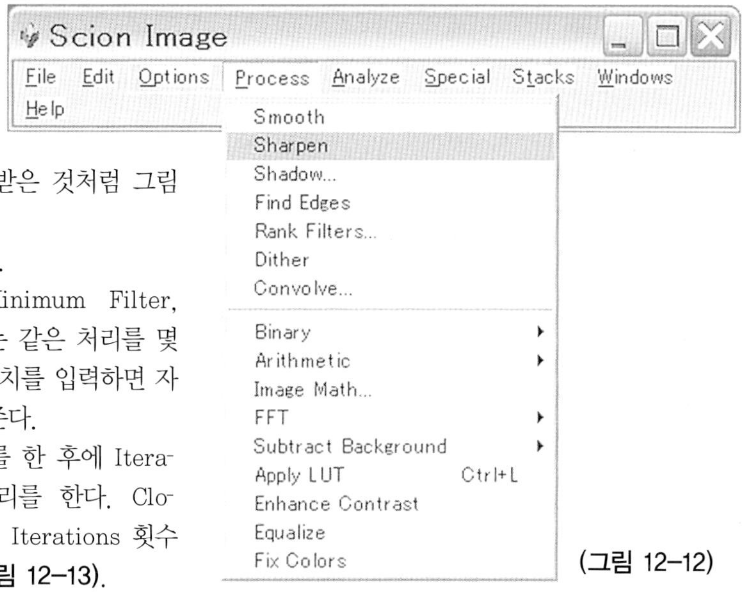

(그림 12-12)

- Smooth: 이 필터는 평균화, 평활화 필터로서 화상노이즈의 감소 효과가 있다.
- Sharpen: 화상을 샤프하게 한다.
- Shadow: 지정한 방향으로부터 빛을 받은 것처럼 그림자가 있는 화상으로 만든다.
- Find Edges: Sobel 엣지 검출을 한다.
- Rank Filters: Median Filter, Minimum Filter, Maximum Filter가 있다. Iterations는 같은 처리를 몇 번 반복할까 하는 것으로 그 이상의 수치를 입력하면 자동적으로 그 횟수만큼 필터처리를 해준다.
  또한 Opening은 Minimum 필터처리를 한 후에 Iterations의 횟수만큼 Maximum 필터처리를 한다. Closing은 Maximum 필터처리를 한 후에 Iterations 횟수만큼의 Minimum 필터처리를 한다**(그림 12-13)**.

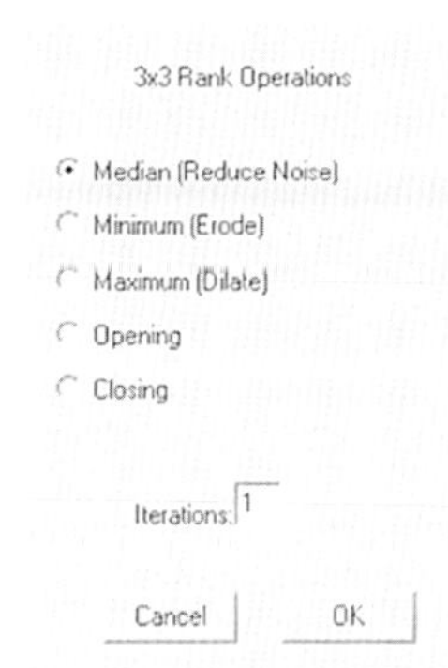

(그림 12-13)

- Dither: 흑백의 점에 의한 밀도로 농담을 나타내는 화상 (그 계조)으로 변환한다.
- Convolve: 텍스트 파일이나 텍스트 윈도우의 63×63 이하 사이즈로 커넬을 중첩한다.
- Binary: 그레이스케일 화상을 흑백 2계조 화상(2값화으로 변환하거나 처리하기 위한 메뉴이다. 화상의 팽창이나 시축이 가능하다.
- Arithmetic: 선택된 화소값에 대하여 정수의 덧셈, 뺄셈, 곱셈, 나눗셈이 가능하다.
  - ·Add: 선택범위에 정수 덧셈을 할 수 있다.
  - ·Subtract: 선택범위에 정수 뺄셈을 할 수 있다.
  - ·Multiply: 선택범위에 정수 곱셈을 할 수 있다.
  - ·Divide: 선택범위에 정수 나눗셈을 할 수 있다.
  - ·Log-: 선택범위의 화소값(V)를 ln(V) × 255.0/ln(255.0)으로 치환한다.
  - ·AND, OR, XOR: 부울연산 (논리연산)
- Image Math: 2개의 화상간에 수치 즉 논리연산을 한다.
  공간주파수 영역의 데이터에 대하여서도 가능하다.
- FFT: 2차원 FFT에 의해 파워 스펙트럼의 표시를 한다.
  InFFT는 역 FFT이 가능하다.
- Subtract Background: 부드럽게 연속된 화상 중의 백그라운드를 제거한다.
- Apply LUT: 선택범위에 현재의 Look up table을 적용하고 디폴트의 look up table로 되돌린다.
- Enhance contrast: 화상의 대도조를 증가시킨다.
- Equalize: 히스토그램의 균일화를 한다.
- Fix Colors: 0이나 255의 화소값을 다른색으로 치환해서 보정한다.

## 5. Analyze · 분석(그림 12–14)

- Measure: 선택범위의 면적과 화소값의 평균을 계산해서 표시해 준다.
- Analyze paticles: 2진수 화상이나 역치가 있는 화상중의 물체를 자동적으로 계수한다.
- Show result: 측정결과를 표시한다.
- Show histogram: 히스토그램을 표시한다.
- Plot profile: 프로파일 커브를 표시한다.
- Surface plot…: 선택범위의 3차원 농담그래프를 표시한다.
- Options…: 측정치의 표시용 파라메터이다.

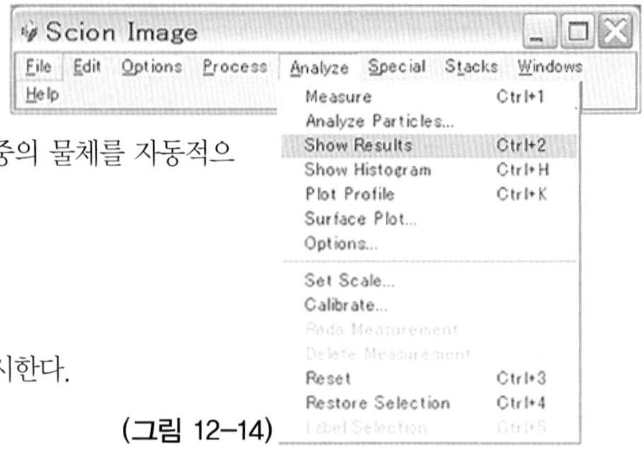


(그림 12–14)

## 6. Special(그림 12–15)

- Start capturing, Average Frames...
  Save Blank Field, Video Control…, Photo Mode,
  Video Math…, Print Video는 비디오화상의 입력관계에 필요한 메뉴들이다.
- Load Macros...: Scion에는 부록에 매크로(작은 프로그램)가 부가되어있다. 장소는 Scion Corporation의 Scion Image의 Macro 폴더에 있다. 이것을 목적파일로 선택하면 Load Macros...의 아래쪽에 추가된 메뉴가 표시된다.

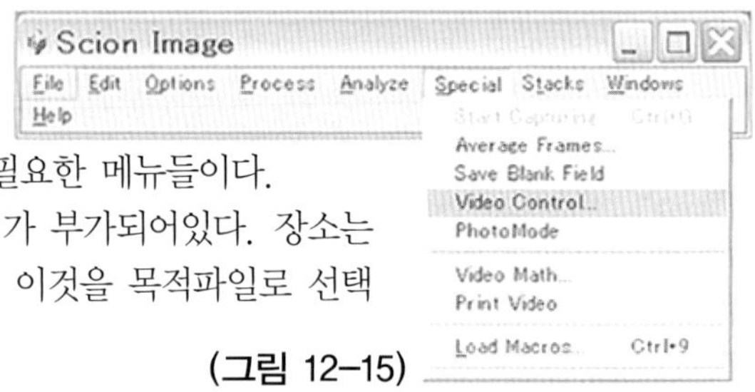


(그림 12–15)

## 7. Stacks(그림 12–16)

- Stacks라는 것은 어떤 부위의 연속 된 여러 장의 화상의 묶음을 의미한다.
- Windows to Stack 라는 것은 어떤 부위의 연속된 여러장의 단층 화상을 한 묶음으로 묶는다.
- Stack to Windows 라는 것은 거꾸로 스태크를 1 슬라이스 씩 나누는 것이다. 스태크를 사용하면 그 아래에 있는 Project(3D 화상의 구축), Reslice(단면의 재구성)가 가능하게 된다.

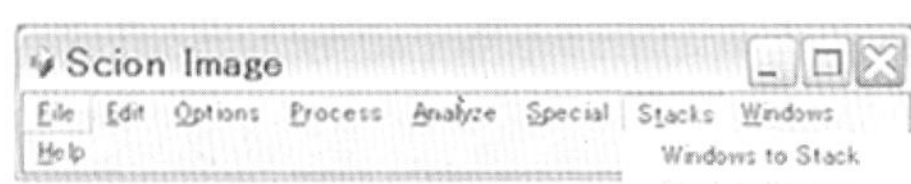


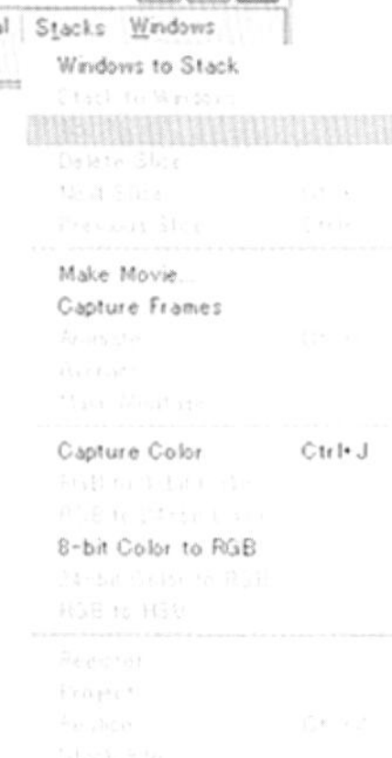


(그림 12–16)

## 8. Windows(그림 12–17)

- 각종 도구를 표시한다.

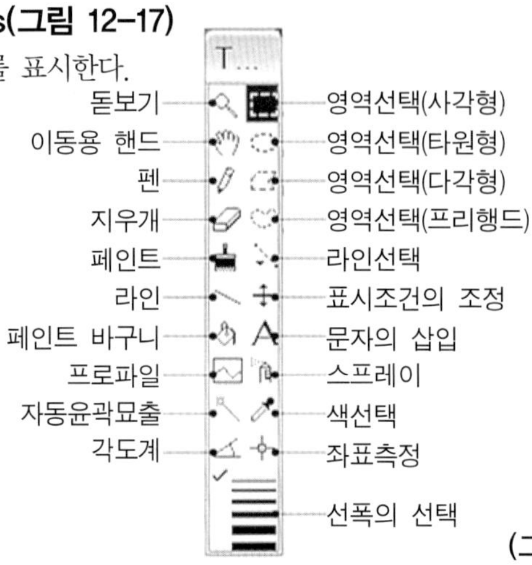


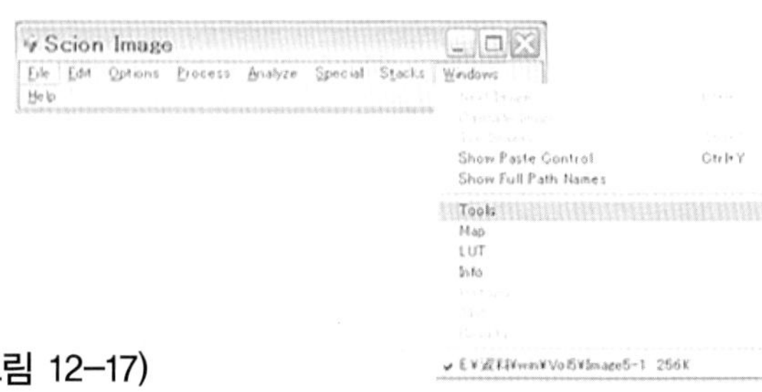


(그림 12–17)

## 12.4 공간 필터 처리

### 12.4-a 기존의 필터처리

Scion이 가지고 있는 공간 필터를 사용하여 필터에 따른 노이즈제거 능력을 비교한다.

#### 노이즈 제거방법

1. 두부 CT 화상을 표시한다.(VoL5 Imag5-1 512×512 Offset0 Slicesl 16 bit Signed Swap byte Fixed Scale을 체크하고 Min을 0 Max를 100으로 한다.)**(그림 12-18)**
2. 도구의 Spray Can Toll을 선택해서 LUT의 그레이 스케일로부터 화면의 흑백을 선택한다**(그림 12-19)**.
3. 도구의 Spray Can Tool을 더블클릭하면 직경 입력 화면이 표시된다**(그림 12-20)**.
4. 직경을 50으로 설정하고 「OK」를 클릭한다.
5. CT화상위에 마우스를 이동해서 클릭하면서 자유롭게 이동시켜 모의 노이즈를 발생시킨다(화면위에 흰색의 노이즈가 발생한다.). 이렇게 해서 노이즈 화상을 만들었다고 하자**(그림 12-21, 22)**.

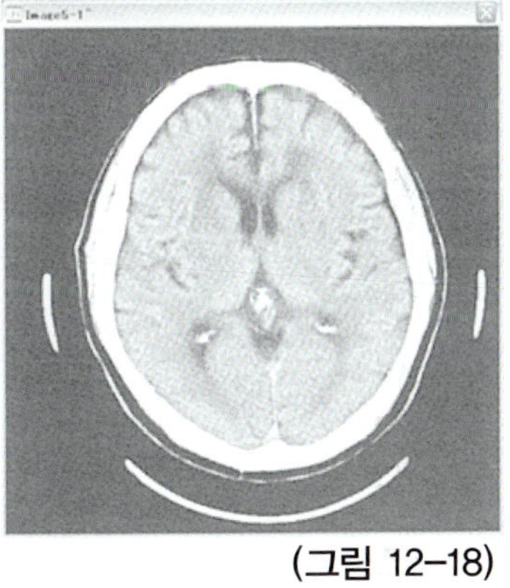

(그림 12-18)

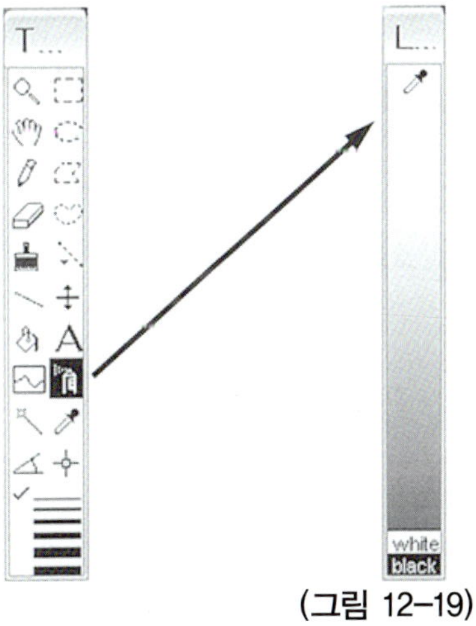


(그림 12-19)

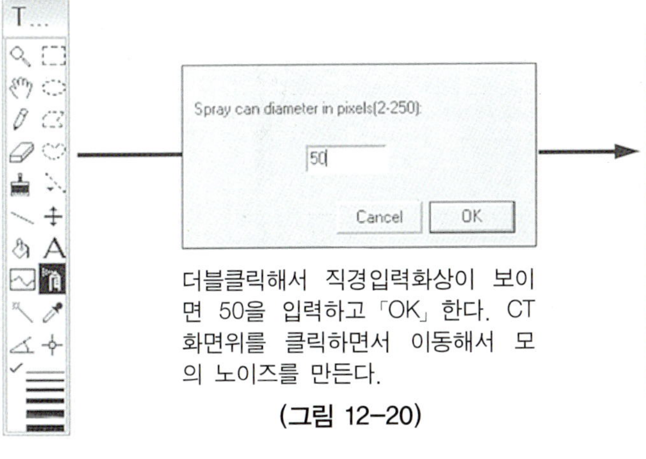


더블클릭해서 직경입력화상이 보이면 50을 입력하고 「OK」 한다. CT 화면위를 클릭하면서 이동해서 모의 노이즈를 만든다.

(그림 12-20)

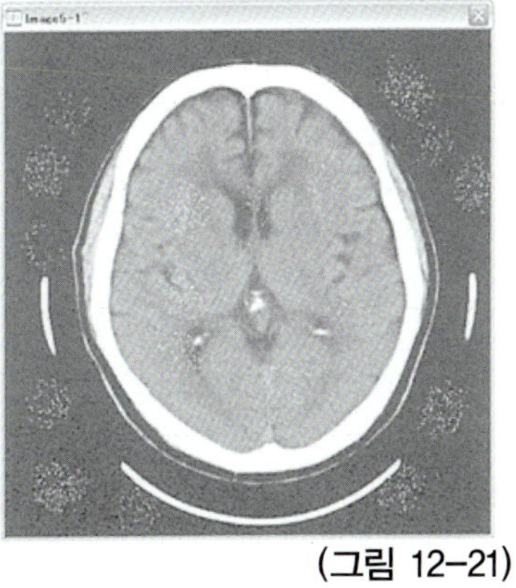

(그림 12-21)

6. 평활화 필터처리를 해본다**(그림 12-23)**. 메뉴의 Process로부터 Smooth를 선택한다. **그림 12-24**와 같이 노이즈는 다소 적어지지만 전부 없어지는 것은 아니다. 반면에 화면 전체가 흐려지는 것을 알 수 있다.

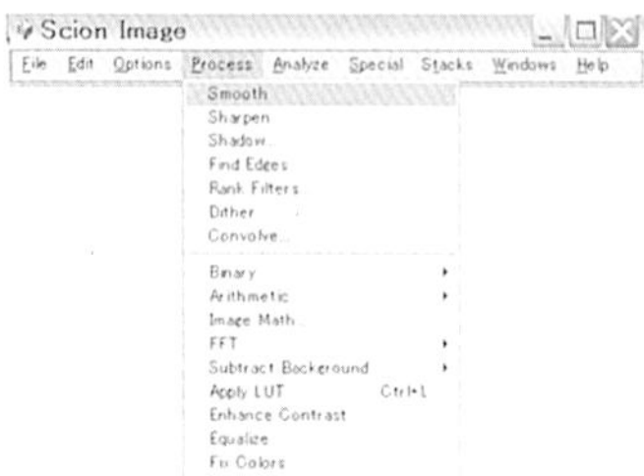


**(그림 12-23)**

7. 메뉴의 Edit로부터 Undo를 선택하여 필터효과를 원래상태로 복귀시킨다. 되돌아가지 않을때에는 처음부터 CT화상을 불러내어 노이즈 화상을 제작한다**(그림 12-25)**.

8. 메뉴의 Process로부터 RankFilters...를 클릭하여 Median(Reduce Noise)를 선택한다 **(그림 12-26)**. 평활화 필터와 달리 노이즈제거 효과가 높다. 화상이 흐려지지도 않는다 **(그림 12-27)**.

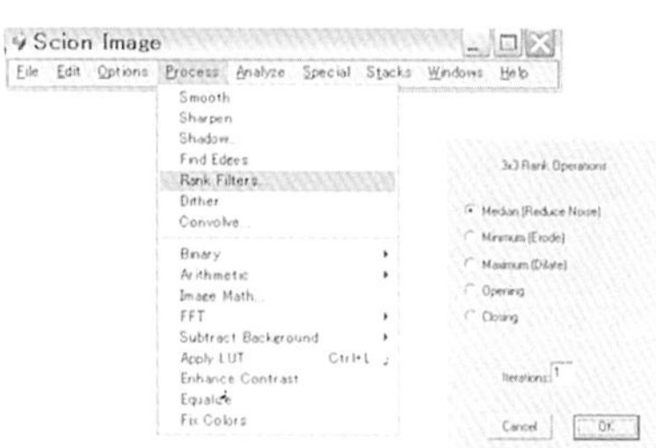


**(그림 12-26)**

제작된 노이즈 환산

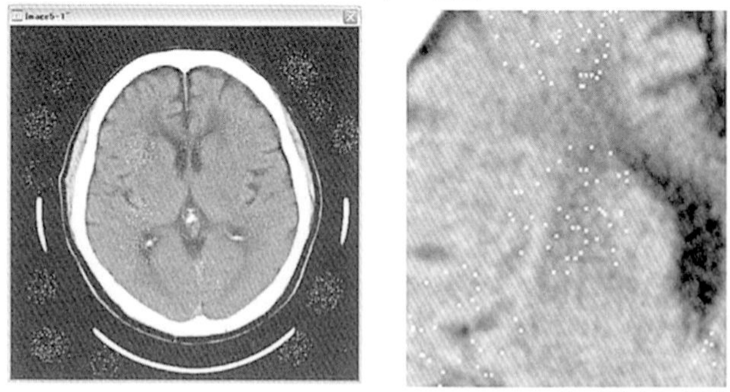

**(그림 12-22)**

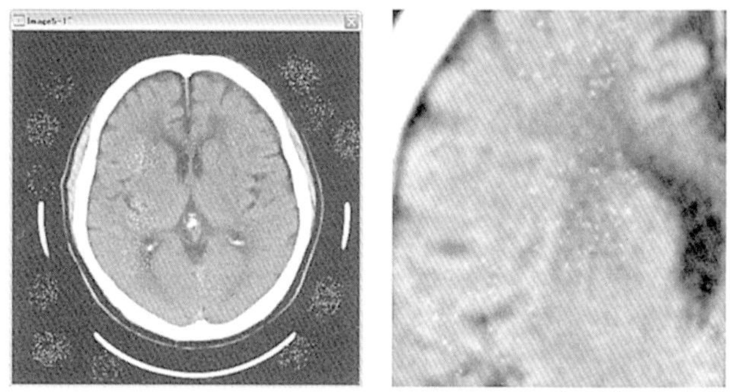

**(그림 12-24)**

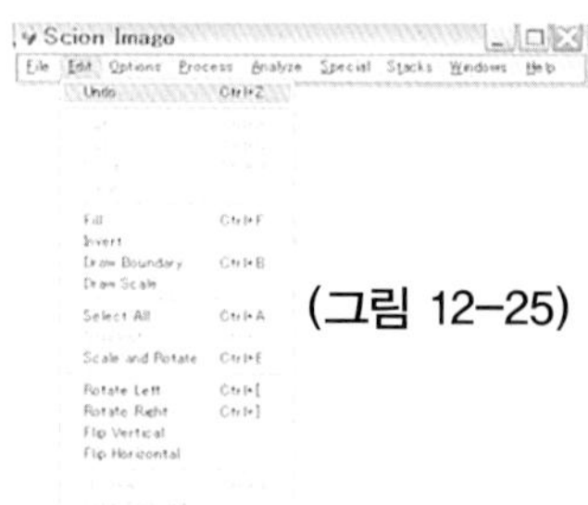


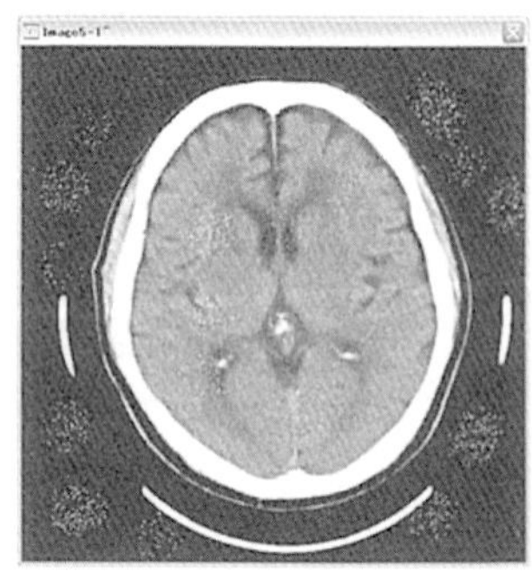

**(그림 12-25)**

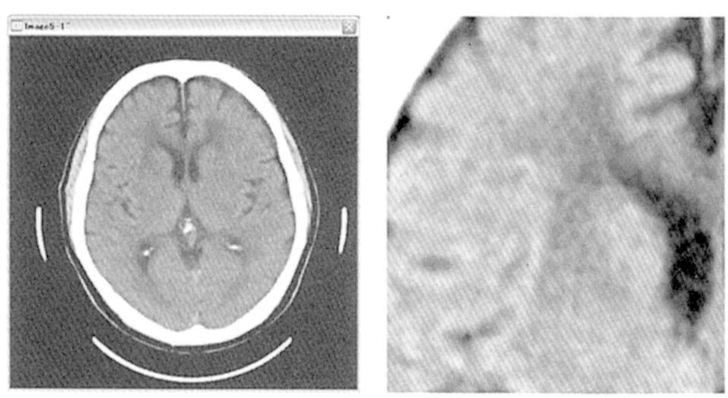

**(그림 12-27)**

## 12.4-b 커넬의 제작

### 커넬의 제작 방법

1. 자신이 커넬을 만들어 그 효과를 확인해 보자.
2. 메뉴의 File로부터 New를 선택하여 Text-Window를 체크한다**(그림 12-28)**.
3. 그림 12-29의 데이터를 입력한다.
4. 각각의 행을 다 쓰고 나면 리턴키를 치고 계수마다 한 칸 이상의 스페이스를 주어 구분한다**(그림 12-30)**.
5. 이 데이터는 9×9의 Mexican Hat 필터라고 한다. 그 모양이 멕시코 모자와 비슷하다고 해서 이름 지어졌다. 한번의 조작으로 스므징과 엣지 검출효과가 얻어진다.
6. 데이터의 입력이 끝나면 Save as...의 Text로 저장한다. 파일 이름은 「Mexican.txt」로하고 확장자는 「.txt」를 붙인다. 저장할 폴더는 Scion Corporation의 Scion Image의 Kernels로 한다.

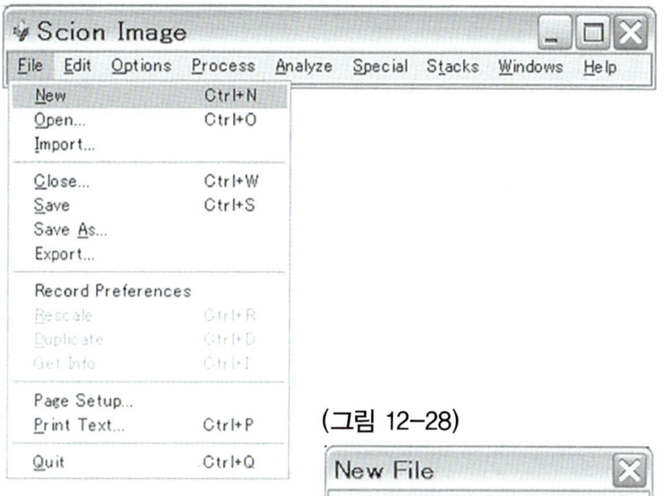


(그림 12-28)

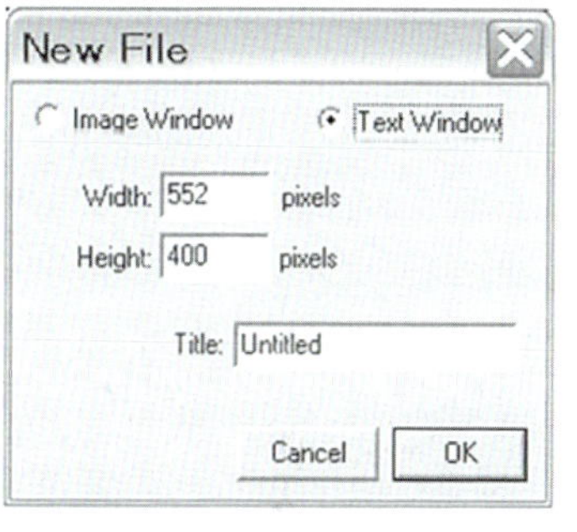


9×9 Mexican hat Filter

| | | | | | | | | |
|---|---|---|---|---|---|---|---|---|
| 0 | 0 | 0 | -1 | -1 | -1 | 0 | 0 | 0 |
| 0 | -1 | -1 | -3 | -3 | -3 | -1 | -1 | 0 |
| 0 | -1 | -3 | -3 | -1 | -3 | -3 | -1 | 0 |
| -1 | -3 | -3 | 6 | 13 | 6 | -3 | -3 | -1 |
| -1 | -3 | -1 | 13 | 24 | 13 | -1 | -3 | -1 |
| -1 | -3 | -3 | 6 | 13 | 6 | -3 | -3 | -1 |
| 0 | -1 | -3 | -3 | -1 | -3 | -3 | -1 | 0 |
| 0 | -1 | -1 | -3 | -3 | -3 | -1 | -1 | 0 |
| 0 | 0 | 0 | -1 | -1 | -1 | 0 | 0 | 0 |

(그림 12-29)

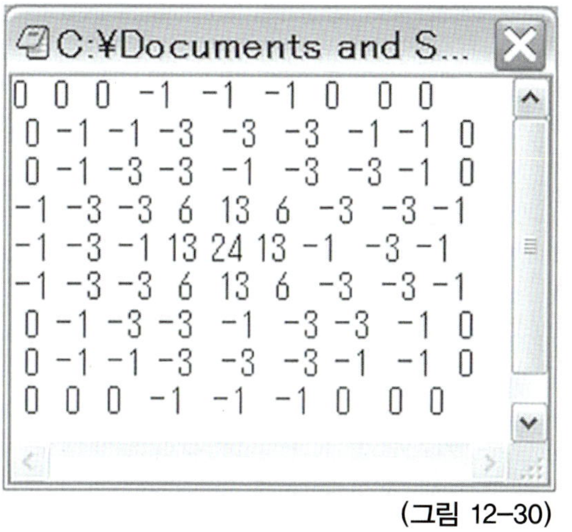


(그림 12-30)

7. 두부 CT화상을 띄운다.(VoL5 Image5-1 512 × 512 × Offset 0 Slicel 16 bit Signed Swap byte. Fixed Sale을 체크해서 Min 0, Max 100을 입력한다.
8. Process의 Convolve...를 선택한다**(그림 12-31)**.
9. 중첩할 커넬을 요구 할때 Kernels의 폴더로부터 먼저 만든 「Mexican Filrter.txt」를 선택한다**(그림 12-32)**.
10. 필터 처리가 시작된다.
11. 이 필터는 9×9의 커넬이기 때문에 화상의 가장자리 4픽셀은 처리가 되지 않는다**(그림 12-33)**.

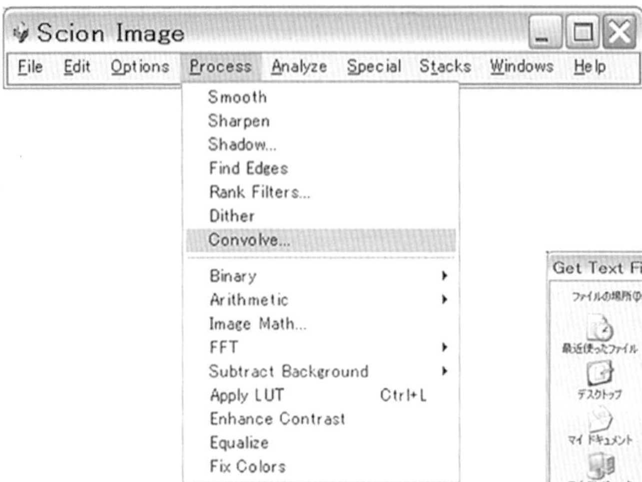


**(그림 12-31)**

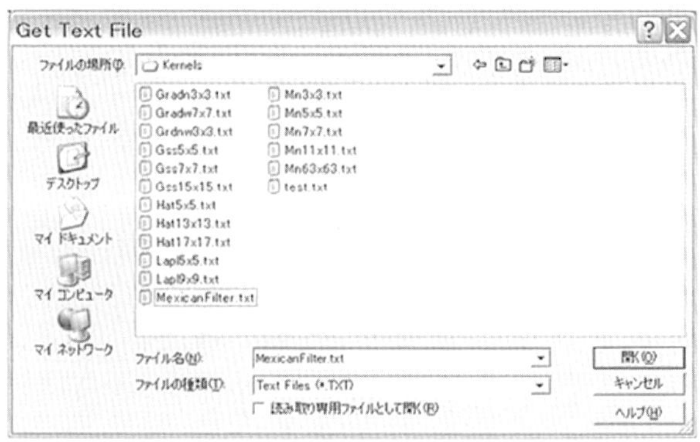


**(그림 12-32)**

(처리전) (처리후)

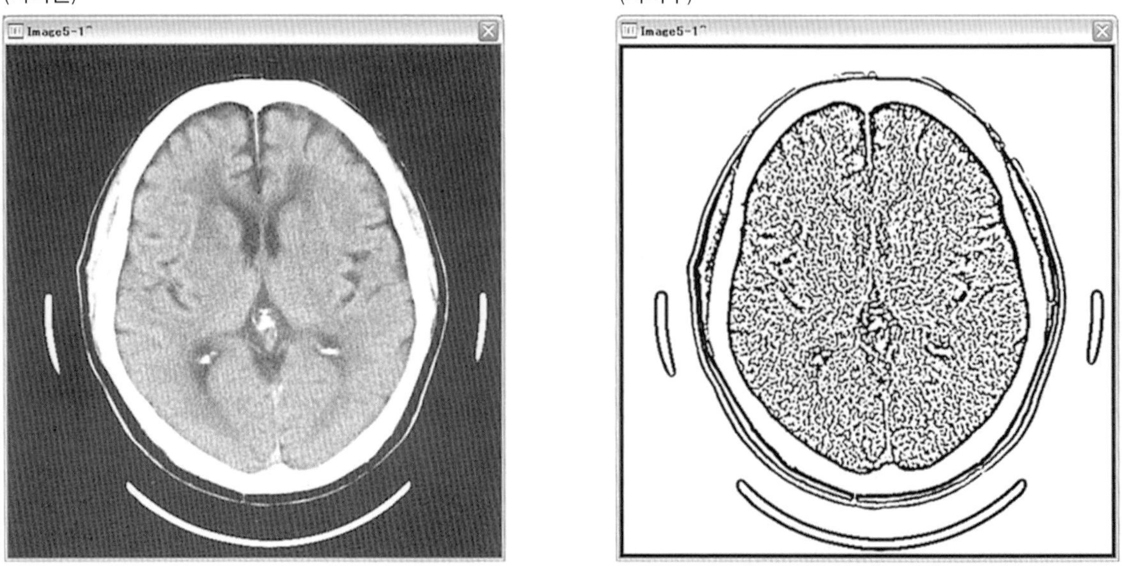


**(그림 12-33)**

## 매크로의 사용방법

1. 두부 CT화상을 띄운다.(VoL5 Image5-1 512 × 512 Offset 0 Sliles 1 16 bit Signed Swap Byte Fixed Scale을 체크하고 Min 을 0 Max를 100으로 한다.)
2. Specical의 Load Macros... 를 선택한다**(그림 12-34)**.
3. Macro File을 요구해 오면 Scion Cooperation의 Scion Image의 Macros 폴더로부터 Filters.txt를 선택한다 **(그림 12-35)**.
4. Special의 Load Macros... 아래에 각종 처리 내용이 표시된다.
5. 여기에서는 5 × 5 Laplace를 선택한다.
6. 커넬의 내용이 표시되고 처리가 시작된다. 이 필터는 2차 미분 필터이다**(그림 12-37)**.

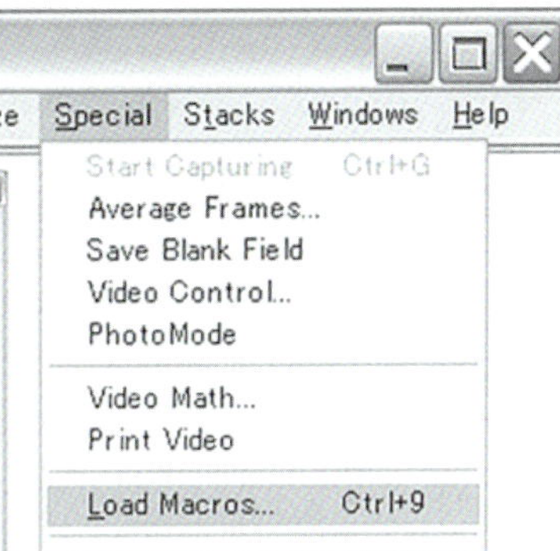


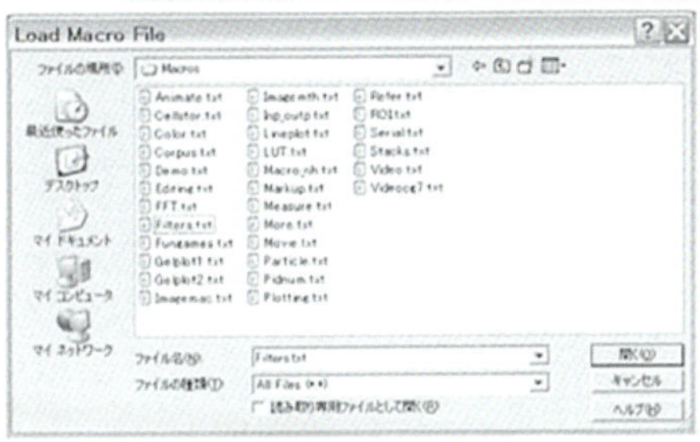


(그림 12-35)

(그림 12-34)

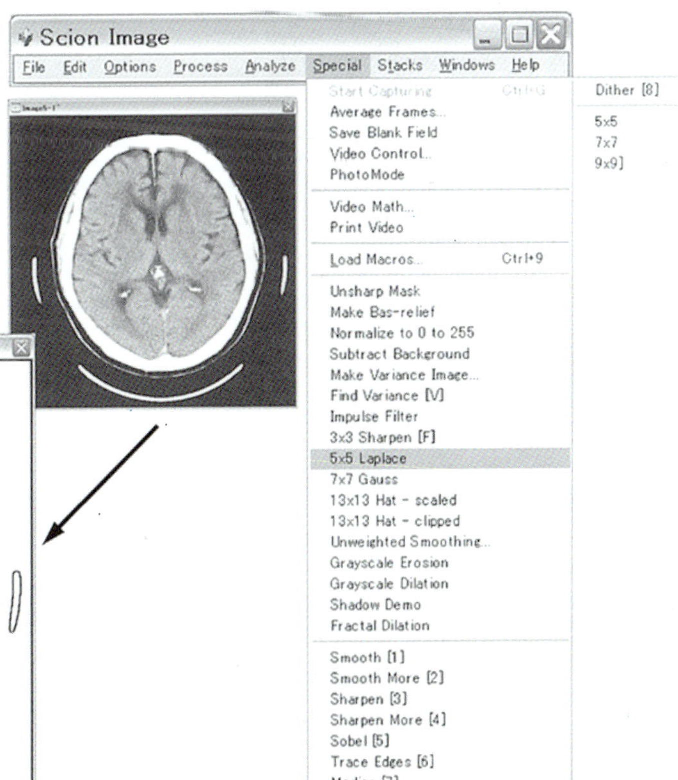


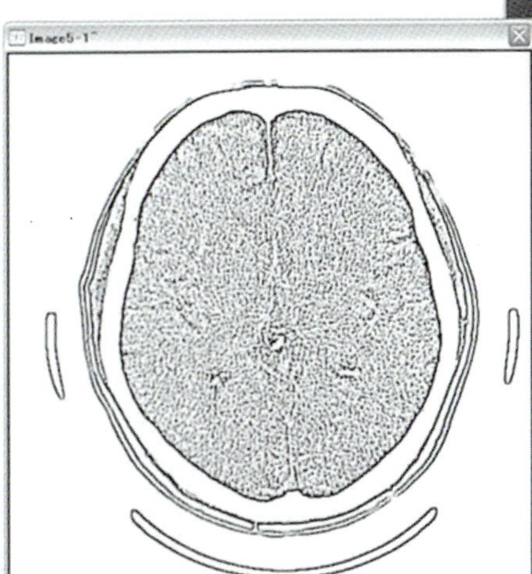

(그림 12-37)

(그림 12-36)



12

## 12.5 주파수 필터처리에 의한 필터효과

### 12.5-a 이상적 저역통과 필터

1. 두부 CT화상을 띄운다(VoL5 Image 5-1 512×512 Offset0 Slices 1 16 bit Signed Swap Byte Fixed Scale을 체크하고 Min을 0, Max를 100으로 한다)
2. Process로부터 FFT의 FFT를 선택한다**(그림 12-38)**.
3. 2차원의 광학적 퓨리어 변환상이 제작된다**(그림 12-39)**.
4. 공간주파수 화상의 X축은 공간화상의 X축 방향의 주파수축, 공간주파수 화상의 Y축은 공간 화상의 Y축 방향의 주파수 축이 된다. 화상중앙부가 원점으로 직류성분을 의미한다(주 : 퓨리어 변환상을 저장하면 그림정보가 되기 때문에 복소수 성분은 없어져 버린다.).

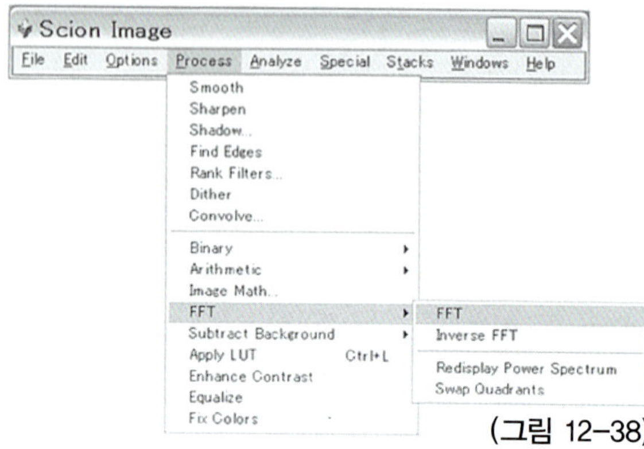


(그림 12-38)

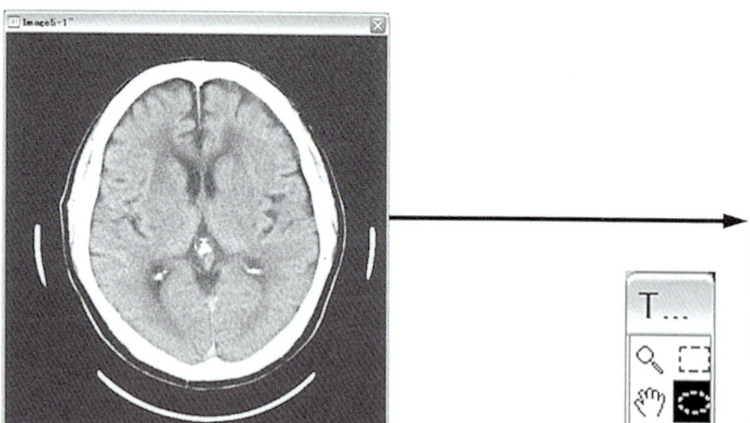

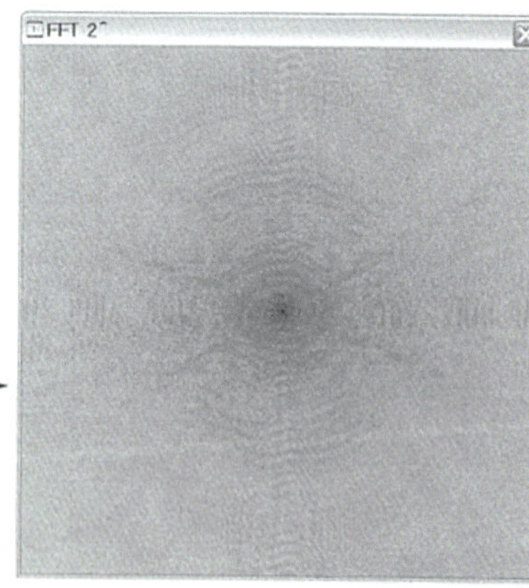


(그림 12-39)

### 저역통과 필터의 제작

1. 원형영역 Tool에서 임의의 원을 만든다(직경은 화상의 가로폭의 약 반정도). 화상중심에 맞춘다. 키보드의 Shift를 누르면서 드래그하면 원이 그려진다**(그림 12-40)**.

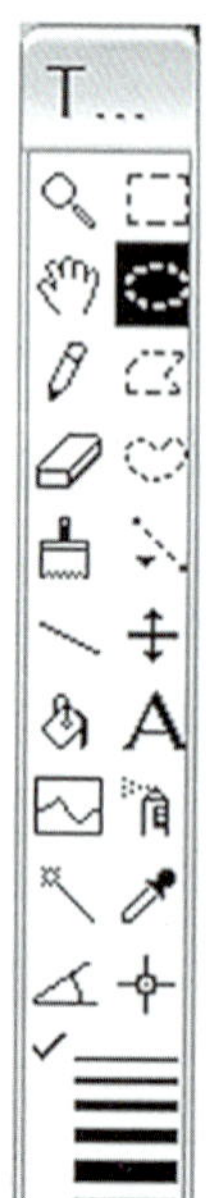


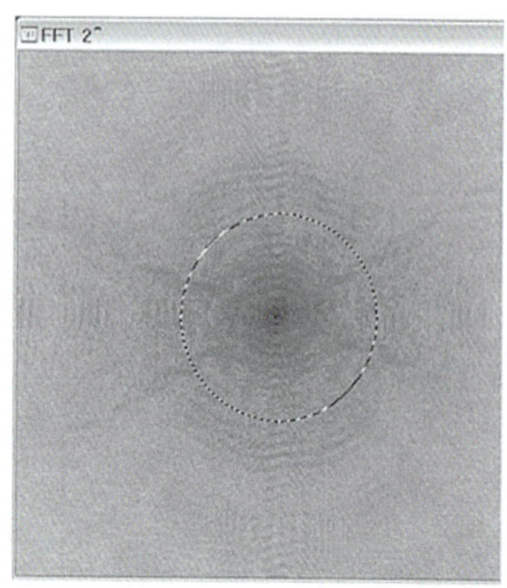


(그림 12-40)

2. Spcial의 Load Macros...를 선택한다**(그림 12-41).**

3. Macro File을 요구해오면, Scion Corporation의 Scion Image의 Macros폴더로부터 Editing.txt를 선택한다**(그림 12-42).**

4. Special의 Load Macros...의 아래에 각종 처리내용이 표시된다. 여기서는 Clear Outside를 선택한다**(그림 12-43).**

5. 선택범위 이외의 부분이 지워진다**(그림 12-44).**

6. 이렇게 되면 저역이외의 부분이 컷트 된 것이다. 결국 저역주파수 성분만을 선택한 것이 되는 것이다. 이것이 이상적 저역통과필터(로우패스필터)이다.

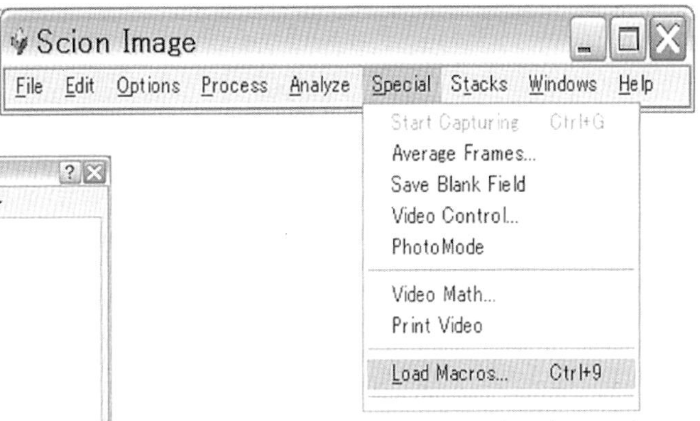


(그림 12-41)

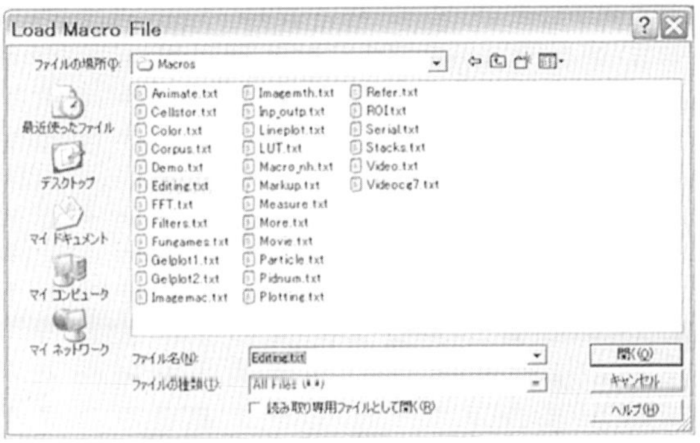


(그림 12-42)

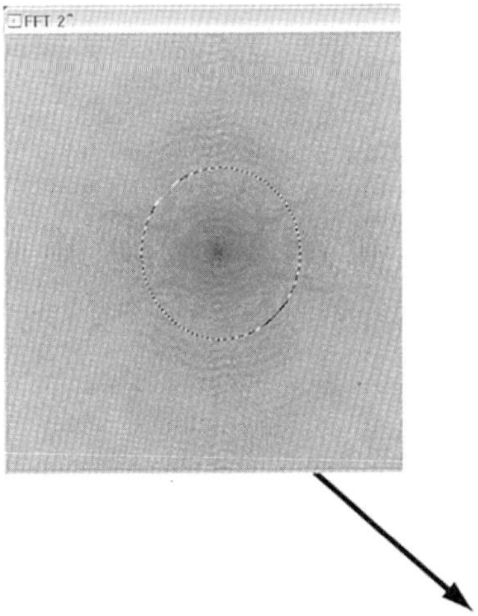

(그림 12-44)

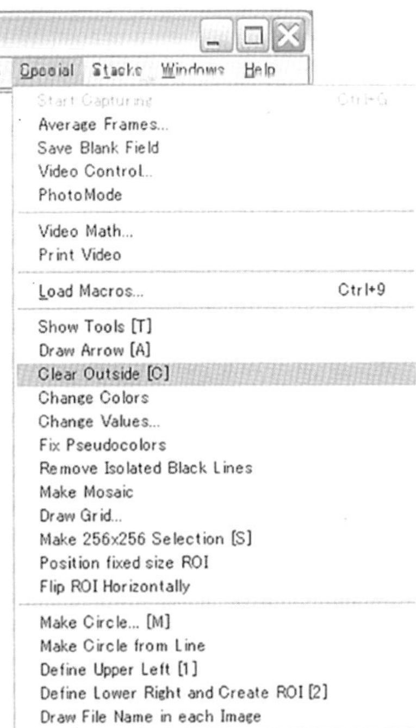


(그림 12-43)

12

7. 이 공간 주파수 영역 상태를 프로파일 커브로 조사 해보자. Tool의 프로파일을 선택하고(**그림 12-45**) 아이콘 부분을 더블클릭한다.
8. 프로파일커브의 파라메터 박스가 나타난다(**그림 12-41**). Fixed Y-Axis Scale은 프로파일커브의 Y축의 설정이다. 여기서는 Min0, Max255의 256계조로 한다. Fixed Plot Size 프로파일 커브의 크기이다. Profile Plot Lone Width은 프로파일 커브의 측정폭이다. 여기서는 1라인으로한다. Line Plot은 선그래프이고, Scatter Plot은 점선 그래프가 된다. Invert에 체크하고, Label은 그래프축의 값을 나타내므로 체크한다. 설정후 「OK」를 클릭한다.
9. 화상의 측정 부위를 클릭하고 그대로 좌측으로 드래그한다(**그림 12-47**). 그 부분의 값 변화가 성분이 있고 어떤 부분부터 급격히 0으로 떨어진다. 공간 주파수 영역, 결국 FFT후에는 실수와 허수 값으로 된다. 이것을 시각화 하기 위하여 각각의 제곱합을 구하여 실수화 한다. 이것을 파워스펙트럼이라고 한다. 표시상에서는 256계조로 표시하고 있다.

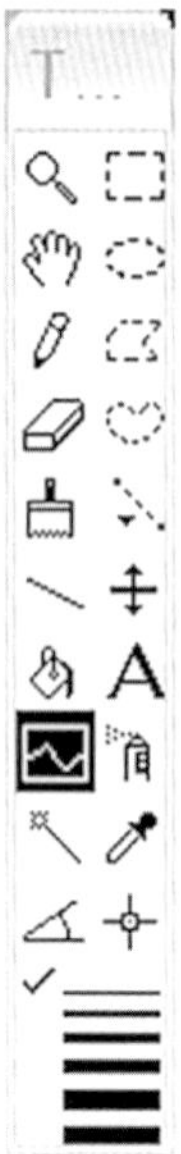
(**그림 12-45**)

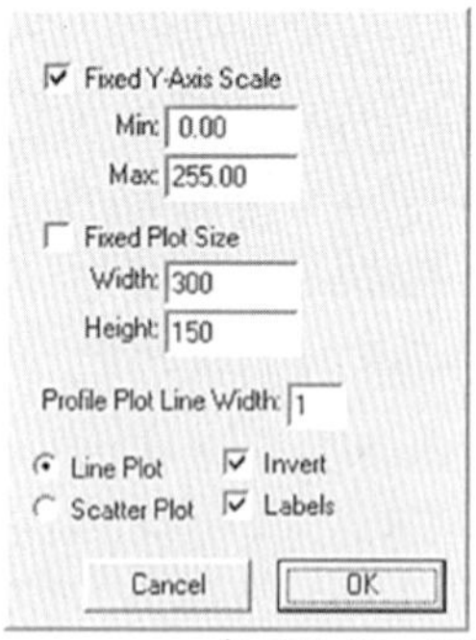

(**그림 12-46**)

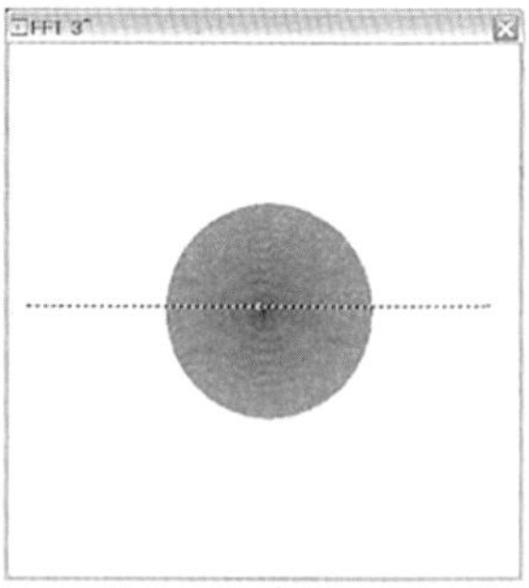
(**그림 12-47**)

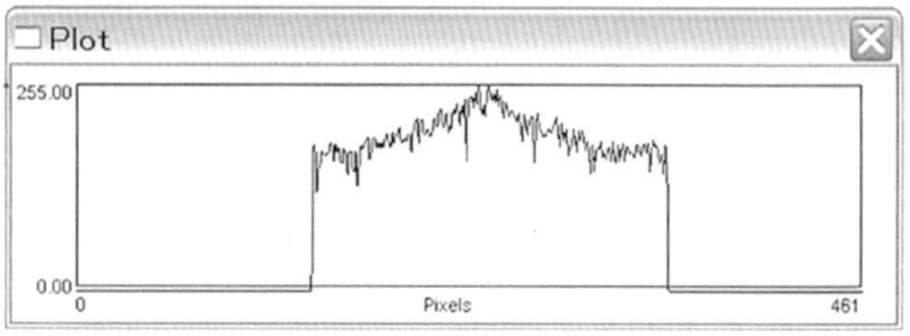

(**그림 12-48**)

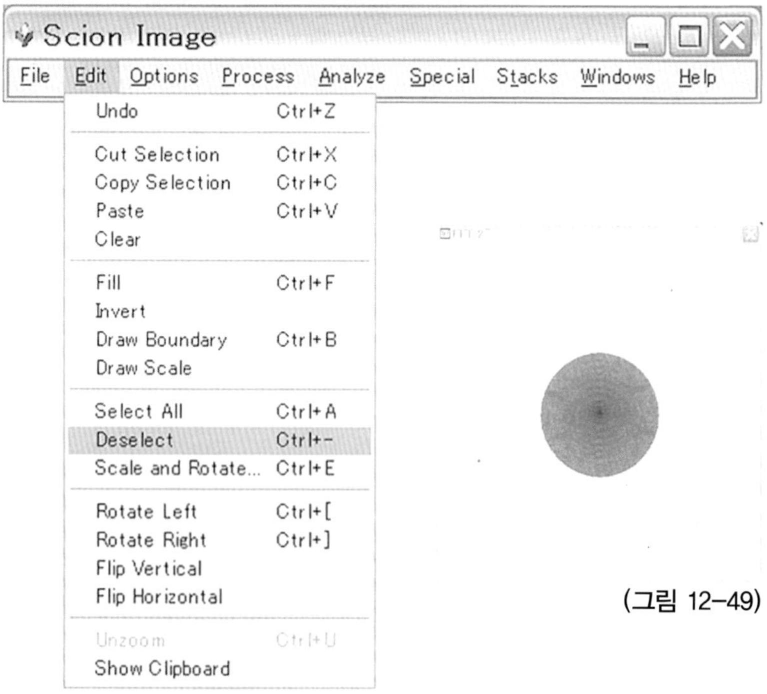

(**그림 12-49**)

10. 측정후에는 메뉴의 Edit의 Deselect를 선택하여 화상중의 선택 라인을 없앤다(**그림 12-49**).

11. 이것을 공간 영역 화상으로 되돌리기 위해서 Process로 부터 FFT의 Inverse FFT를 선택한다**(그림 12-50)**.
12. 역퓨리어 변환이 시작되고 계산 후 처리화상이 표시된다**(그림 12-51)**.

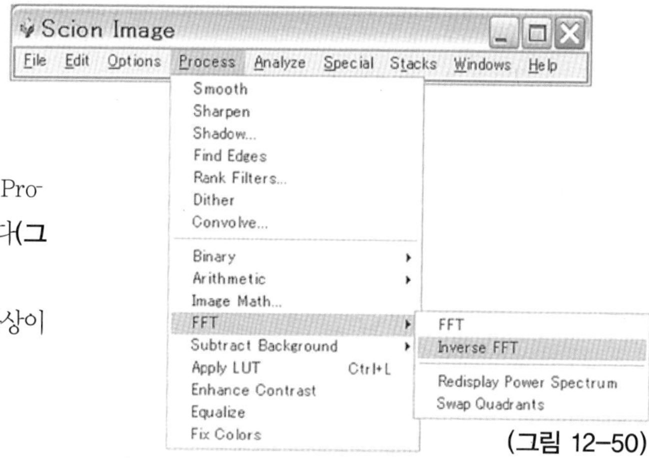


(그림 12-50)

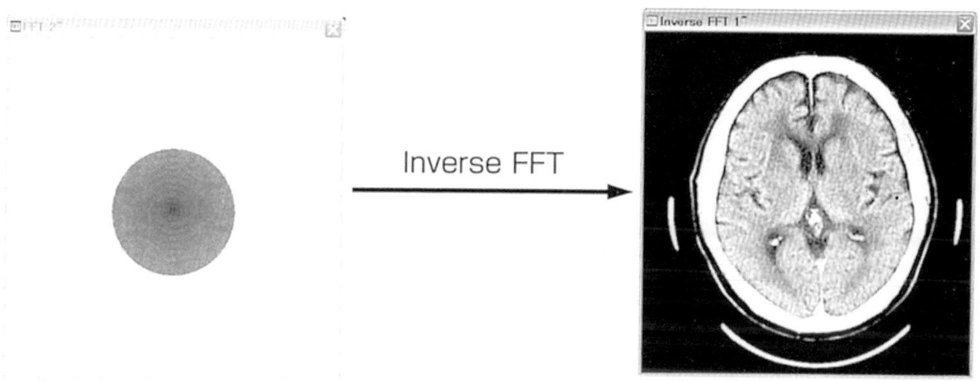


(그림 12-51)

이상적 저역통과필터라는 것은 주파수영역에서 원점을 중심으로 반경 R이내의 성분은 완전히 보존하고 그 외의 성분은 제거하는 것이다. 이상이라는 것은 진폭특성이 통과역에서 1, 저지역에서 0이 되는것을 말한다. 낮은 주파수성분만으로 구성된 화상이므로 흐린 화상이 된다. 특히 공간 주파수 영역의 극단적 주파수의 절단에 의해(컷 오프 주파수 또는 차단 주파수라고 한다.) Gibbs 현상에 의해 Ripple(리플 : 파도현상-주파수컷트에 의해 화상의 진동이 생기는 현상)이 보인다. 이 현상을 억제하기 위하여 통상 통과역과 저지역을 매끄럽게 가우스 함수를 사용한다**(그림 12-52)**.

※ 전반적인 주의사항으로, 화상처리할 때에는 처리하는 화상의 타이틀 바(화상위에 적혀있는 제목)를 클릭하여 선택하고 처리로 들어간다(처리화상을 명확하게 하고나서 처리한다).

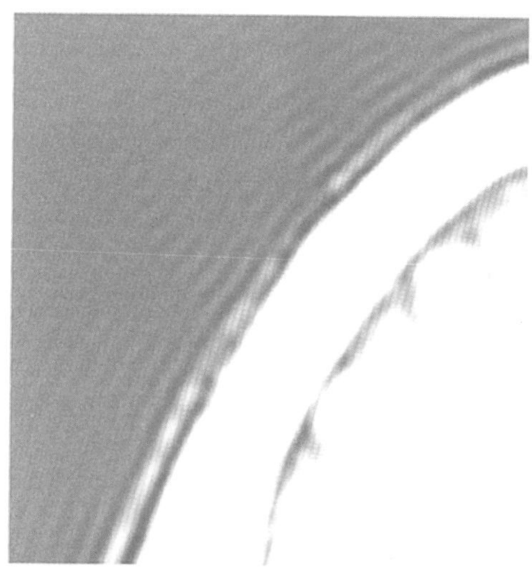

(그림 12-52)

## 12.5-b 함수처리한 저역통과 필터(컷오프를 부드럽게 감쇄하도록 함수처리한 로우패스필터)

### 매크로를 이용한 로우패스 필터처리

1. 두부 CT화상을 띄운다(VoL5 Image 5-1 512×512 Offset0 Slices1 16 bit Signed Swap Byte Fixed Scale을 체크하여 Min을 0 Max를 100으로 한다.) Process로부터 FFT의 FFT를 선택한다. 2차원의 광학적 퓨리어 변환상이 제작된다**(그림 12-53)**.

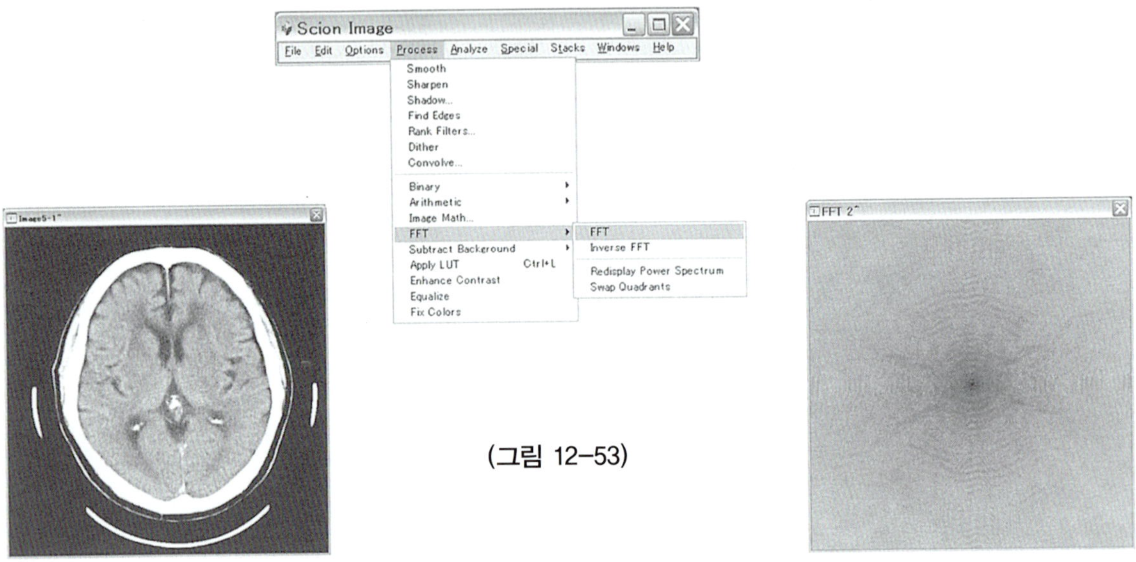


(그림 12-53)

2. Special의 Load Macros...을 선택한다. Macro File을 요구해 오면 Scion Cooperation의 Scion Image의 Macros 폴더로부터 FFT.txt를 선택한다 **(그림 12-54)**.

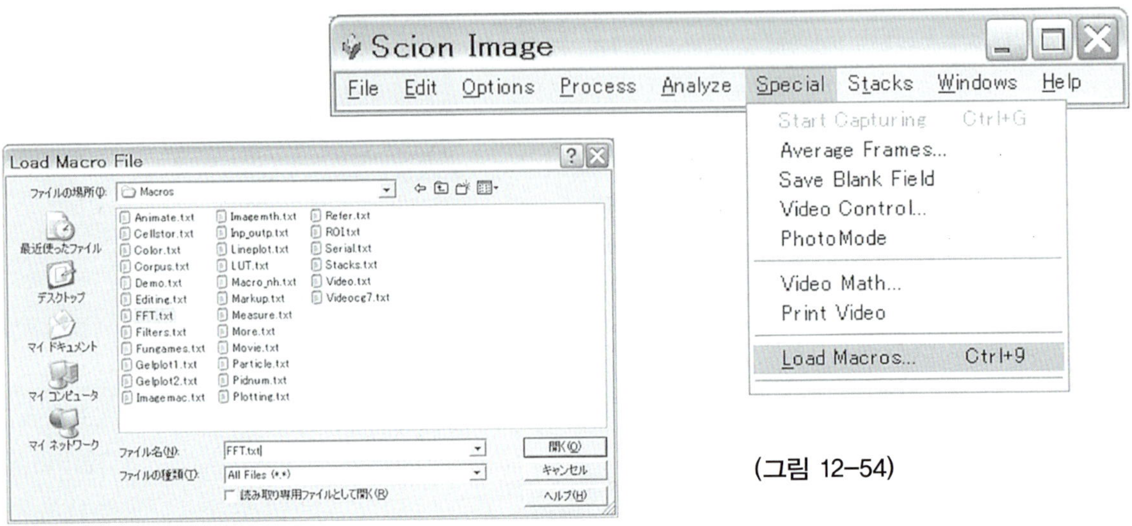


(그림 12-54)

3. Special의 Load Macros...의 아래 각종처리 내용이 표시된다. 여기서는 Make Filter...선택한다**(그림 12-55)**.

4. Filter Size를 물어오면 입력한다. Filter Size라는 것은 필터의 크기를 말하는 것으로서 공간주파수 영역에서 어느정도의 범위를 통과시킬까를 의미하는 것으로서 입력값은 0~100%까지이며 클수록 범위가 큰 것을 의미한다. 여기서는 30%로 한다**(그림 12-56)**.

5. 다음으로 Transition Width를 요구해 온다. Transition Width란 이행부의 폭을 말하는 것으로서 통과시키는 부분과 통과시키지 않는 부분의 이행부 폭이다. 입력값은 0~100%로서 0이라면 이행폭이 없기 때문에 이상적 로우패스필터와 같게 된다. 100%에 근접할수록 완만하게 감쇄한다. 여기서는 80%로 한다**(그림 12-57)**.

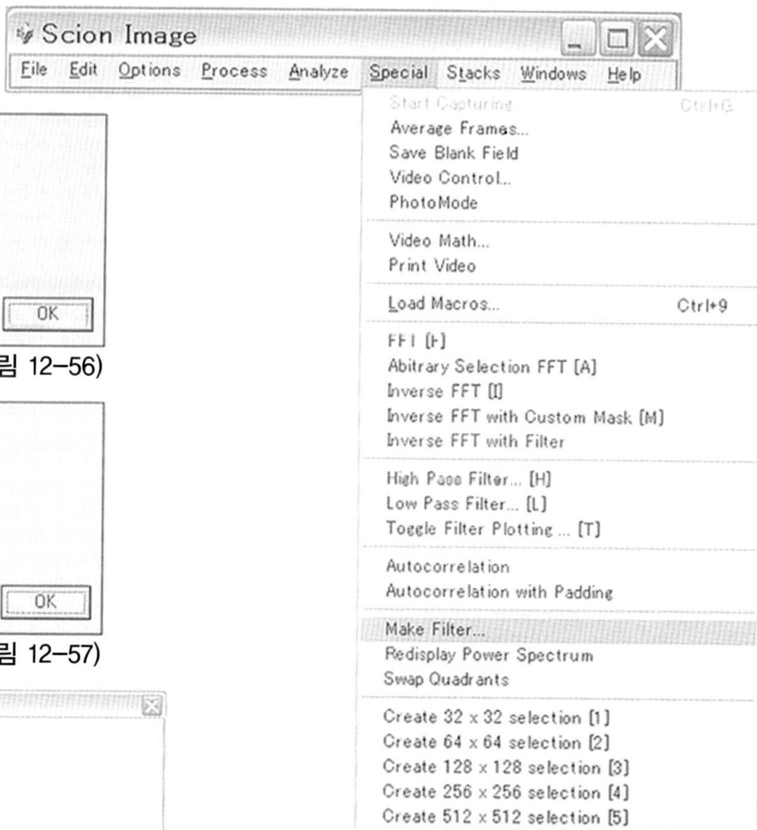

(그림 12-55)

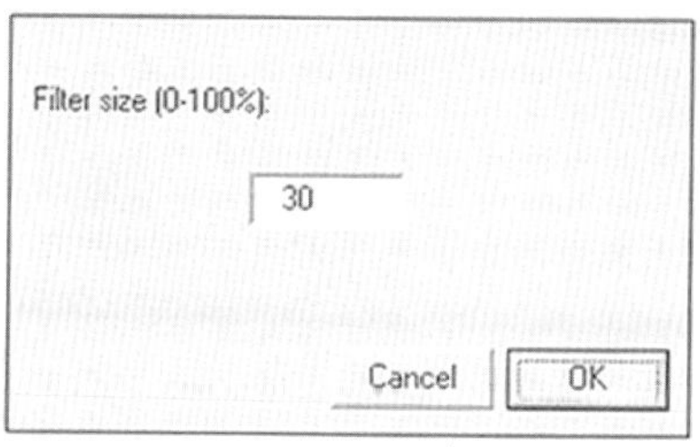

(그림 12-56)

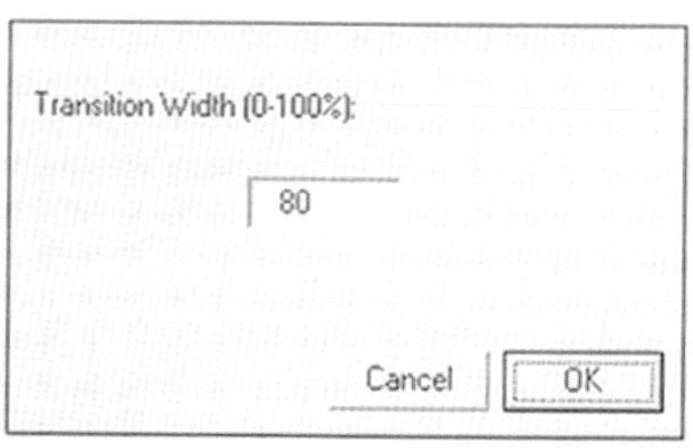

(그림 12-57)

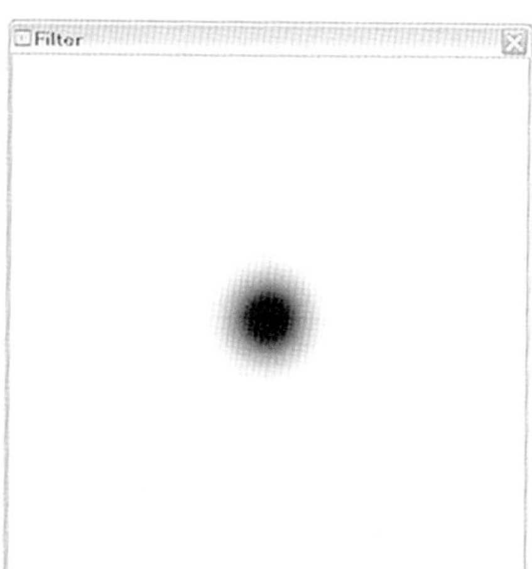

(그림 12-58)

6. 입력 후 필터화상이 표시되는데**(그림 12-58) 그림 12-47, 48과 같이** Tools 프로타일 커브를 이용하여 필터상태를 확인해 보자**(그림 12-59)**. 확인후에는 Edit의 Deselect로 선택부분을 해제한다**(그림 12-60)**.

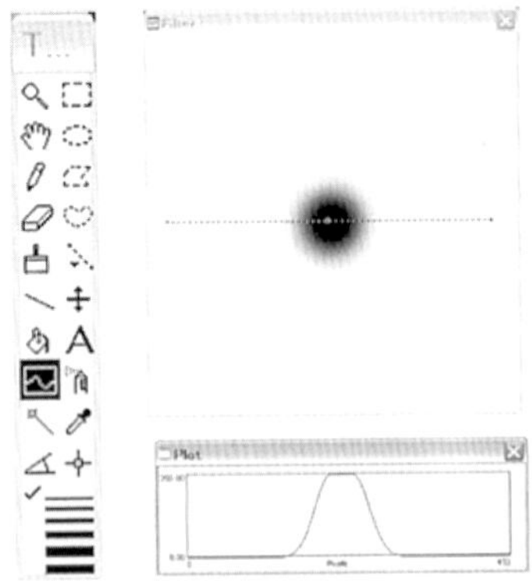

(그림 12-59)

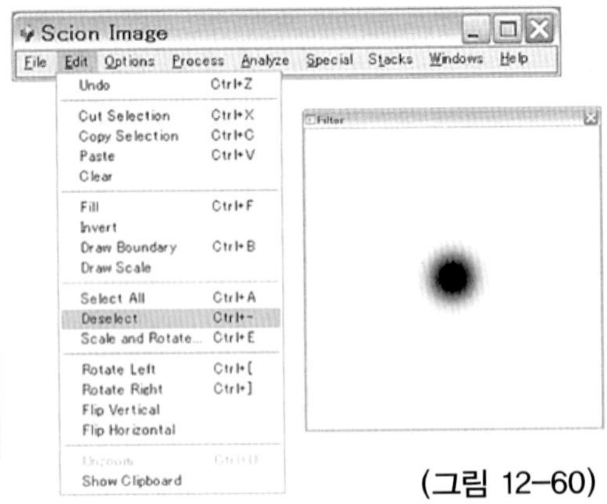


(그림 12-60)

7. 필터화상을 선택 후 Edit Select All을 클릭해서 필터화상의 전부를 선택한다. Edit의 Copy Selection을 클릭하여 복사한다 **(그림 12-61, 62)**.

8. 2차원 광학적 퓨리어변환을 선택하여 (타이틀 바를 클릭한다), Edit의 Paste를 선택하여 복사한 필터화상을 접착(Paste)시킨다**(그림 12-63)**.

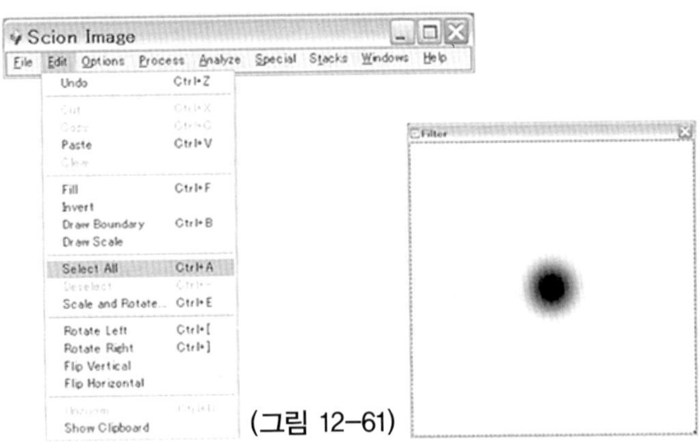


(그림 12-61)

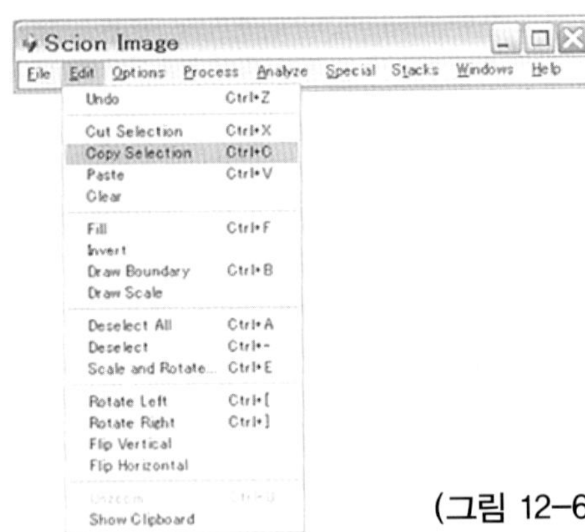


(그림 12-62)

타이틀 바를 클릭한다

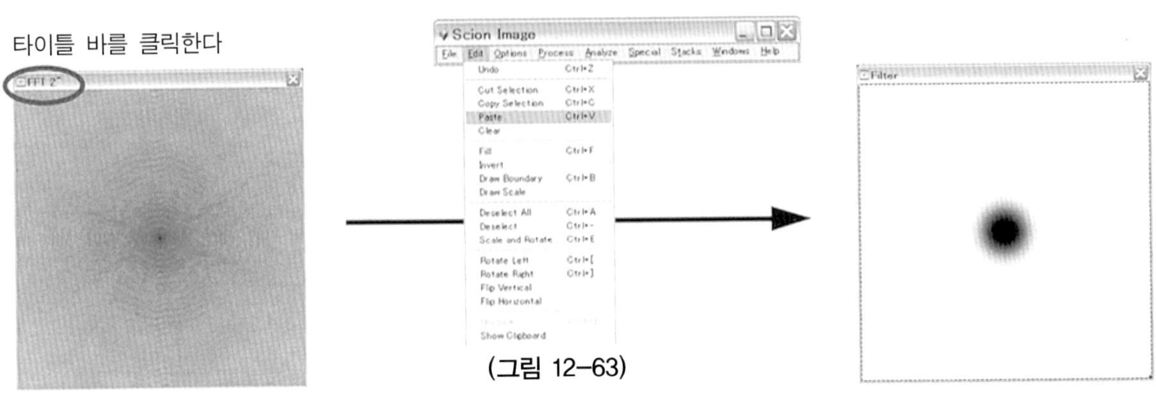


(그림 12-63)

9. 메뉴의 Special로부터 Inverse FFT With Filter를 클릭하면 제작된 필터와 중첩계산을 하면서 로우필터 처리된 화상이 표시된다**(그림 12-64)**.

10. 간단한 방법으로는 Special의 Lowpass Filter를 선택해서 처리해도 같은 효과를 얻는다**(그림 12-65)**.

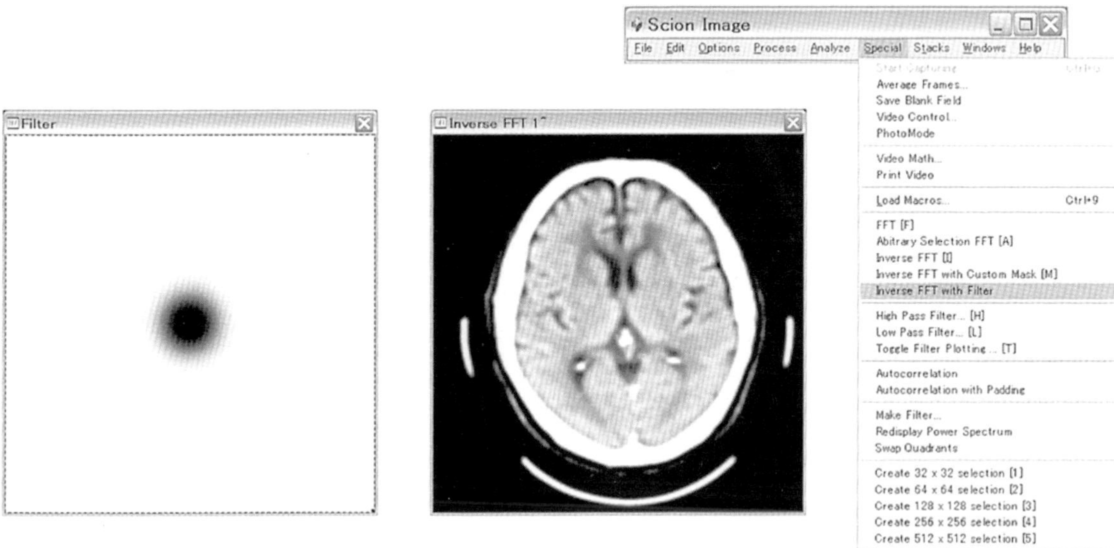


(그림 12-64)

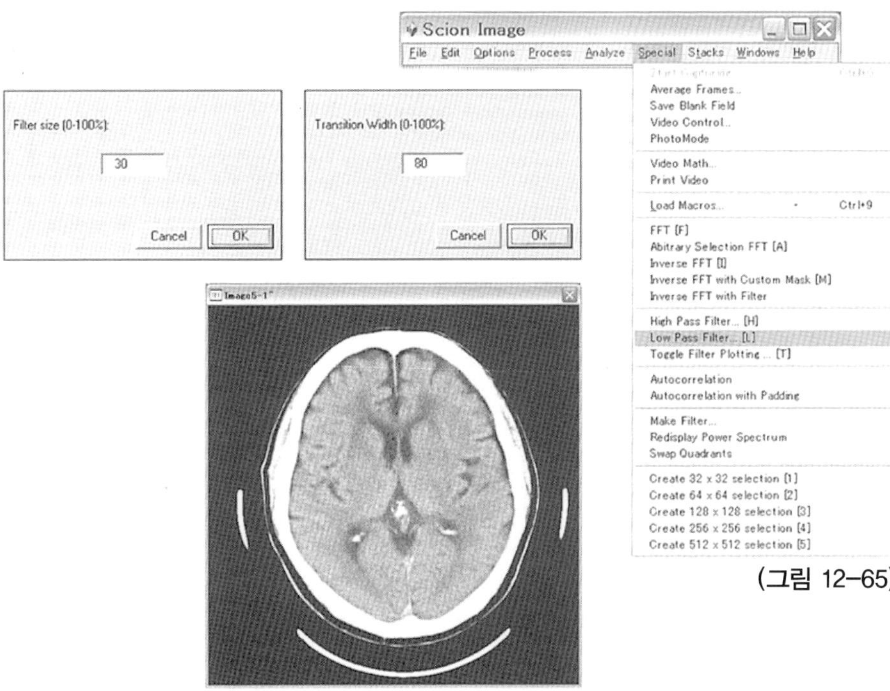


(그림 12-65)

## 12.5-c 이상적 고역통과 필터

1. 두부 CT화상을 띄운다(VoL5 Image5-1 512 × 512 Offset0 Slice1 16 bit Signed Swap Byte Fixed Scale을 체크하여 Min을 0 Max를 100으로 한다).
2. Process로부터 FFT의 FFT를 선택한다.
3. 2차원 광학적 퓨리어변환 화상이 제작된다**(그림 12-66)**.

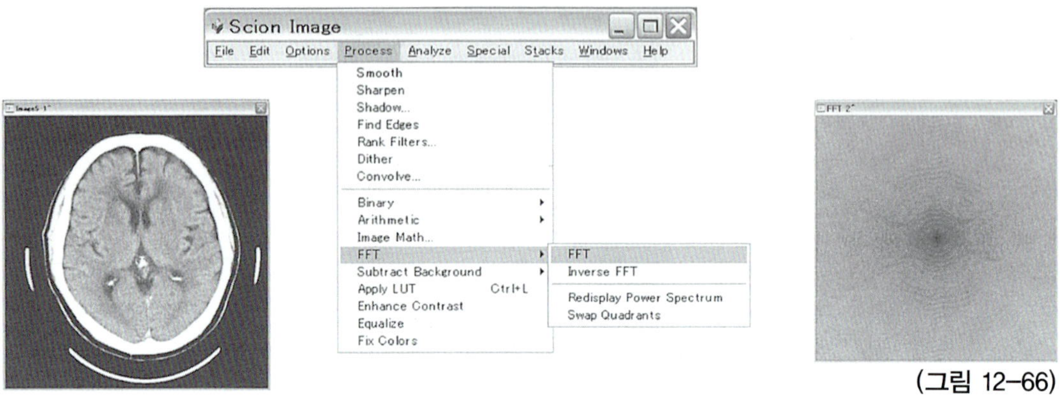


(그림 12-66)

### 고역통과 필터의 제작

1. 원형영역 선택도구로서 임의의 원을 만들어(직경은 화상 가로폭의 약 반 전도) 화상 중심에 맞춘다**(그림 12-67)**.
2. Edit의 Clear을 선택하면 선택범위 부분이 삭제된다.
3. 이것으로 저역 부분이 없어지고 고주파 주파수성분 만이 통과하도록 되었다**(그림 12-68)**.

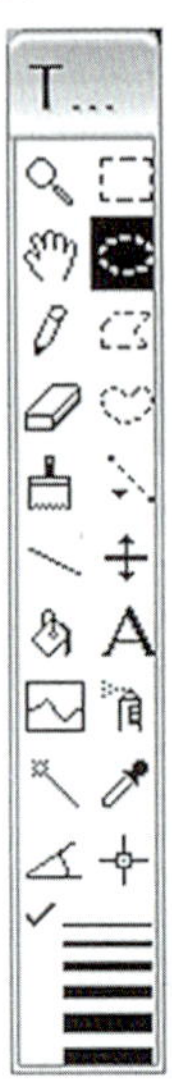

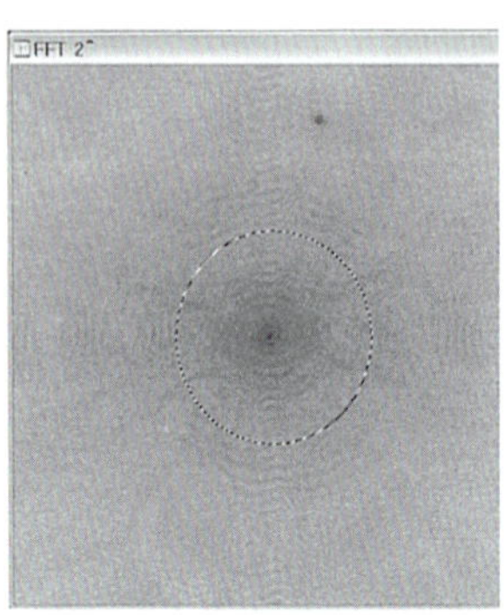

(그림 12-67)

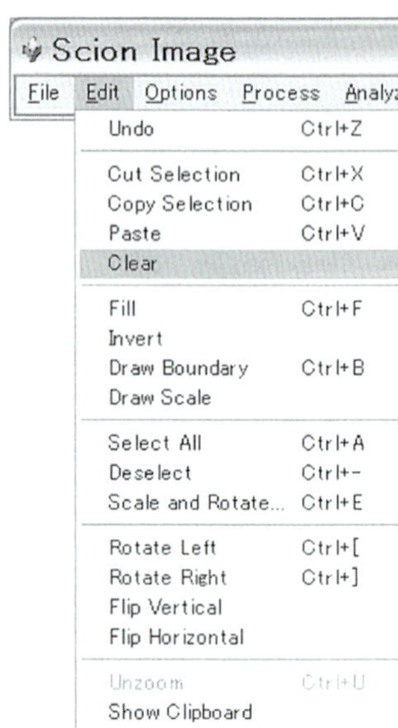


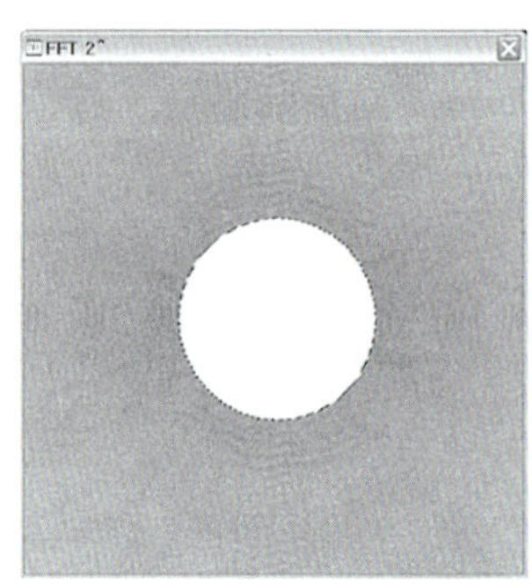

(그림 12-68)

4. 이 성분을 프로파일 커브로 확인한다**(그림 12-69)**.

5. 이것을 공간영역 화상으로 되돌리기 위해서 Process로부터 FFT의 Inverse FFT를 선택한다**(그림 12-70)**.

6. 역 퓨리어 변환이 시작되고 계산처리 된 화상이 표시된다**(그림 12-71)**.

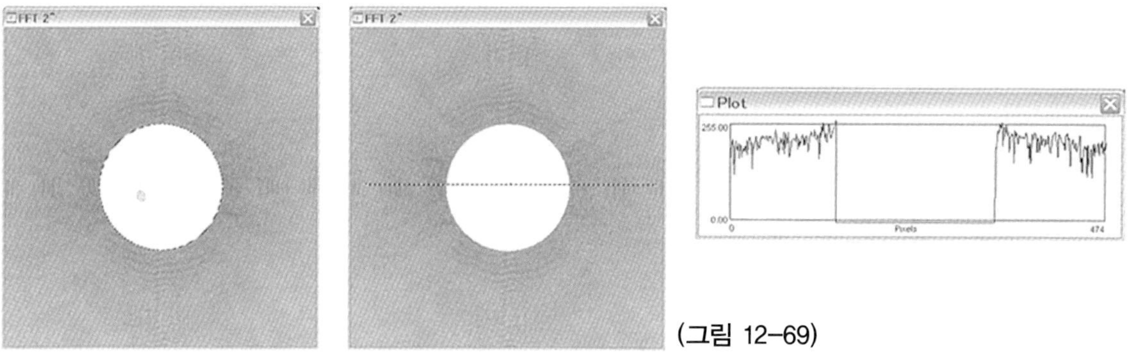


(그림 12-69)

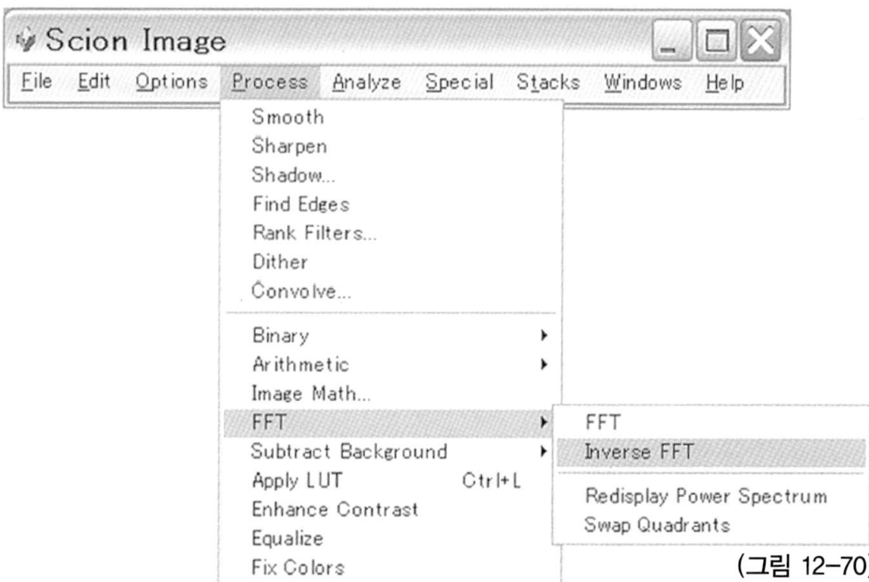


(그림 12-70)

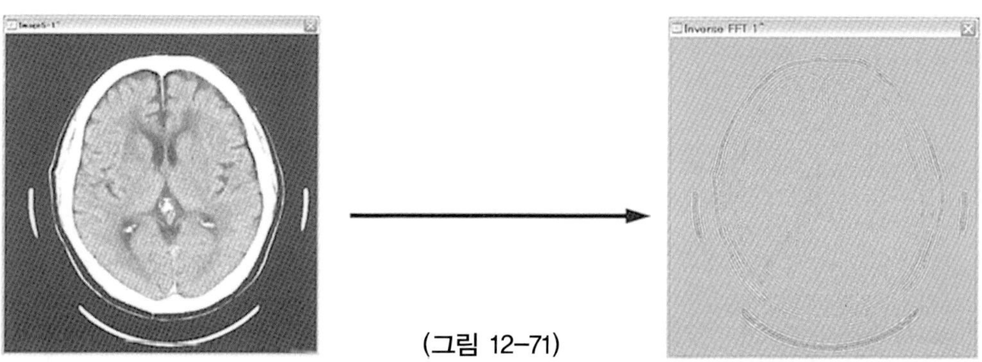

(그림 12-71)

## 하이패스필터 화상의 표시방법

1. 두부 CT화상을 띄운다(VoL5 Image 5-1 512 × 512 Offset 0 slices 1 16 Bit Signed Swap Byte Fixed Scale을 체크하고 Min을 0 Max를 100으로 한다.). Process로부터 FFT의 FFT를 선택하면 2차원 광학적 퓨리어 변환상이 얻어진다**(그림 12-72)**.

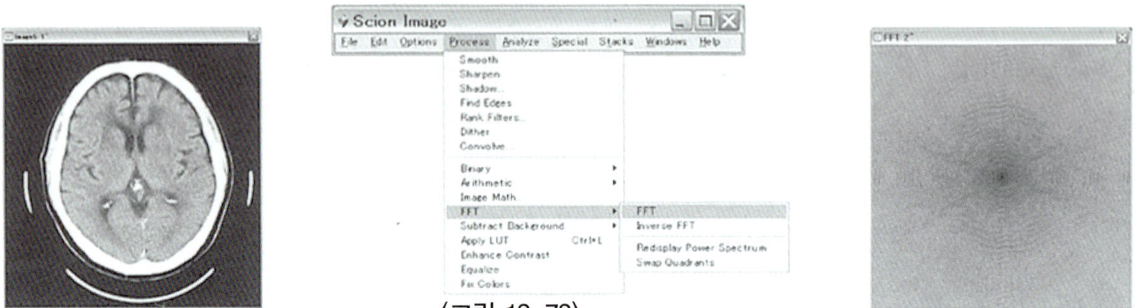


(그림 12-72)

2. Special의 Load Macros…를 선택한다. Macro File을 요구해오면 Scion Coperation의 Scion Image의 Macros 폴더로부터 FFT.txt를 선택한다**(그림 12-73)**.

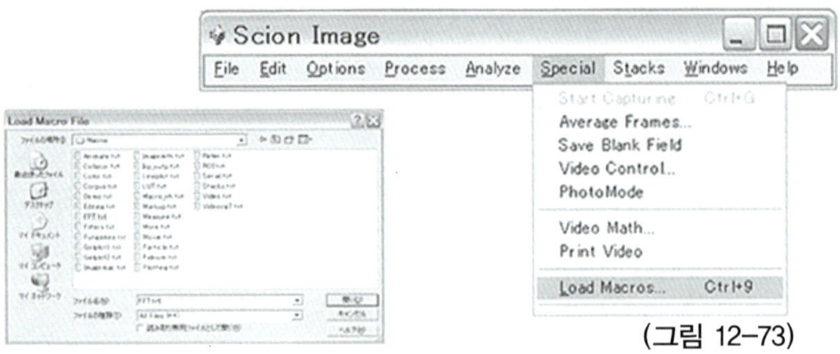


(그림 12-73)

4. Filter Sige를 요구해오면 입력한다. 여기서는 30%로 한다.
5. 다음에는 Transition Width를 요구해오며 80%로 한다.

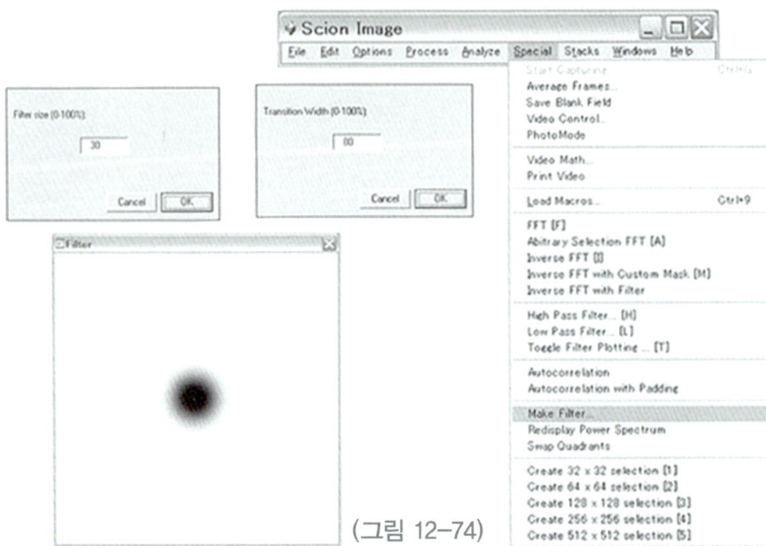


(그림 12-74)

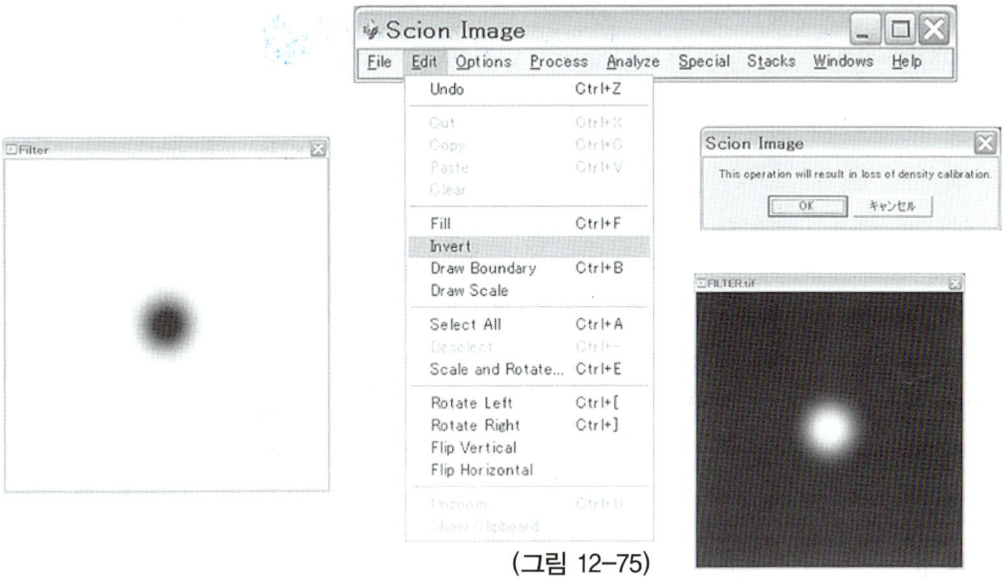


(그림 12-75)

6. 필터화상을 선택한 후 Edit의 Invert를 선택하여 필터의 통과역을 반전시켜 하이패스필터로 만든다 **(그림 12-75)**.
7. Tools의 프로파일커브를 사용하여 필터의 상태를 확인한다.
8. Tool의 프로파일을 더블클릭하여 프로파일커브의 파라메터 박스를 띄운다. Fixed Y-Axis Scale을 체크하고 Min:0, Max:255의 256계조로 한다. Invert는 체크를 지우고 Labels은 체크한나. 실정 후 「OK」한다**(그림 12-76)**.
9. 화상의 측정부분에 클릭하여 그대로 드래그하면 점선 부분의 값의 변화가 표시된다**(그림 12-77)**.

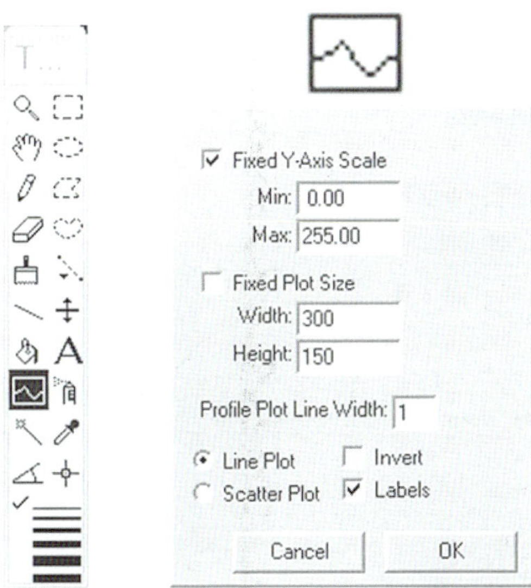


(그림 12-76)

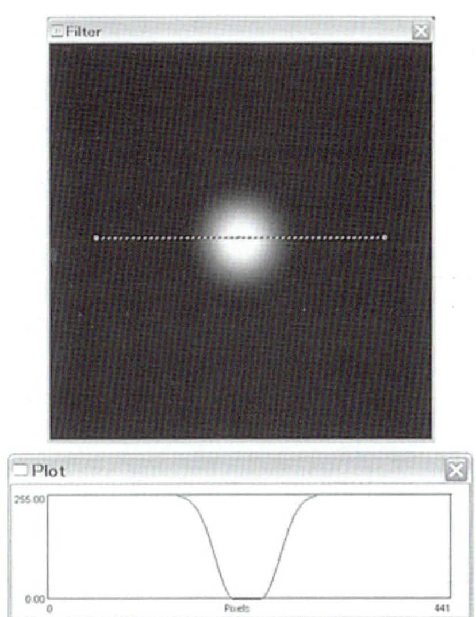


(그림 12-77)

12

10. 확인 후에는 Edit의 Deselect에서 선택부분을 해제한다**(그림 12-78)**.

11. 필터화상을 선택한 후 Edit의 Select All을 클릭하여 필터화상 전체를 선택한다. Edit의 Copy Selection을 클릭하여 복사한다**(그림 12-79)**.

12. 2차원의 광학적 퓨리어 변환상을 선택하고(타이틀 바를 클릭한다.) Edit의 Paste를 선택하여 복사한 필터화상을 접착시킨다**(그림 12-80)**.

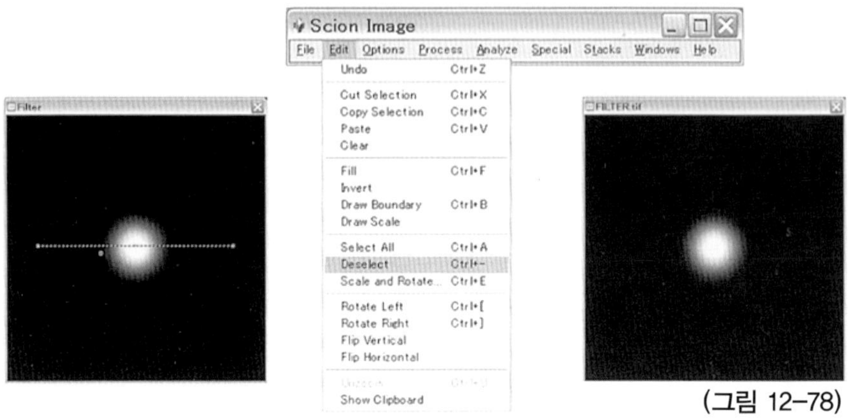


**(그림 12-78)**

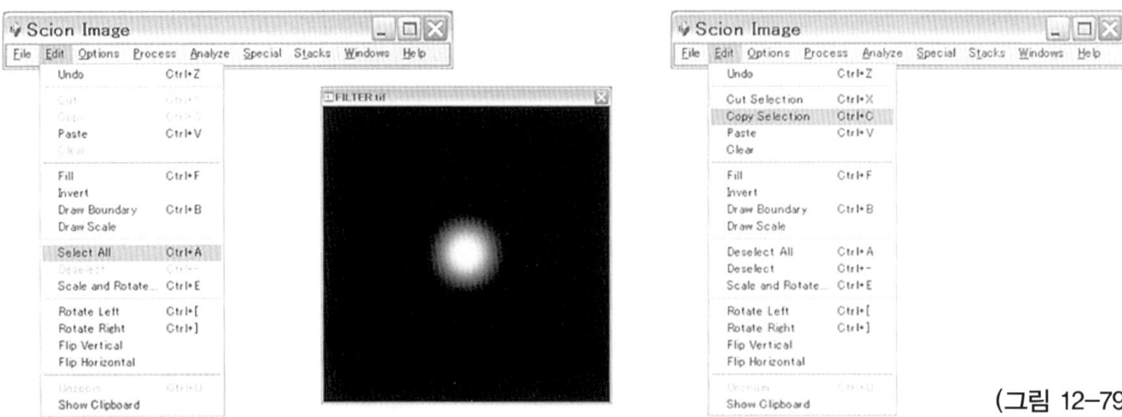


**(그림 12-79)**

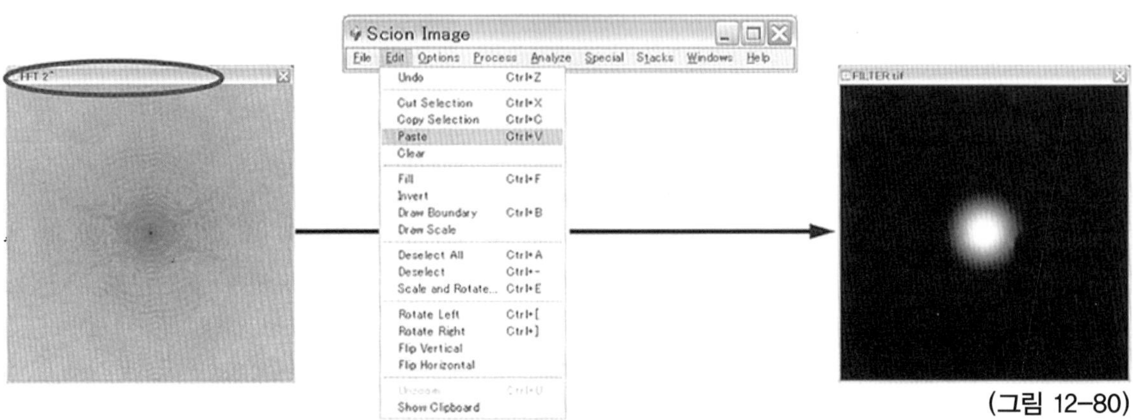


**(그림 12-80)**

13. 메뉴의 Special로부터 Inverse FFT With Filter를 클릭하면 제작한 필터와 중첩 계산이 시작되고 하이패스필터 화상이 표시된다**(그림 12-81)**.

14. 간단한 방법으로 CT화상을 선택한 후 Special의 HighPass Filter를 선택하면 같은 결과를 얻을 수 있다**(그림 12-82)**.

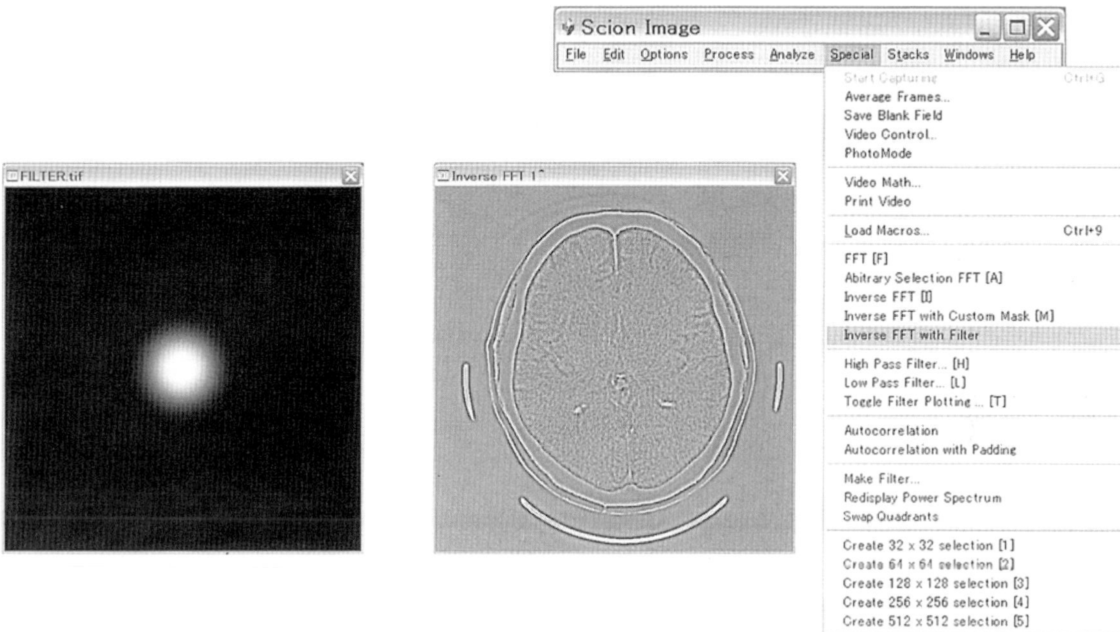

(그림 12-81)

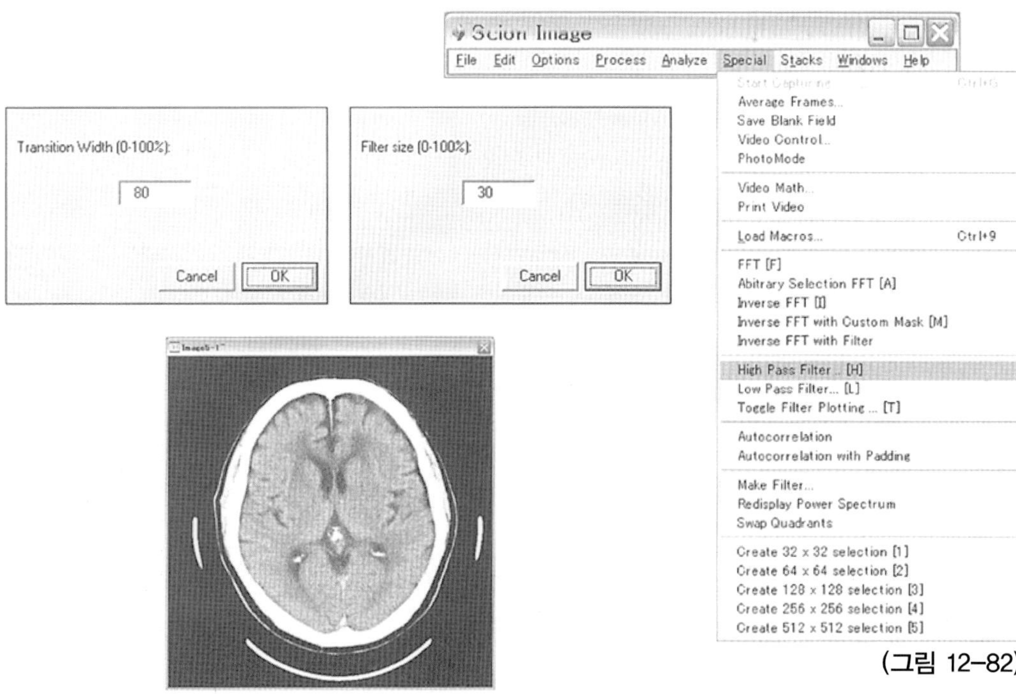

(그림 12-82)

12

# 12.6 공간주파수 영역에서 노이즈 제거법

## 12.6-a 저역통과 필터에 의한 노이즈의 제거

### 노이즈제거 방법

1. 요추 Axial MRI 화상을 띄운다(VoL5 Image5-2 256 × 256 Offset 5616 Slicel 16 bit unsigned Swap 안함)**(그림 12-83, 84)**.
2. Process로부터 FFT의 FFT를 선택한다**(그림 12-85)**.
3. 2차원의 광학적 퓨리어 변화상이 얻어진다**(그림 12-86)**.

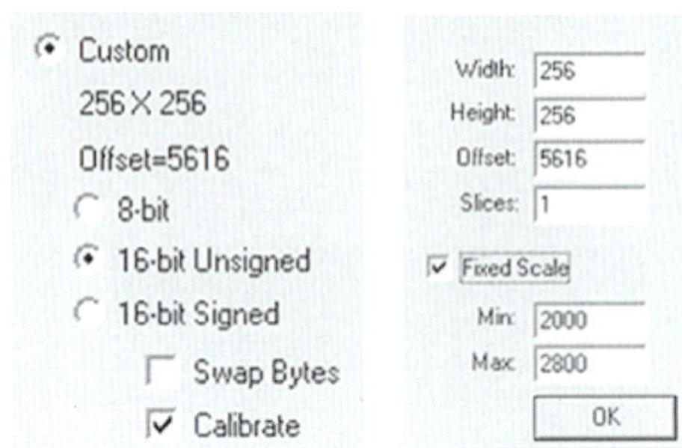


(그림 12-83)

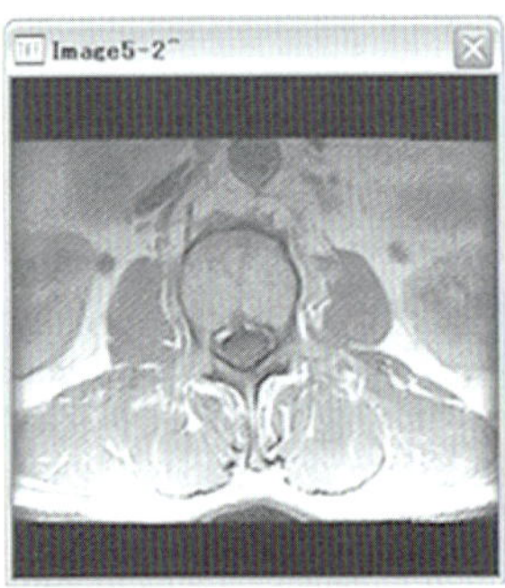


(그림 12-84)

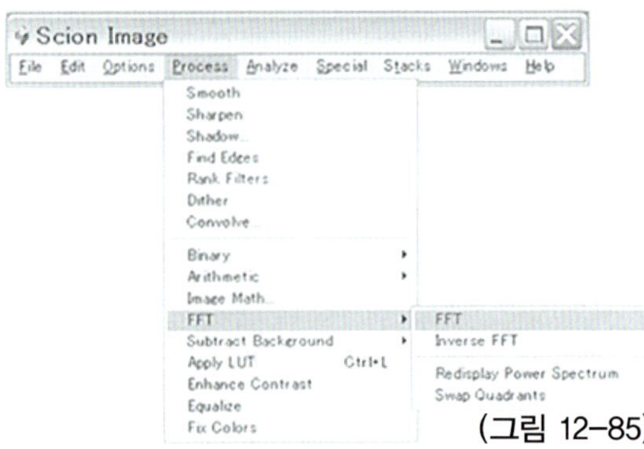


(그림 12-85)

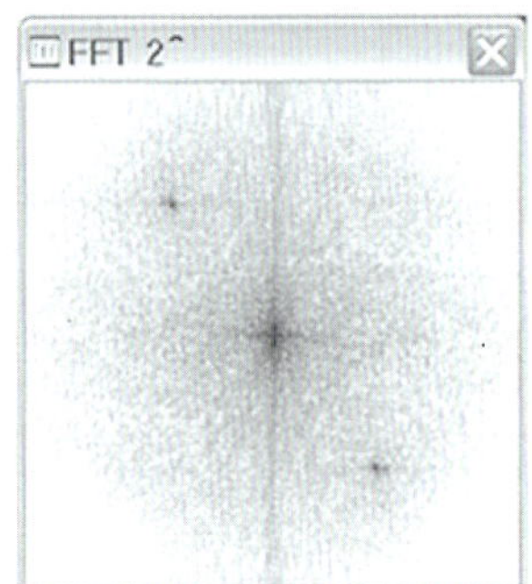


(그림 12-86)

4. 이 MRI 화상에는 파워노이즈라고 하는 노이즈가 포함 되어있다. 이 노이즈는 규칙성을 가지고 있으면서 45° 사선으로 주기성을 가지고 있다.
5. 2차원 광학적 퓨리어 변환상에서 좌 45° 방향으로 대칭된 피크대를 확인할 수 있다**(그림 12-86)**.
6. 통상 이런 경우 피크안쪽 (내측)의 데이터만을 사용하도록 로우패스필터를 설정한다. 결국 노이즈의 피크를 제외한다는 의미가 된다.
7. Special의 Load Macros...를 선택한다. Macro File을 요구해오면 Scion Corporation의 Scion Image의 Macro 폴더로부터 FFT.txt를 선택한다**(그림 12-87)**.

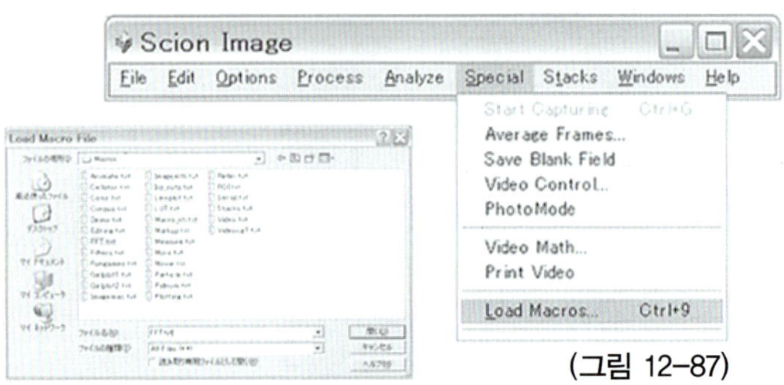


(그림 12-87)

8. Special의 Load Macros...의 아래에 각종처리 내용이 표시된다. 여기서는 Make Filter...를 선택한다**(그림 12-88)**.
9. Filter Size를 요구해 오면 70%로 한다.
10. 다음으로 Transition Width를 요구해오면 80%로 한다.
11. 프로파일커브에서 분명히 알 수 있듯이 노이즈 부분이 통과하지 못하도록 필터가 제작 되어있다**(그림 12-91)**. 필터 화상을 선택한다. Edit의 Select All을 클릭해서 필터화상 전부를 선택한다. Edit의 Copy Selection을 클릭해서 복사한다**(그림 12-92)**.

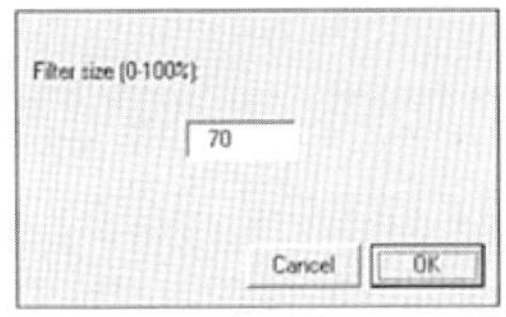

(그림 12-89)

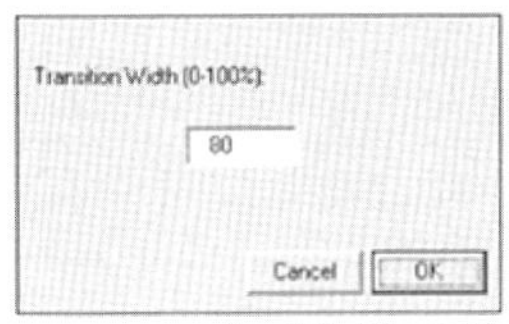

(그림 12-90)

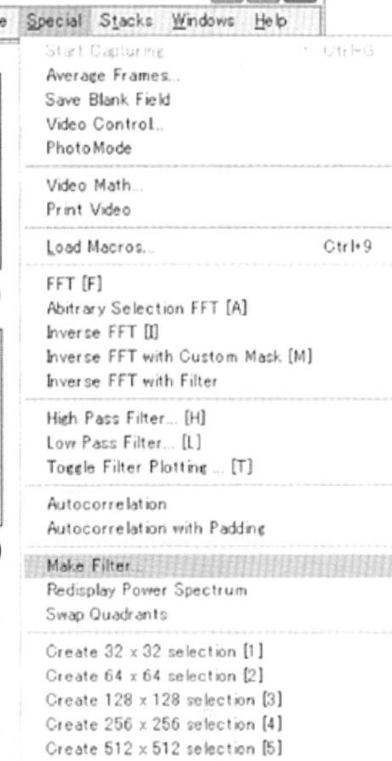

(그림 12-88)

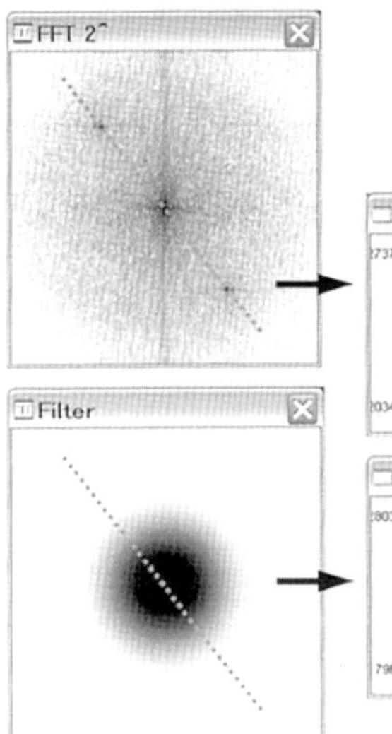

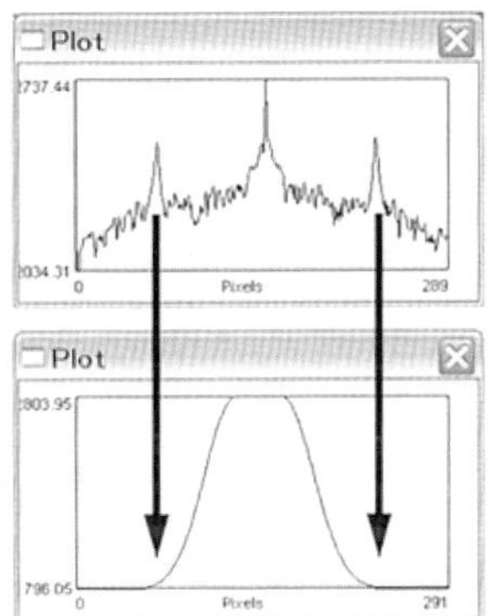

(그림 12-91)

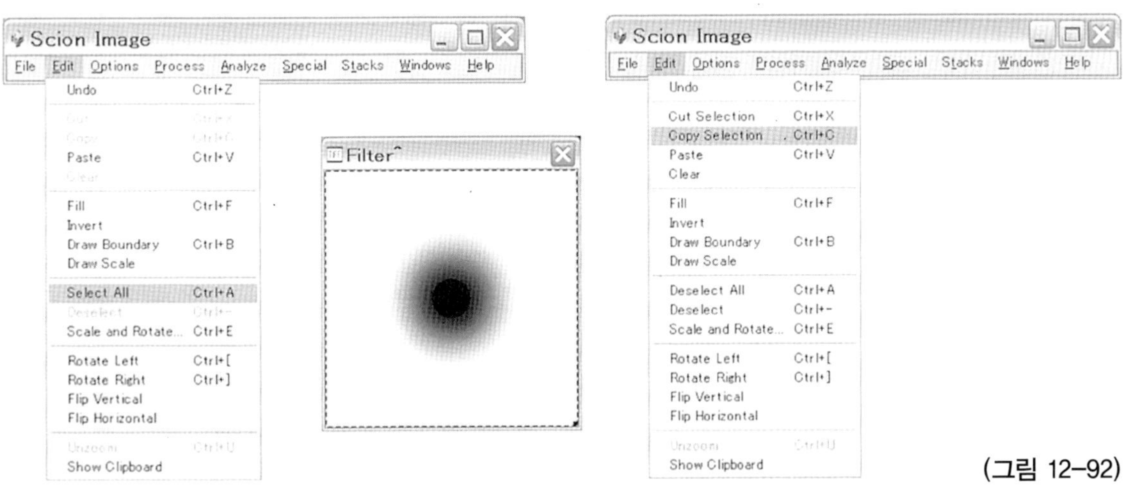

(그림 12-92)

12

12. 2차원 광학적 퓨리어 변화상의 타이틀 바를 클릭해서 복사한 필터화상을 접착시킨다(그림 12-93).
13. 메뉴의 Special로부터 Inverse FFF With Filter를 클릭하면 제작된 필터와 중첩계산을 시작하고 로우패스 필터 처리한 화상이 표시된다(그림 12-94).
14. 이것으로서 고역의 주파수가 노이즈와 함께 제거된 것이며 약간 흐린 화상으로 된다.
15. 간단한 방법으로 MRI 화상을 선택해서 Special의 Low Pass Filter를 선택하면 같은 작업을 할 수가 있다. 파워스펙트럼으로 반복처리해서 노이즈를 제거할 수 있는가 하는 것을 경험적으로 터득해야 한다.

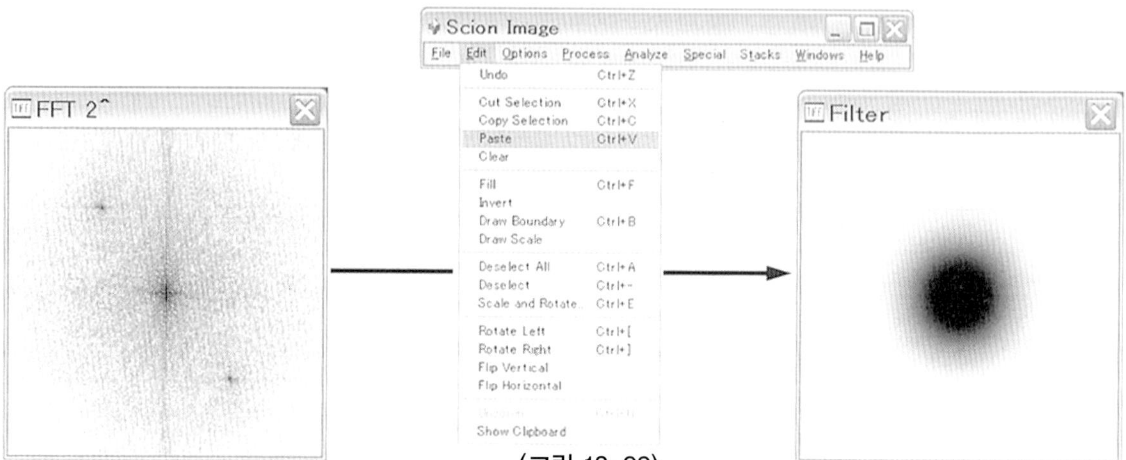


(그림 12-93)

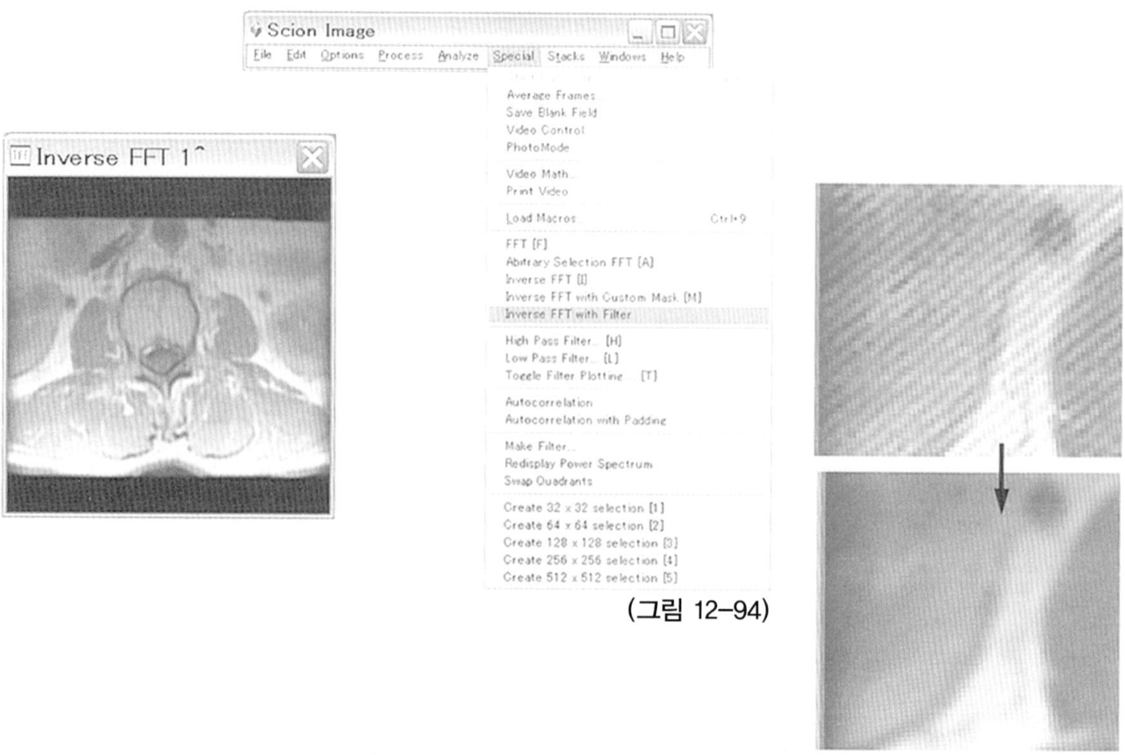


(그림 12-94)

## 12.6-b 영역선택법에 의한 노이즈 제거

### 노이즈 제거 방법

1. 요추 Axial MRI 화상을 띄운다(VoL5 Image 5-2 256 × 256 Offset 5616 Slices 1 16 bit Unsigned Swap 안함)**(그림 12-95)**.
2. Process로부터 FFT의 FFT를 선택한다**(그림 12-96)**.
3. 2차원의 광학적 퓨리어 변화상이 만들어진다**(그림 12-97)**.
4. 2차원의 광학적 퓨리어 변화상에서 왼쪽으로 45° 방향의 피크를 확인한다**(그림 12-98)**.
5. 원형의 선택도구로서 피크 부분을 될 수 있는 대로 작게 선택해서 Edit의 Cut Selection으로 그 부분을 도려낸다. 맞은편의 다른 피크도 같은 방법으로 도려낸다**(그림 12-99)**.

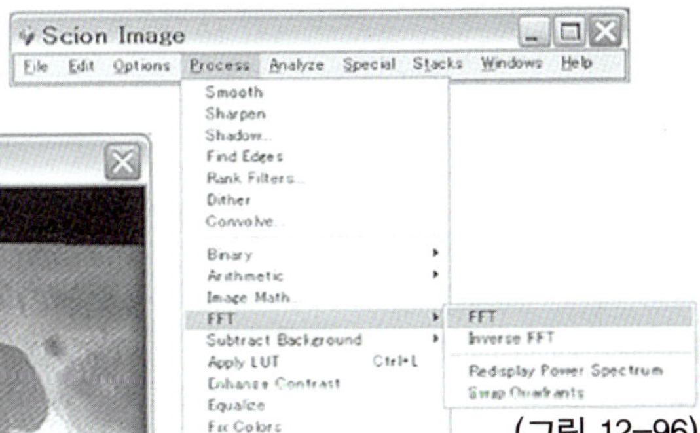


(그림 12-96)

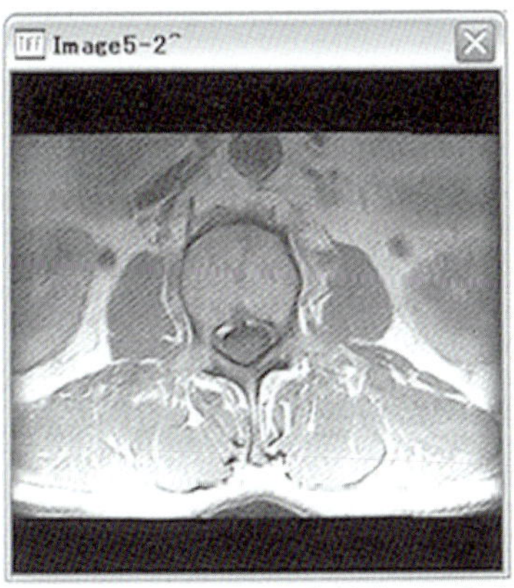


(그림 12-95)

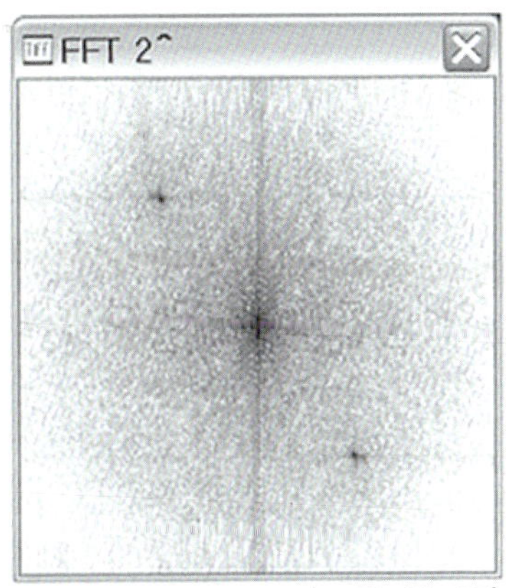


(그림 12-97)

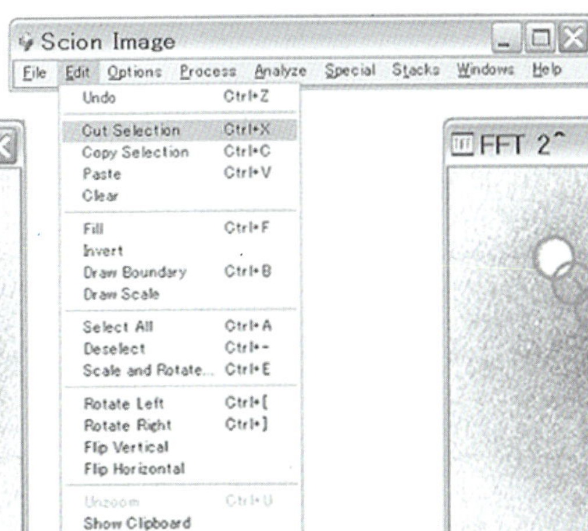


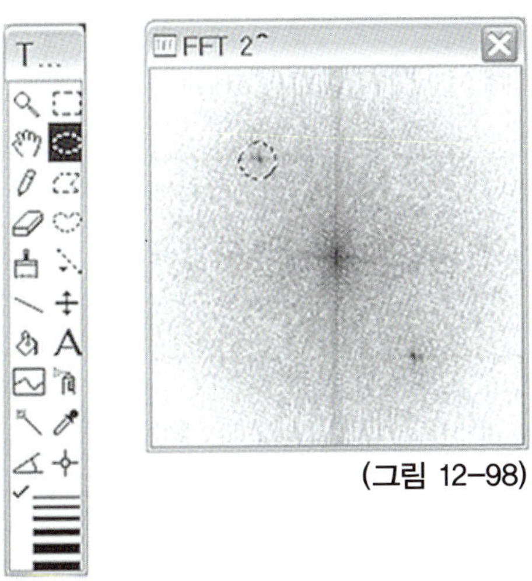


(그림 12-98)

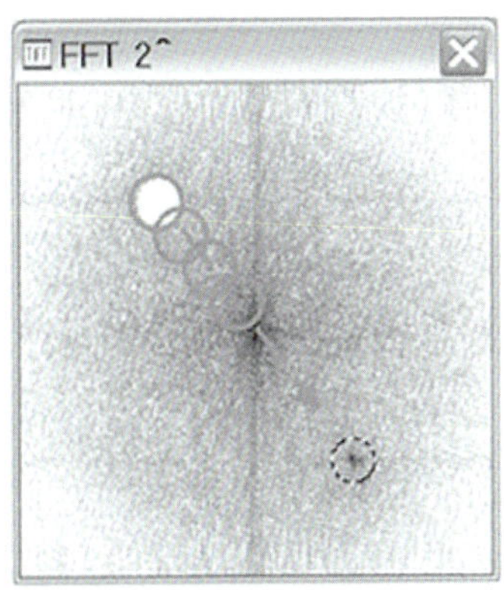


(그림 12-99)

먼저 한번 도려낸 후 선택된 부분의 중심을 드래그해서 대상 부위로 이동하고 Cut Selection해도 맞은편 부분을 도려 낼 수 있다.

6. 2개의 피크부분을 제거한 후 선택영역을 해제하기 위하여 Edit의 Deselect를 선택한다. 다음에 공간영역화상으로 되돌리기 위하여 Process의 FFF의 Inverse FFT를 선택한다**(그림 12-100, 101)**.

7. 역 퓨리어 변환이 시작되고 계산 후 처리화상이 나타난다.

8. 화상이 흐려지지 않고 노이즈만 제거되었다**(그림 12-102)**.

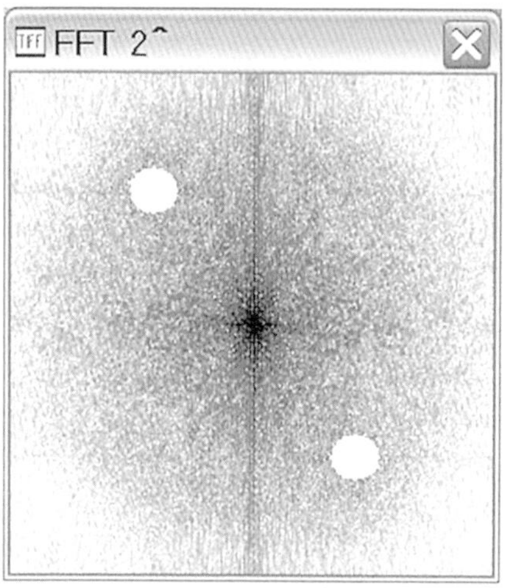


(그림 12-100)

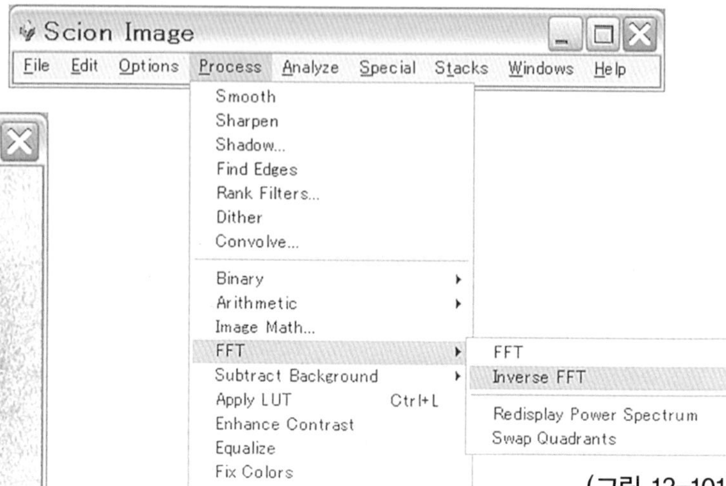


(그림 12-101)

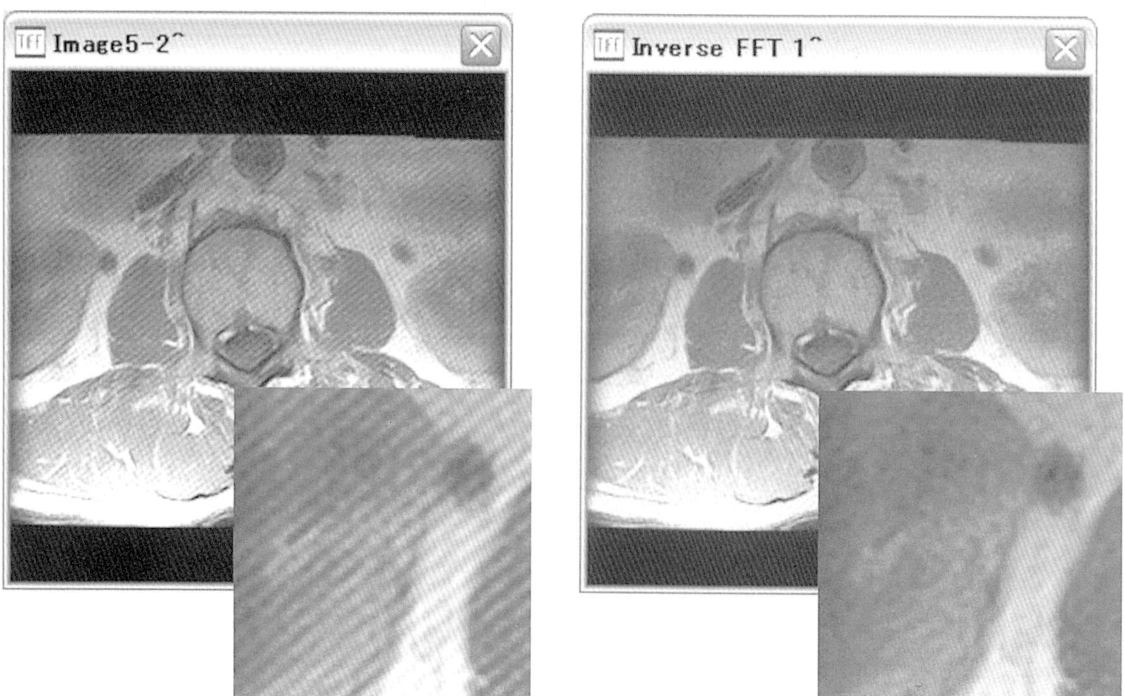


(그림 12-102)

## 12.7 공간주파수영역에서 그리드 음영 제거

앞에서 말한 바와 같이 주기성을 갖는 줄무늬 잡음을 정상적 잡음이라고 할 때 X선 촬영계에는 Grid를 사용하므로 이러한 정상적 잡음이 생길 소지가 있다. 따라서 CR촬영시 Grid를 사용하면 이 화상을 FFT해서 앞에서 말한 노이즈 피크를 발견할 수 있다. 이때 선택영역법에 의해 그리드 음영을 제거해보자. 사용한 그리드는 초점형이기 때문에 세로방향으로 줄무늬가 있다.

### 그리드 음영 제거방법

1. 흉부 CR 화상을 띄운다(VoL5 Image5-3 512 × 512 Offset 0 16 Bit unsigned Swap 안함)**(그림 12-103,104)**.
2. Process로부터 FFT의 FFT를 선택한다**(그림 12-105)**.
3. 2차원의 광학적 퓨리어 변화상이 만들어진다**(그림 12-106)**.
4. 2차원의 관학적 퓨리어 변화상에서 X축상의 피크를 확인한다**(그림 12-107)**.
5. 원형의 선택도구로서 피크 부분을 가능한 한 작게 선택해서 Edit의 Cut Selection으로 그 부분을 도려낸다. 맞은편의 피크도 같은 방법으로 제거한다**(그림 12-108, 109)**.

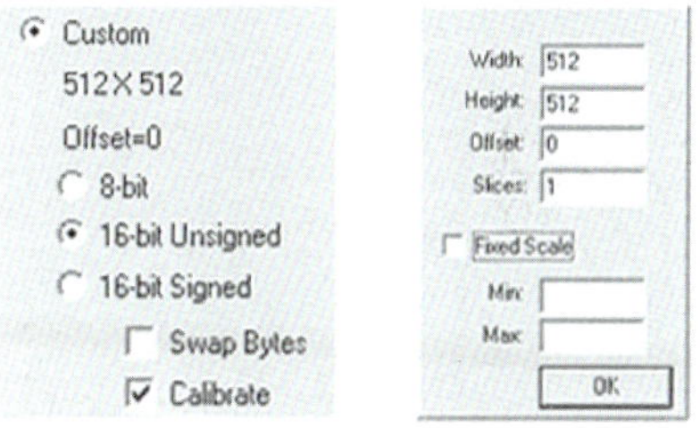


(그림 12-103)

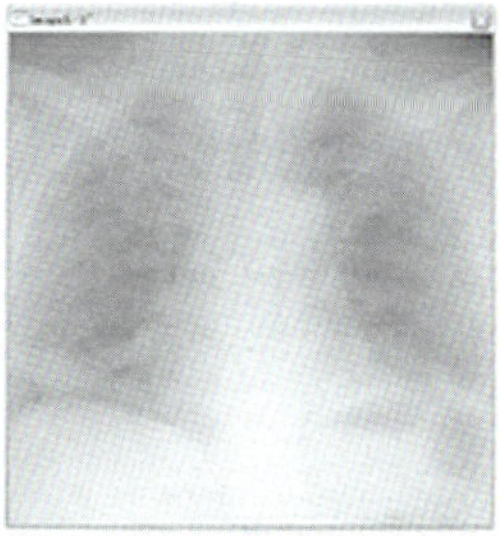

(그림 12-104)

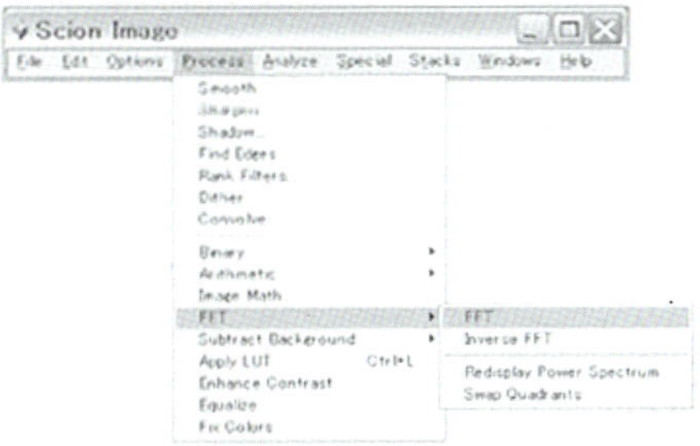


(그림 12-105)

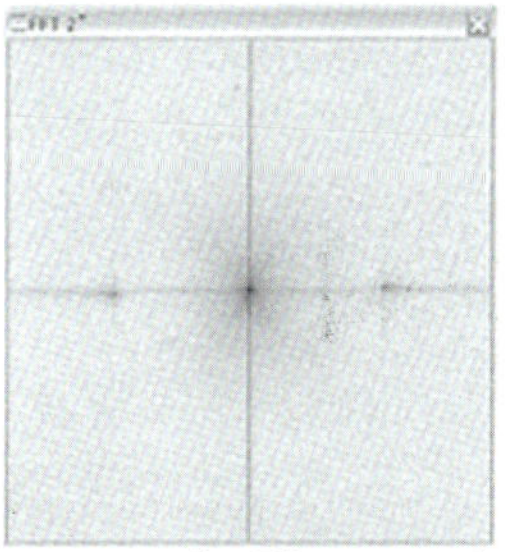

(그림 12-106)

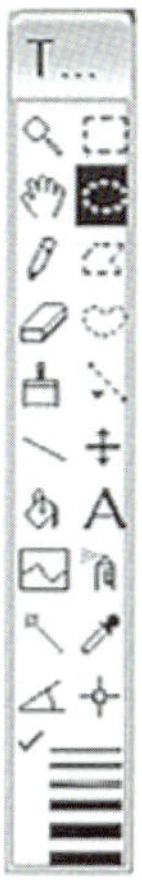

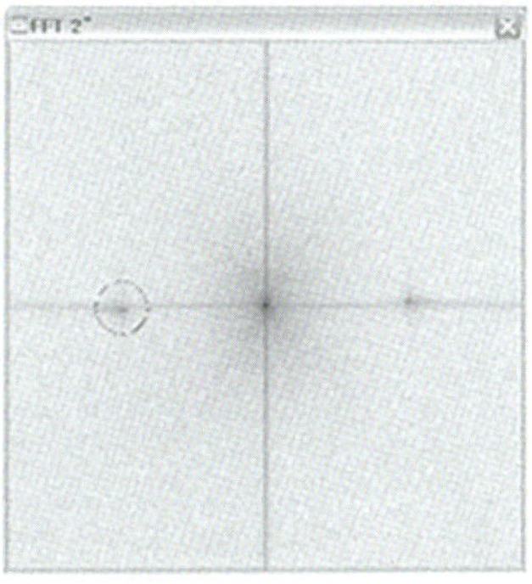

(그림 12-107)

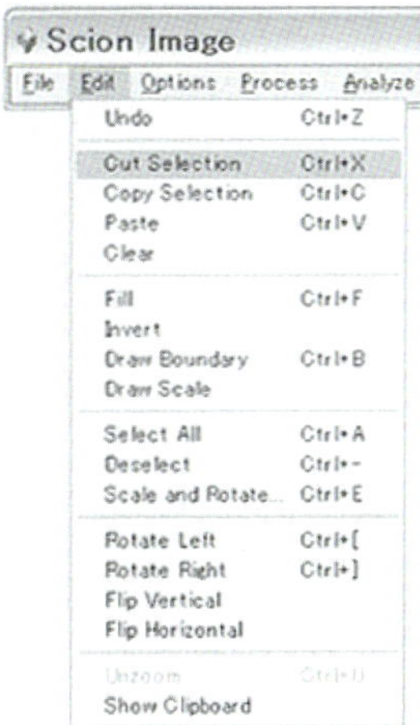


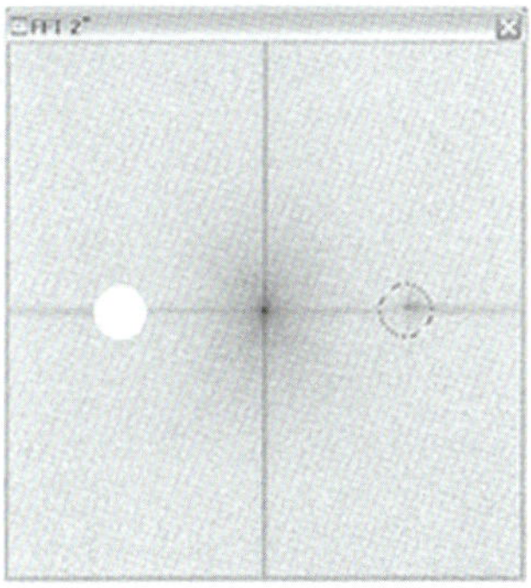

(그림 12-108)

6. 선택영역을 해제하기 위하여 Edit의 Deselect를 선택한다. 다음으로 이것을 공간영역으로 되돌리기 위하여 Process로부터 FFT의 Inverse FFT를 선택한다**(그림 12-110)**.
7. 역 퓨리어 변환이 시작되고 계산 후 처리 화상이 나타난다.
8. 흐려짐이 없이 그리드 줄무늬가 제거되었다**(그림 12-111)**.

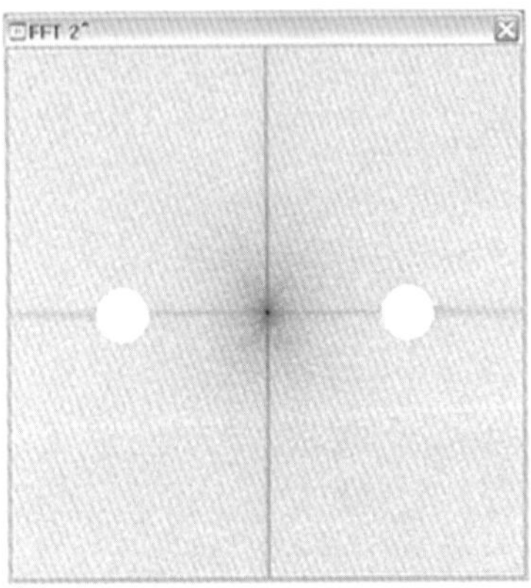


**(그림 12-109)**

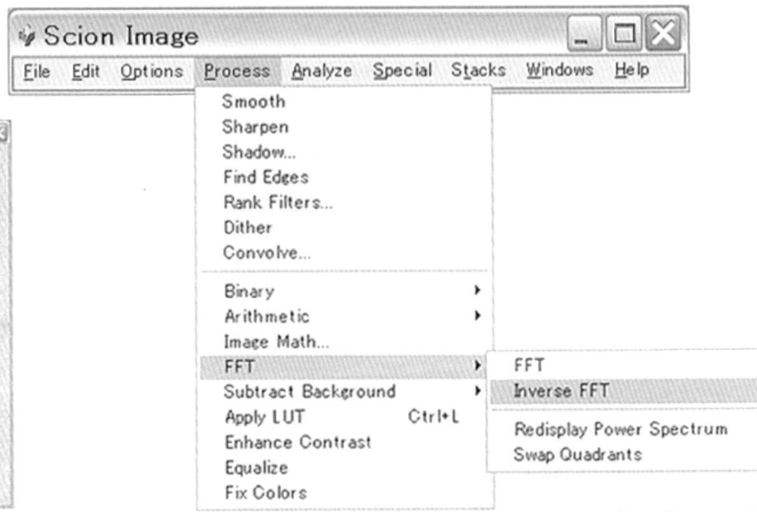


**(그림 12-110)**

(처리전) (처리후)

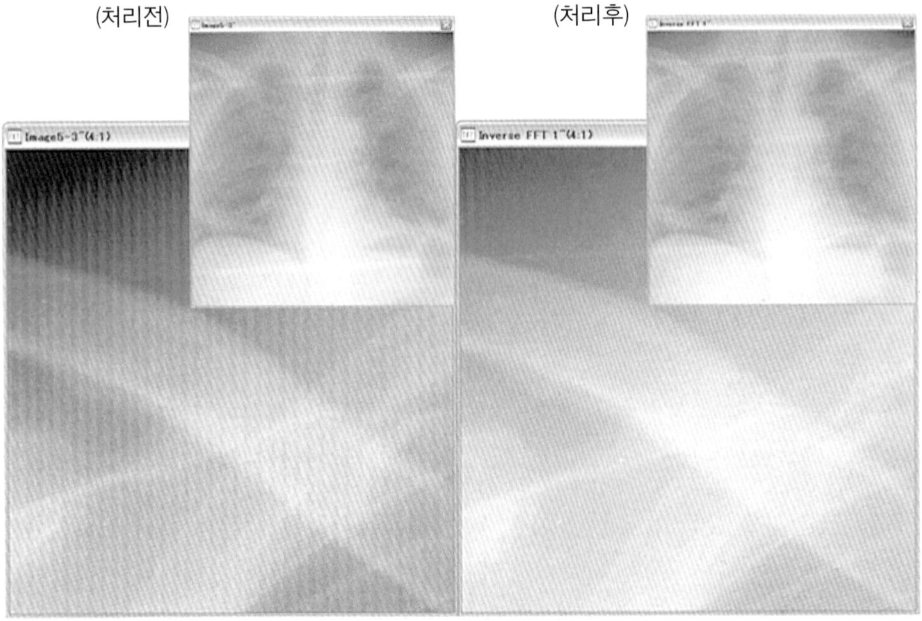

**(그림 2-111)**

## 12.8 다이나믹레인지 압축처리

CR에서는 일반적으로 이루어지고 있는 다이나믹 압축처리(이하 DR압축)를 시뮬레이션 해보자.

DR압축이라는 것은 농도차이가 큰 화상을 대상으로 해서 국소영역의 콘트라스트를 잃어버리지 않게 하면서 전체가 관찰 가능하도록 처리하는 방법이다. **그림 12-112**와 같은 사진에서 화상전체를 관찰하고자 할때 전체 콘트라스트가 저하되기 때문에 관찰하기 어렵게 되며, 역으로 일부를 대상으로 콘트라스트를 조정하면 관찰할 수 없는 부분이 생긴다**(그림 12-113)**. **그림 12-114**는 DR압축상으로 전체가 관찰가능하면서 국소 부분의 콘트라스트도 유지되고 있다. 처리대상 화상으로부터 흐린 화상을 얻고 보정대상 농도역 이상의 부분만을 묘출한다. 압축률(강조계수)만큼의 정수를 곱한 후 처리대상 화상에 더 해준나. DR압축에 필요한 파라메터는 압축개시점과 강조계수 또한 어느 주파수 영역까지를 대상으로 압축할까를 결정하는 마스크사이즈(랭크)의 3개이다. 이번에는 이 파라메터와 완전히 같은 것은 아니지만 거의 같은 처리에 의해 DR압축을 얻을 수 있다고 생각된다. 우선 Smoothing Filter를 사용해서 흐린 화상을 만든다. 다음으로 압축 개시점을 제작한다. DR압축은 관찰영역 의외의 고농도 영역과 함께 저농도 영역을 동시 관찰할 수 있게 하려고 하는 처리이다. 일반적으로 고농도와 저농도의 어느 한 쪽을 압축 한다 .이번에는 발의 화상을 사용해서 족근골의 저농도 영역을 압축하여 농도를 올리고 발가락의 조건으로 관찰했을 때에 발전체가 관찰 가능한 상태로 제작하려고 한다**(그림 12-114)**.

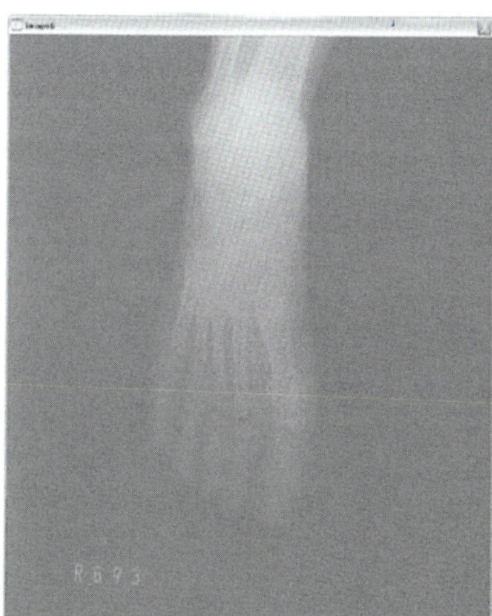


(그림 12-112)

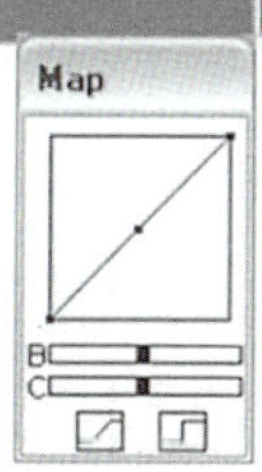


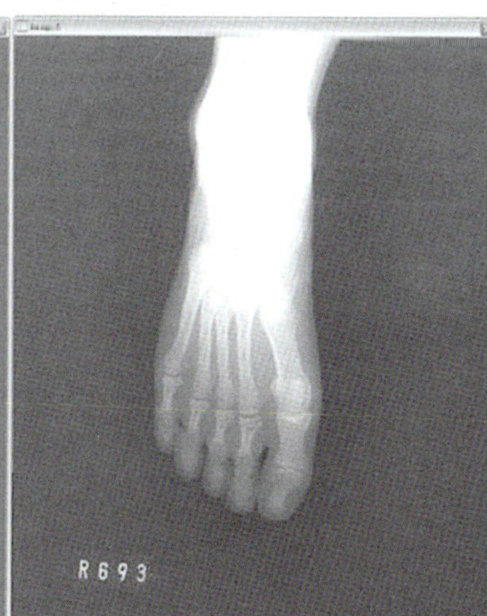


(그림 12-113)

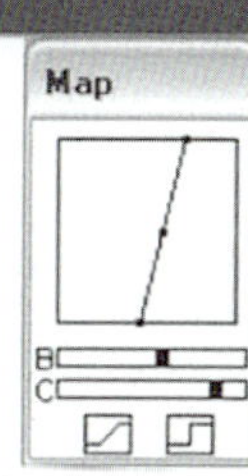


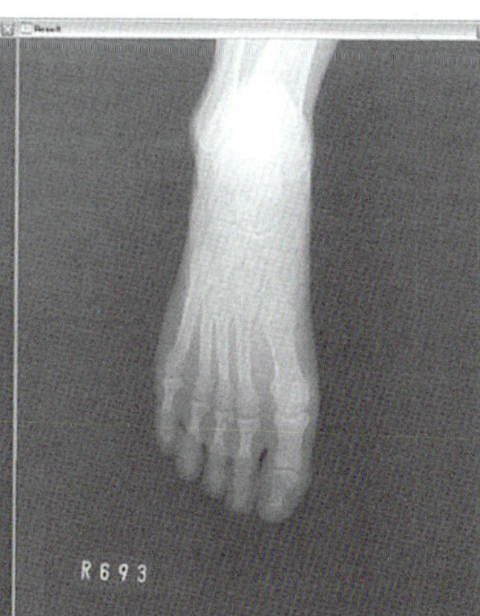


(그림 12-114)

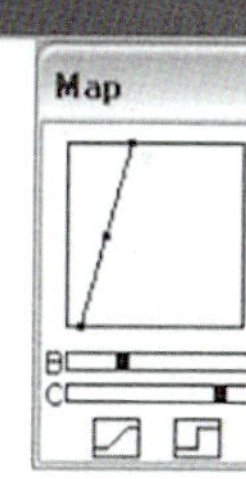


12

## 실제의 조작방법

1. Scion Image를 띄운다.
2. File 메뉴의 Open으로부터 VoL6의 Image6(TIFF 화상, Mac용은 PICT 화상)을 표시한다**(그림 12-115)**.
3. 파일 메뉴의 Duplicate로 Image 6을 복사한다**(그림 12-116)**.

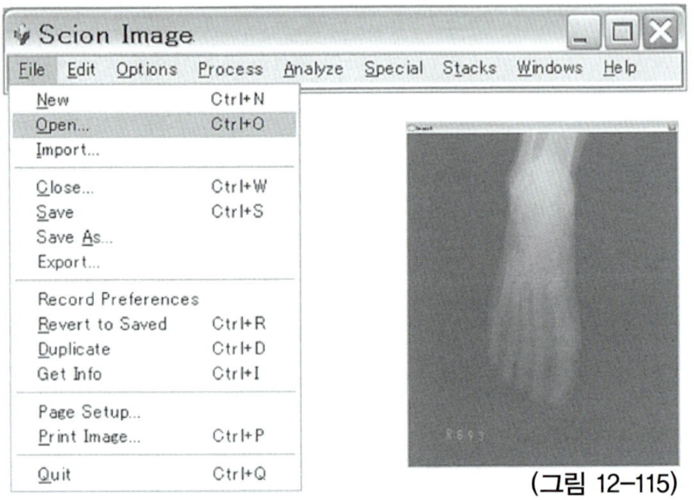


(그림 12-115)

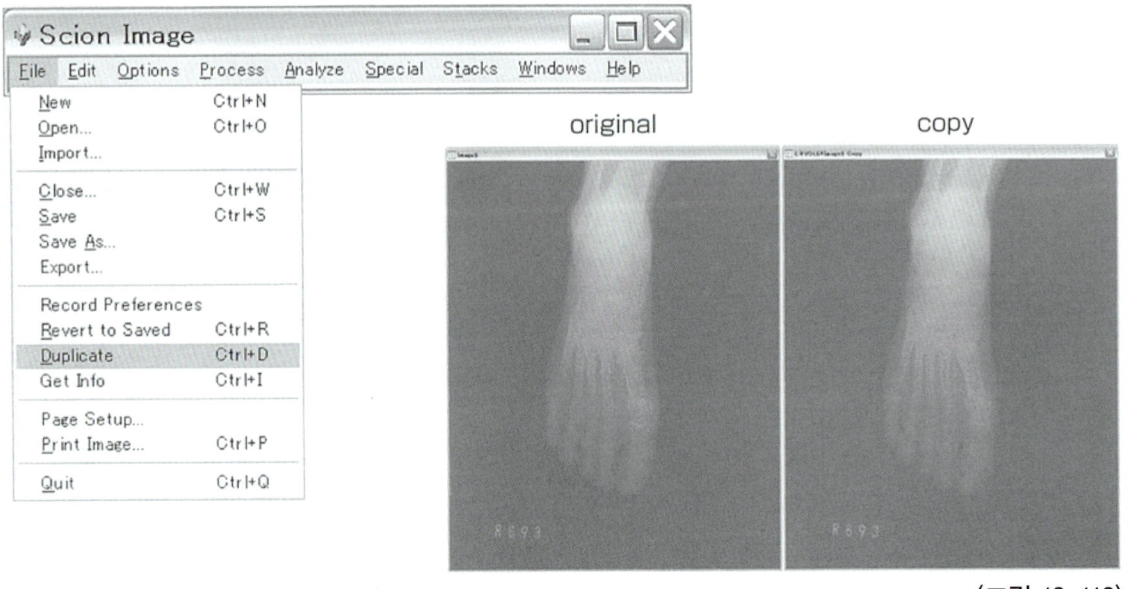


(그림 12-116)

4. 복사화상을 대상으로 Process의 Smooth를 10번 한다(흐린 화상을 제작한다. Smooth의 회수가 많을수록 더 흐려지고 마스크사이즈가 크게 된다.)**(그림 12-117)**.

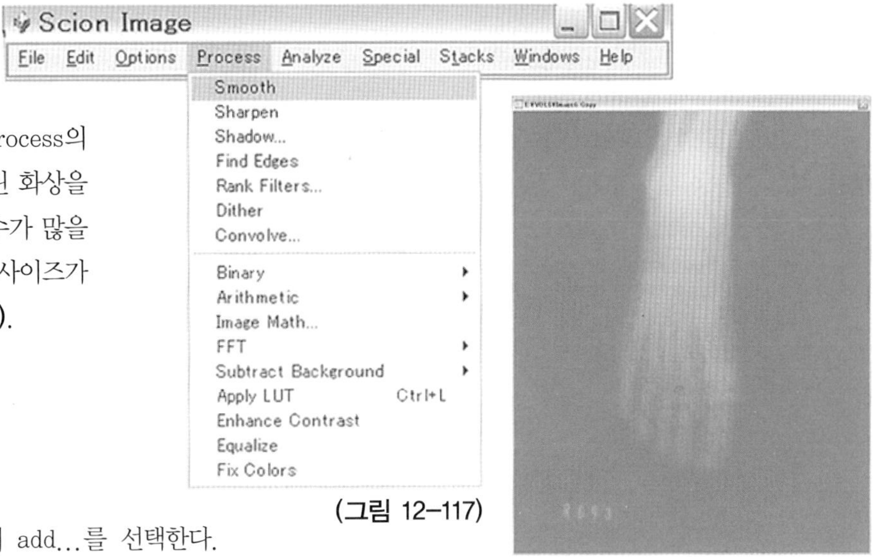


(그림 12-117)

5. Process의 Arithmetic의 add...를 선택한다. Constant to add를 120으로 설정하고 Real Result는 화상 중에 135이상의 값은 모두 255로 일정 값이 된다**(그림 12-118)**.

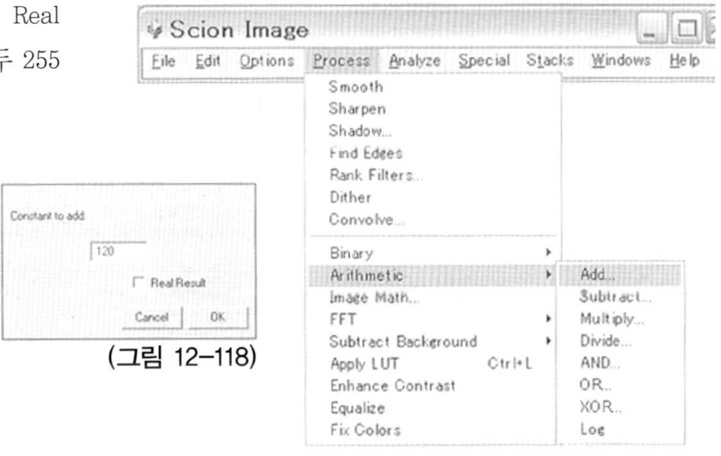


(그림 12-118)

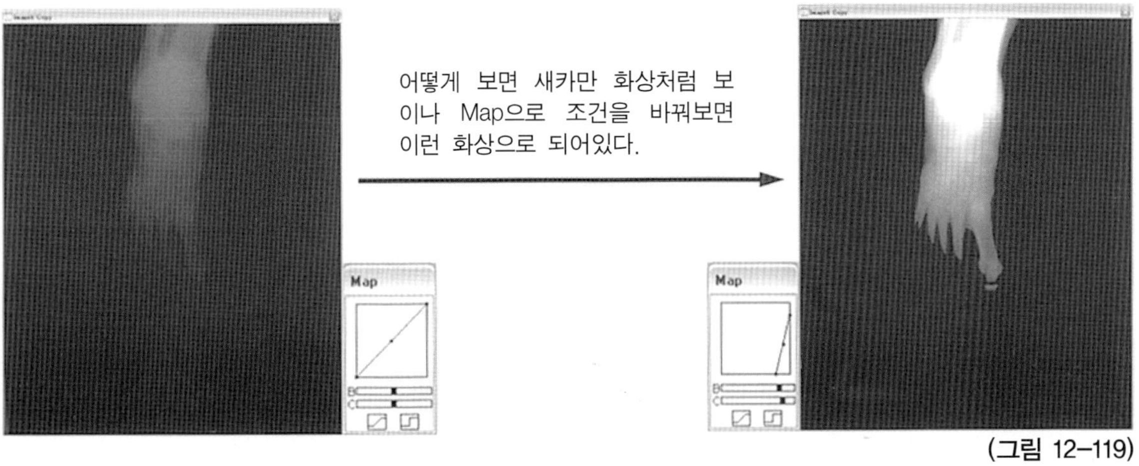


어떻게 보면 새카만 화상처럼 보이나 Map으로 조건을 바꿔보면 이런 화상으로 되어있다.

(그림 12-119)

12

6. 다시 한번 Process의 Arithmatic을 선택해서 그 중 Subtraction을 선택한다. Constant to Subtract를 120로 설정하고 Real Result는 체크하지 않는다.(여기서 압축 개시점을 결정한다. 135이상의 신호 값은 삭제되기 때문에 발가락 부분이 보이지 않는 화상이 된다. 화상에 남아 있는 부분이 DR압축 처리할 대상이 된다. 사용하고 있는 화상은 256계조로서 여기서는 화소치가 높은 것이 고농도가 되고 있다.) 120을 더해주고 같은 양 만큼 있기 때문에 가산했을 때 255를 넘는 것은 모두 255가 되고 거기에서부터 120을 감산하면 135를 넘는 값은 모두 135로 일정하게 하는 효과가 있다. 결국 DR압축 개시점의 설정을 한 셈이 된다**(그림 12-120)**.
7. 이번에는 Process의 Arithmetric을 선택해서 그 중의 Multply...를 선택한다. Constant to Multiply by를 0.7로 설정하고, Real Result는 체크하지 않는다(여기서는 강조계수를 설정한다. 흐린 화상(흐리미)을 어느 정도 비율로 빼줄지를 결정한다.) **(그림 12-121)**.

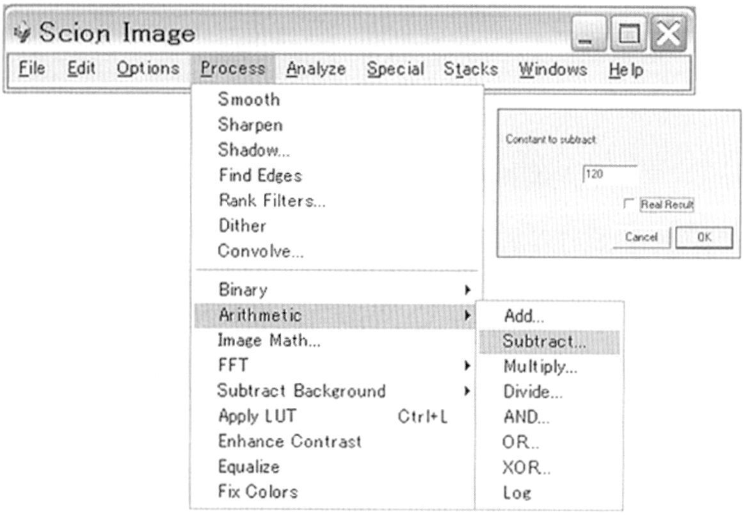


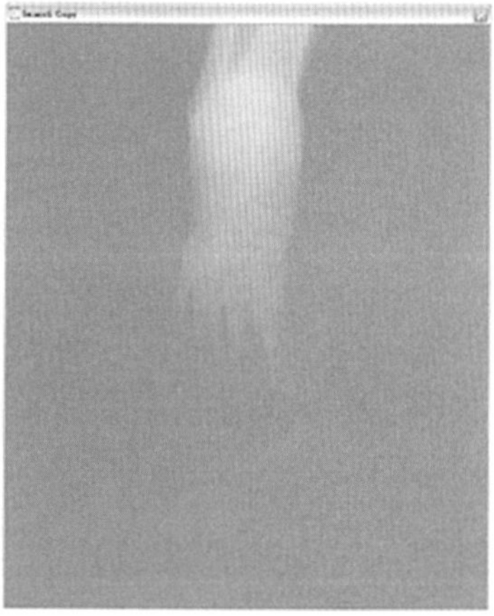

(그림 12-120)

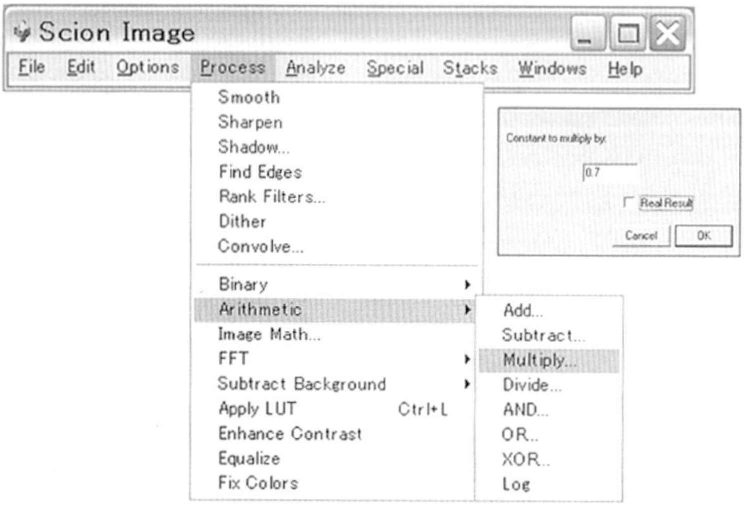

(그림 12-121)

8. process의 Image Math...로 연산한다. 상단의 Original 화상을 지정하고 하단의 흐린 화상(흐리미)을 지정한다. 연산자는 −, 계수(x)는 1.0000, Offset(+)는 0로, Real Result는 체크하지 않는다. 이것으로서 DR압축 처리가 완성된다. 일부의 컴퓨터는 연산자의 문자가 깨지는 수가 있으나 연산자의 정열은 동일하다**(그림 12-122)**.

9. Map로 표시조건을 조정한다. 오리지널화상에서는 아무리 조정해도 전체상의 관찰이 곤란했지만 DR 압축한 화상은 Map의 조정으로 전체상의 관찰이 가능하게 되었다**(그림 12-123)**.

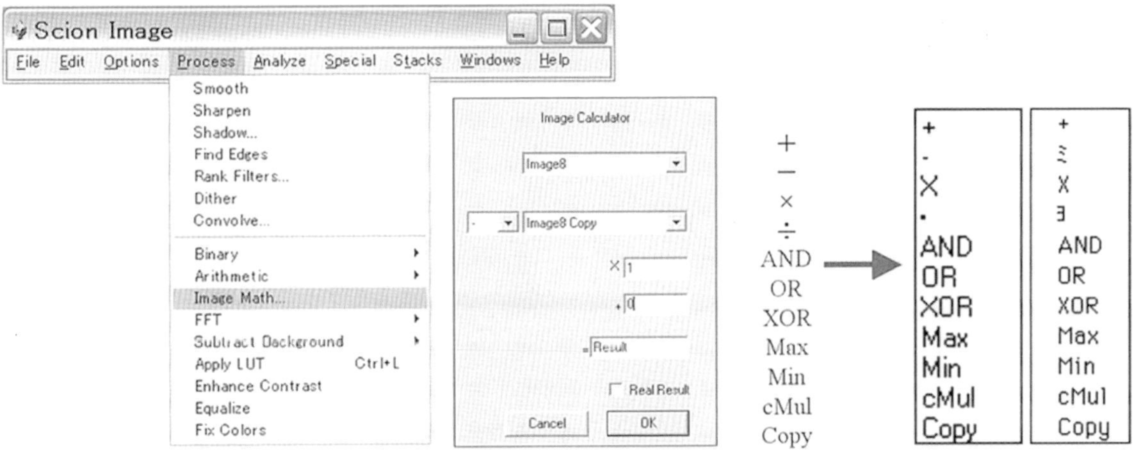


(그림 12-122)

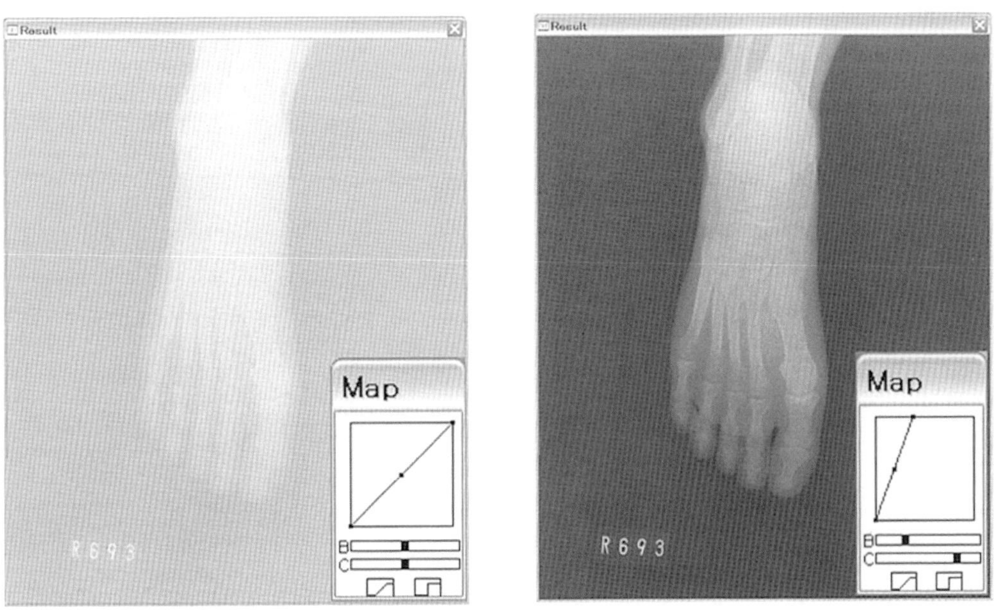


(그림 12-123)



12

## 다이나믹레인지 압축처리의 정리

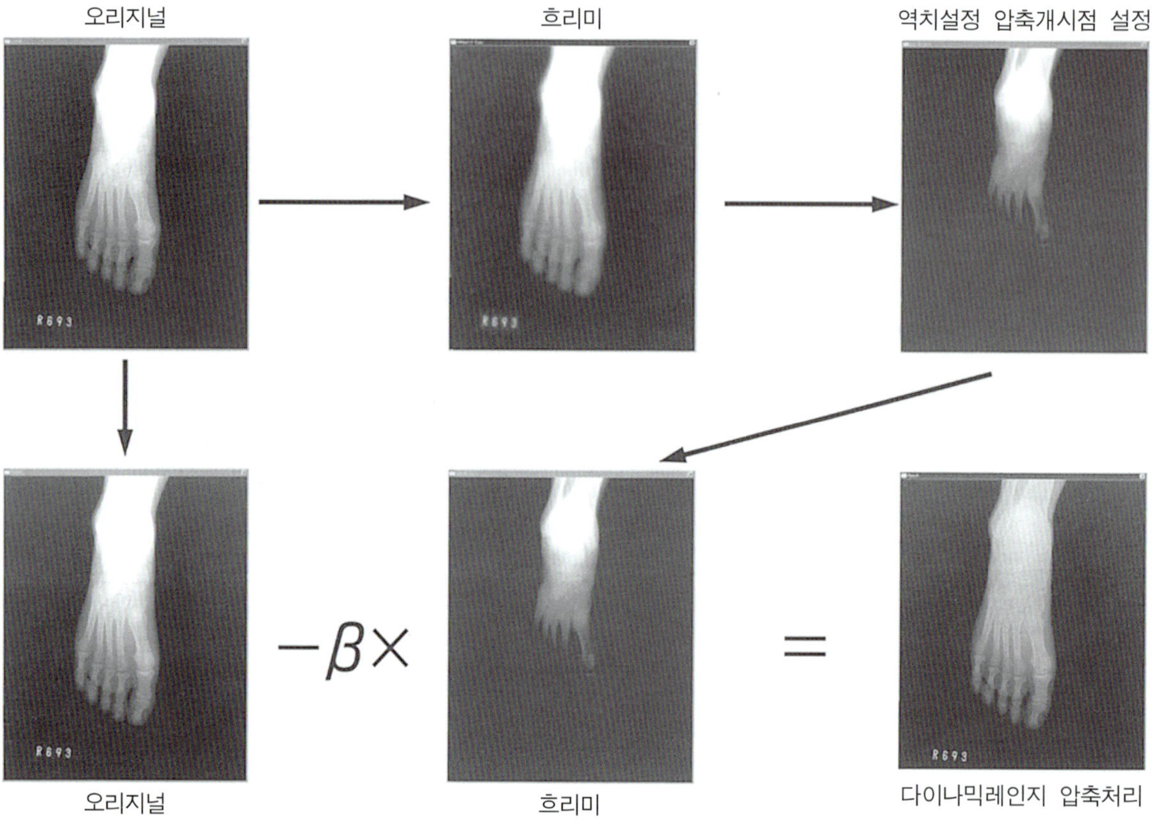


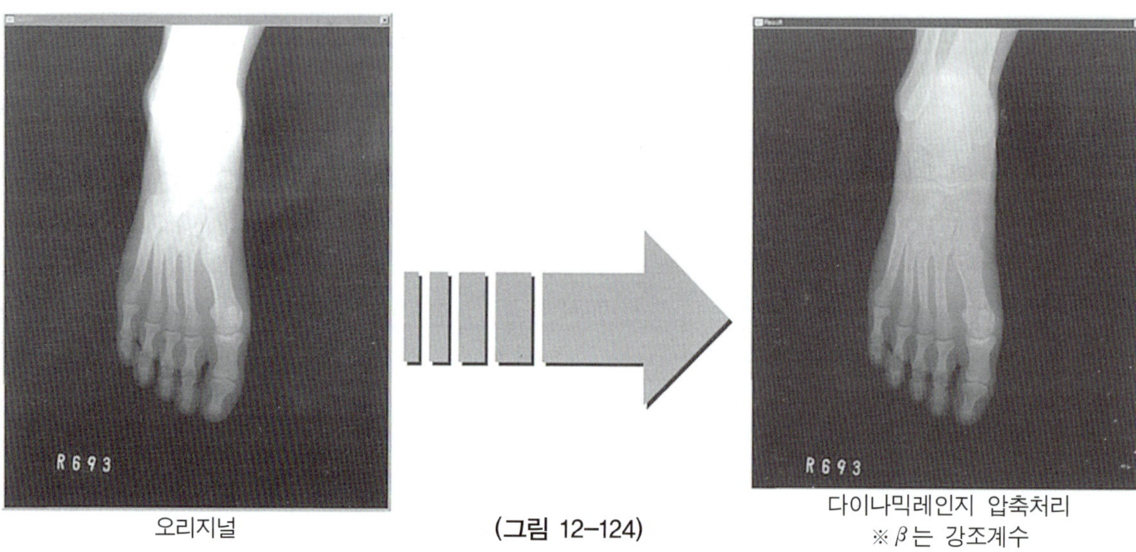


(그림 12-124)

# 참고문헌


1）田村　秀行：コンピュータ画像処理入門．総研出版，東京，1985.

2）田村　秀行：コンピュータ画像処理：応用実践編１．総研出版，東京，1990.

3）田村　秀行：コンピュータ画像処理：応用実践編２．総研出版，東京，1991.

4）田村　秀行：コンピュータ画像処理：応用実践編３．総研出版，東京，1992.

5）鳥脇　純一郎：画像理解のためのディィジタル画像処理〔Ⅱ〕．昭晃堂，東京，1996.

6）道野　敏雄：現代人のコンピュータ　画像の変換と処理．朝倉書店，東京，1996.

7）谷口　慶治：画像処理工学　基礎編．共立出版，東京，1996.

8）的崎　健，周藤　安造：医用画像処理　医用工学シリーズ４．コロナ社，東京，1994.

9）樋渡　涓二：画像工学ハンドブック．朝倉書店，東京，1993.

10）高木　幹雄，下田　陽久：画像解析ハンドブック．東京大学出版会，東京，1995.

11）安居院　猛，長尾　智晴：画像の処理と認識．昭晃堂，東京，2001.

12）藤田　広志，原　武史：INNERVISION　臨時増刊号Macでできる医用画像処理マニュアル．東京，1998.

13）酒井　幸市：Visual Basic&Visual C++によるデジタル画像処理入門．CQ出版，東京，2002.

14）森　政弘，森田　矢次郎，中野　道雄：計測と制御．放送大学教育振興会，229-234，東京，2000.

15）画像処理標準テキストブック編集委員会：イメージプロセッシング（画像処理標準テキストブック）画像情報教育振興会，1997.

16）田中　弘：画像処理応用技術．工業調査会，東京，1933.

# 찾아보기

**[ㅎ]**



**[1~10]**



**[A]**



**[B]**



**[C]**



**[D]**



**[E]**

**【F】**



**【G】**



**【H】**



**【I】**



**【L】**



**【M】**

## [N]



## [O]



## [P]



## [Q]



## [R]



## [S]

**[T]**



**[U]**



**[V]**



**[W]**



**[Z]**